中医师承学堂

中医急诊临床三十年

——刘清泉大剂救治重症经验选录

刘清泉　著述

陈腾飞　整理

中国中医药出版社

·北京·

图书在版编目（CIP）数据

中医急诊临床三十年：刘清泉大剂救治重症经验选录 / 刘清泉著述；
陈腾飞整理 . —北京：中国中医药出版社，2015.1（2021.1 重印）
（中医师承学堂）
ISBN 978-7-5132-2030-9

Ⅰ . ①中… Ⅱ . ①刘… ②陈… Ⅲ . ①中医急症学 Ⅳ . ① R278

中国版本图书馆 CIP 数据核字（2014）第 214646 号

中 国 中 医 药 出 版 社 出 版
北京经济技术开发区科创十三街 31 号院二区 8 号楼
邮政编码 100176
传真 010-64405721
三河市同力彩印有限公司印刷
各地新华书店经销

*

开本 710×1000 1/16 印张 19 字数 293 千字
2015 年 1 月第 1 版 2021 年 1 月第 4 次印刷
书号 ISBN 978-7-5132-2030-9

*

定价 58.00 元
网址 www.cptcm.com

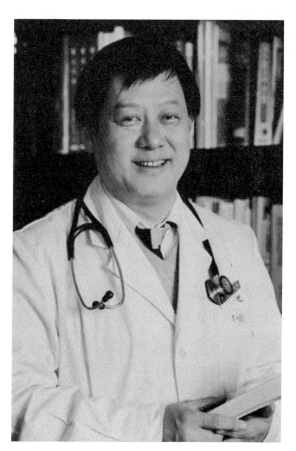

刘清泉教授近影

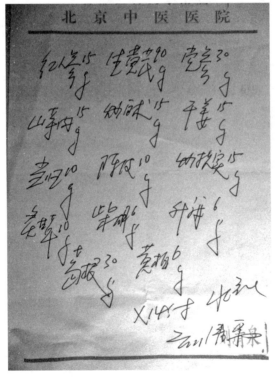

刘清泉教授处方手迹

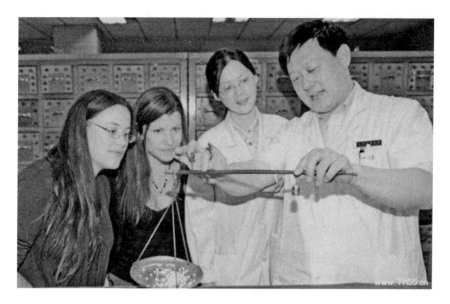

为国际友人讲解中药

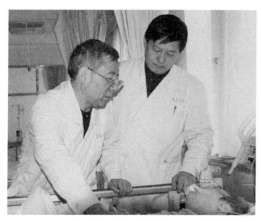

与姜良铎教授一起查看病人

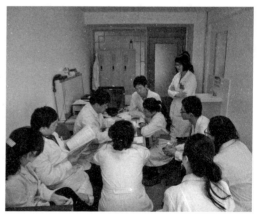

诊余为学生批改论文

作者简介

刘清泉，主任医师，教授，硕士生导师，曾担任东直门医院急诊科主任、副院长。现任北京中医医院院长、北京市中医研究所所长、北京市中药研究所所长等职务。

兼任中华中医药学会急诊专业委员会副主委、国家中医药管理局急诊重点专科协作组组长、卫生部突发事件卫生应急专家咨询委员会委员、中国人道救援医学委员会常委、北京中西医结合学会理事会会长等职。任《中华中西医临床杂志》《中国中西医结合急救杂志》《中国中医急症杂志》《国际病毒学杂志》等杂志编委。

从事医疗、教学及科研工作近30年。主要研究领域为中西医结合防治突发传染病、脓毒症、耐药菌感染、多器官功能障碍综合征、心肺脑复苏等内科急危重症。

曾获全国中医药应急先进个人、首届中华中医药学会科技之星、首都中医药防治甲流科技攻关贡献奖、北京市十大健康卫士、第二届全国百名杰出青年中医、北京市医德楷模、北京市首届群众喜爱的中青年名中医等荣誉称号。

内容提要

　　本书为刘清泉教授从事中医急诊临床工作近三十年的经验汇集。由医论、医话、方药杂谈、医案选录四部分组成。方药杂谈中，介绍刘清泉教授临证专病专方、ICU经验方、独家用药经验，为首次问世。医案选录中，所选医案诊治周期长，贴近临床实际，不做修饰，完全实录，让读者能看到病机的演变，体会治病与留人的辩证关系，感悟每一处思路的转变，整体把握刘清泉教授的临证思维。

　　本书适于临床医师、中医院校学生阅读使用。

序

从事中医药对危急重症的治疗和研究已将近三十年，我深切地体会到，中医学在急重症医学中的优势是不容置疑的。

临床工作中，看似越急越重的病，在认证准确、用药精当的前提下，起效也会越迅速。中医不是疗效慢，而是治疗的慢病太多，给人造成了一种"中医只能治慢病"的假象。这也恰恰预示着中医急症阵地的不断丧失。

中医学的属性首先是"医学"，而医学的第一要务是救死扶伤，如果连急症、危症、重症都不能处理，如何能称之为医学？

现在我国有中西医两套医学体系，这种优势是任何一个国家所没有的。CT、MRI、呼吸机、心电监护、床旁血滤，等等，这些设备和仪器是没有中西之分的，它是中性的。我们不仅可以把这些东西拿来使用，而且可以把中医的"道"和西医的"术"很好地结合起来，使用得更好。西医的《病理学》《生理学》和中医的《伤寒杂病论》《黄帝内经》，它们所研究的对象都是人，只是角度不同而已，怎么可能有不可调和的矛盾？

我当急诊医生体会到，西医学的很多支持手段给中医治疗提供了机会，在古代没有这些先进的支持手段，病人来不及吃中药就死亡了。现在医院有了这些支持手段，中医药的使用机会更多，禁忌更少，积累经验也更加迅速。我的很多大剂量用药的经验就是这样积累出来的。这些治疗经验在本书中也有所反映。

著书立说本是退休以后的事情，当学生将书稿拿给我之时，我甚感惊喜与欣慰。从书稿的整体内容来看，还有许多需要补充完善的地方，但有感于学生的勤奋好学，还是乐于授权出版。这本书只是一个序曲，在中医药治疗危重症方面还有很多工作要去做。

我们这一代人不应该再去争论中西医的优劣，而是要踏踏实实地多读书、多思考、多临床，把古代中医没有弄明白的事情一件件去弄明白，把先贤们没有理清楚的思绪一点点理顺，才能对中医学的发展有所贡献。

刘清泉

2014 年 8 月 17 日

整理说明

　　我的导师刘清泉教授，做急诊临床和研究工作近三十年，他博闻强识，德艺双馨，因擅用经方屡起沉疴而备受京城中西医同道的赞誉。

　　导师自担任北京中医医院院长以来，行政事务日益繁忙，仍然坚持每周一次门诊。只要下午没有会议，对于所有的加号患者皆是有求必应，半天的门诊总要拖成整整一天，午饭也往往省掉。导师至今仍是 14 元的挂号费，来得晚的病人，挂号处已经挂不到上午的号了，这时即使没有号，他也会悉心诊脉处方，令其挂普通号取药。

　　从第一个病人看到最后一个病人，导师一直是和颜悦色，病人无论带来多厚的检查资料，他都会接过来一张张地看下去；病人无论问多么"幼稚"的问题，他都会让他们得到满意的答案。临床医生们都明白，很多检查资料是没有必要看的，病人很多"不着调"的问题对于治疗实在无关紧要，但导师懂得患者的心，他知道他们从天南海北慕名而来，想要得到的不只是一张薄薄的处方纸，更是医生的关怀。

　　这种如沐春风的感觉，让不少四处求医、久治不愈的患者当场涕泪俱下，而导师良好的口碑又吸引来更多的患者。

　　来诊病人的病种涵盖了内、外、妇、儿各科，各种疑难重病汇集于此，令我们这些学生眼界大开，我也常常因一些病人的奇特疗效而受到震撼。这些有价值的病例如果随时光流逝而不加记录，实在令后学心痛。

导师教诲我们："年轻的时候要学会担当。"作为一名学生，认真地学习和整理老师的经验，便是其最应有的担当。因此，我不揣简陋，开始了这本书的整理工作。

导师有着近三十年的急诊经验，这在中医界是少有的经历。而我入师门较晚，不曾跟随导师在床旁救治危急重症，对于许多精彩的病案无法记录，只得退而求其次，从门诊患者中收集资料。承蒙患者将病历慷慨相借，得以完成本书医案部分，在此致谢！

以下就本书的特点和不足之处进行说明：

特点之一：这是一位急诊医生近三十年的医疗经验的记录。

特点之二：选录的医案以疑难重症为主，西医诊断明确，而且目前尚无特效疗法。

特点之三：大部分医案开篇皆有引言，链接相关西医知识，讲述患者背后的故事，体现医疗中的人文关怀。

特点之四：所选医案诊治周期长，贴近临床实际，不做修饰，完全实录，让读者能看到病机的演变，体会"治病"与"留人"的辩证关系，感悟每一处思路的转变，整体把握刘清泉教授的临证思维。

特点之五：医案的每一诊必有主方，加减必有法度，兼有大剂量救治重症，小剂量丸散膏丹调理善后。

特点之六：刘清泉教授临证专病专方、ICU 经验方、独家用药经验的首次问世。

本书的不足之处在于未能搜集到导师中西医结合抢救危症的病案，对导师在床旁亲自管病人期间的"毒药"使用经验总结也不够完善，对导师在各地会诊的重症医案无法呈现给读者。假以时日，希望能整理出关于导师更全面的经验。

学生　陈腾飞　谨识

2014 年 8 月 17 日

凡　例

1. 本书由医论、医话、方药杂谈、医案选录四部分组成。

2. 本书的医论部分，编选了刘清泉教授所发表的与急重症相关的论文，对于刘清泉教授在科研、医疗管理方面的文章暂未选录。

3. 本书的医话部分，是对刘清泉教授平时讲述内容的系统整理，经刘清泉教授修改之后定稿。

4. 本书医案中之"急性心肌梗死""辨证救治脑出血3例""甲型H1N1流感重症"，选自刘清泉教授发表于杂志的相关论文；余皆由门诊病历整理而成。

5. 本书中许多药物多为超量使用，为刘清泉教授急诊临证多年实践所得，广大读者于临证时请酌情参考，切不可完全照搬使用。

6. 本书中所用方药，有属"十八反""十九畏"者，刘清泉教授临床用药时有所突破。

7. 刘清泉教授临证使用草乌、川乌、生半夏剂量在10g以上，附子剂量在30g以上时，才会嘱咐患者先煎。

目 录
contents

医 论

医 话

方药杂谈

医案选录

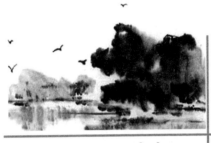

医 论

yi lun

重新认识中医急诊学

中医急诊的范围非常广泛。临床上我们将疾病的程度分为三个等级，即急症：疾病发生发展比较紧急，但不一定危及生命；重症：这类疾病比急症带给病人的痛苦要重，而且病情严重，并且很可能威胁到病人的生命；危症：这类疾病一旦发生，病人的生命随时都会受到威胁。这三类疾病中中医比较擅长的是对于急症和重症的治疗。急诊医学在中医诊疗系统中占重要的地位。但近百年来，中医急诊学科的阵地正在逐渐缩小。中医能否及时有效地治疗急症？是否能够充分发挥其在维护人类生命健康中的作用？

一、从历史来看，急重症是中医学的优势

中医最大的优势在于急症、重症的诊断与治疗，从中医学术几次大的飞跃和中医学发展最为繁荣的几个阶段来看，都与中医药治疗急症、危重症密切相关。东汉著名的医学家张仲景在《伤寒杂病论》中谈到"余宗族素多，向余二百，建安纪年以来，犹未十稔，其死亡者，三分有二，伤寒十居其七"，说明当时流行的疾病之危重，从一个侧面反映《伤寒杂病论》所治疾病多是急危重症，并且首次提出六经辨证的思路。

晋代葛洪的《肘后备急方》记述的是治疗各种急危重症的单方验方，此书是中医第一本急救手册，危重症、急症的用药和处理方法等都囊括在内。其中一些治法是非常有效的，如在国际上非常有名的青蒿素，其原创就是《肘后备急方》以鲜青蒿榨汁治疗疟疾。

在金元时期，中医的发展空前繁荣，但最为突出的还是对于危重症的治疗。

中医学发展的另一个飞跃是在明清时期，其学术上最为重大的发展是温病学说的兴起。实际上，当时的温病主要是指各种烈性的传染病，当然也属于危重病的范畴。所以，从六经辨证的形成到金元四大家在学术上的发展一直到温病学派中卫气营血、三焦辨证学说的创立，任何一种对于中医学来说具有划时代意义的辨证方法的确立都是根源于危急重症的治疗。

因此从历史的渊源上来看，中医本身就是以治疗急症、危重症为主要内容。中医自古以来对许多急症治疗与慢性病调理都有很显著的效果，只是随着社会的发展和现代医学的涌入，从事中医急诊的人相对而言越来越少了，很多中医药的学者也逐渐将研究的重点转向慢性病的防治上了。近百年，尤其是上个世纪四五十年代以后，整个中医的发展并不是很快，从某种意义上说中医的疗效甚至在退化。究其原因，其中很重要的一点就是中医的研究对象搞错了，重点放在了慢性病的治疗上，忽略了中医真正的优势急危重病。

二、以急诊为突破口，发展中医学术

在上个世纪 80 年代，我国专门成立了 11 个中医急诊研究协作组，进行了如多脏衰、胸痹心痛、血证、厥脱证和急性热病、急性脑病的研究等。经过大量临床和实验室的研究，确实取得了一些成果，其中具有标志性的成果有基于急性热病、急性中风研究的清开灵注射液在临床治疗中的应用，基于厥脱证的参附注射液在临床治疗中的应用等。政府机构对中医急诊的发展越来越关注。1997 年国家中医药管理局在全国 10 个不同的医院建立了中医急症中心，2007 年又确立了21 个中医急诊临床基地建设单位，目的就是要拓展中医急症，发展中医急诊学。从中医教育上来看，已经把中医急诊学作为一门很重要的中医临床专业课进行教授，并且规范、统一了教材。

很多中医界的前辈也在呼吁中医在急症方面大有潜力。如急性脑血管病，中医治疗非常有优势，但是目前来说疗效并不是非常好，这主要是因为治疗方法混乱，临床研究缺乏科学性，不能得到共识；对于急性感染性疾病在抗生素出现以前，中医药一直是治疗的重要方法，但其效果并不是很好，否则自古以来不会有众多的医家对于热病进行不懈地研究。随着上一个世纪抗生素的问世，感染性疾病的病死率明显下降，但是中医在感染性疾病中还是有很多发挥的空间。因为随着时间的推移，临床上出现了大量的耐药菌株，尤其是一些重症感染用抗生素后出现的一些不良反应、二重感染、耐药等情况西医学暂时没有很好的解决办法，这正是中医值得深入研究的问题。科研人员在临床研究中发现通过中医药的介入和应用，二重感染和不良反应等问题能够得到改善，甚至对于耐药菌群也有一定的影响。中医对于出血类疾病，尤其是中等量的出血具有疗效优势，如消化道出血中特别是溃疡类、肿瘤晚期的出血，通过中医治疗可以很快止血。另外，重症哮喘治疗过程中有许多环节是需要中医药参与以弥补现代医学的不足。

通过中西医的结合达到良好的治疗目的和效果，可缩短疗程。急性呼吸衰竭，尤其是慢性呼吸衰竭出现的急性发作，中医也有很多行之有效的传统的方法。呼吸衰竭如果危及到病人的生命，我们可以首先考虑进行机械通气，上呼吸机，但是上机以后就出现了其他的问题，如脱机的问题、感染的问题、营养的问题，等等，这些问题都是机械通气不能解决的，也可能因这些问题使机械通气失败而导致病人死亡。针对这些，正确使用中医药可以减少上机的比例，缩短上机的时间，减少并发症的发生。在中西医结合领域如通腑泻下治疗急腹症（包括肠梗阻、阑尾炎等），以及急性心肌梗死、心衰疾病的治疗中，中医不仅有非常重要的地位，而且有确切的疗效。2006 年获得全国科学大奖的活血化瘀成果中最重要的一点就是运用活血化瘀的方法对于心血管疾病这一领域的治疗。由此可以看出，中医在急症治疗的各个领域都有其非常重要的地位和确切的疗效。

实际上，从上个世纪 80 年代后期到本世纪，一些医学上的有识之士也已经把研究的注意力转移到危重症上来了，而不是仅专注于慢性疾病的防治，如中西医结合对于多脏衰的研究、对于急性心肌梗死的研究等。在整个中医学体系中，治疗危重症的经验非常丰富，但是也非常可惜，很多经验已经丢失，甚至已经失传了，需要现代的中医急诊工作者不遗余力地加以研究和发掘。目前许多学者也开始尝试将中医学体系中的一些经验用于本专业的一些危重症的研究，这是非常有前景的一个研究方向。如由北京友谊医院感染危重病医学科王宝恩教授、张淑文教授牵头的"十五"重大攻关课题"中西医结合治疗多脏器功能障碍综合征降低病死率的研究"，全国有 60 家医院参加，这一研究成果对于建立有中国特色的中西医结合治疗多脏器功能障碍综合征（MODS）的临床诊疗指南具有重大的学术意义。

三、正视急诊现状，呼唤中医临床思维的研究

目前中医急诊在急诊危重病的诊疗中所占的比例并不算大，出现此现象多是由于很多从事中医急症研究的医者自信心不足，他们不知道自己使用中药能否把病人治好，因此在临床上中西药混用，中药和西药都在起作用，到头来就不知道是中药起效还是西药起效，这其中还包括一些不良反应的评判。更深层次上这也说明他们在临床中并没有正确认识到中医在治疗危重症上的优势和确切的疗效。关键是怎样找出一个面、一个着眼点去具体操作。目前一提到中医治疗急症想到中医治疗高热、中风、急腹症等，实际上并不是中医只能治疗这些疾病，因为中医在这一领域研究得比较多、比较透，而在其他领域中研究和思考得相对少一些而已。一些急危重病就显得无从下手，在现代危重病领域中医急诊的研究要由点到面，通过治疗一个危重症病例救治过程中的一个点深入，逐步找到一个面，在危重症治疗过程中，逐步达到如果没有中医的参与，其死亡率会明显增加，中医的合理参与使治疗的成功率和成活率明显提高，使中医在危重症的治疗中"不再可有可无，而是必不可少"。

另外，目前很多西医院也在用中药类的制剂，但是对中药的使用多数都没有考虑到辨证施治，也不了解中药的使用方法和宜忌。许多中药制剂的研制和开发偏离了中医传统的理、法、方、药及辨证体系，在临床上的应用也步入了一个误区，不是中药，是植物药，如丹参注射液属中医活血化瘀类药，在临床上一提到活血化瘀类的药物许多人就会想到抗凝、扩张动脉等，但是中医的活血化瘀并不是抗凝和扩张血管就能够概括的。丹参注射液一般认为用于实证的治疗，用于虚证的治疗就没有效或还可能出现一些副作用，一些人因此认为这个药效果不好，实际上是没有做到辨证用药，效果当然就不会好。现在对于证效关系的研究极少，其原因主要是这方面的研究难度太大，这从一定程度上限制了中医的发展。但是尽管难，我们也要进行这方面的研究，因为如果长期将这个问题搁置起来，

将会导致废医存药情况的发生。还以丹参注射液为例，丹参注射液中的有效成分是丹参酮，具有活血化瘀的作用，但是据研究丹参注射液还具有抗炎、杀菌的作用，可以用于一些肺炎的病人，这就是用"抗凝、扩张血管"解释不清的问题了，但反过来用中医的辨证方法来看，这个病人虽然属肺炎，但其临床表现可能就是一个中医的瘀血证，那么用丹参注射液就是顺理成章的了。但是目前很多人都"丧失"了辨证的能力，只会辨病了，如冠心病用活血化瘀、扩张动脉的药，肺炎用清热解毒、杀灭细菌的药，这种用药的方法与中医讲的辨证论治的方法相差很远。这也从一定程度上限制了中医药在急症临床中的应用。因此要呼唤中医临床思维的研究，用中医学思考问题的方法研究急症。

四、加强人才培养，扬长补短，中西融合

人才是学科发展的核心，没有中医急诊队伍，中医急诊学科的发展将成为空谈，目前的人才建设，应当侧重于临床技能的培养。加强中医经典的学习和应用，如《黄帝内经》《伤寒论》《金匮要略》《千金方》《瘟疫论》等。除此之外，还要有扎实的现代医学的急救知识，掌握现代医学急救知识就可弥补中医在急救技术上的不足。作为技术而言，并没有中西医之别，应用现代技术制造的先进设备为中医诊疗服务，更好地扶危济困、济世活人是医学的最终目的。同时我们更应该加强对现代急救技术的认识，如机械通气技术的使用使中医"喘脱"的患者起死回生，我们是否可以将其归属于中医学的"回阳固脱法"的范畴等。

从传统上来说，并不存在中医急诊学这一个学科，但是中医体系中包含非常丰富的中医急诊学的内容，中医急诊学是利用中医的理论研究危重病的一门学科。从大的方面来说，它也属于现代危重病急救医学研究中的一个分支。想要让这一个分支不断壮大，只有通过从事中医急诊学的学者们从不同的角度、不同的领域对其进行研究和探索，使它的点越来越多，面越来越大，最终形成一个比较完整的体系。

（原载于《环球中医药》杂志）

基于"经方理论"对急诊危重病的思考

中医学起源是急诊，急诊急救室是推动中医学发展的核心动力。急症是各种医学的空缺。技术的发展可以维持生命体征，但缺乏治疗规律的研究，西医没有，中医也缺乏，是值得进一步探讨和研究的重点。

西医不缺乏技术，中医具有广阔的思维理念，技术是中性，关键是理论和解释，如何在危症中应用是应该认真研究的课题。

中医急诊的优势：急症、重症的救治是历代中医学家研究的重点，张仲景六经学说是急症、危症的最高临证思维，是治疗急症、重症的经典，基于仲景临证思维是研究危症的关键。

基于经方理论，急诊救治原则：急症——当祛邪为先；重症——祛邪不可伤正；危症——救逆为本。

太阳病，病势轻而病情急，解表祛邪是根本，麻黄汤、大青龙汤是代表。重症患者生命体征很不稳定，既有邪气内闭，又有正气渐伤之象，邪去正安。危症具有正气亡脱之象，正如仲景所谓的变证或坏证，救逆是根本。救逆者当以回阳为本，温病学家又发展了护阴之法。

（据第六届首都急诊高峰论坛整理，选自《中国中医药报》）

从中医急诊教学谈中医临床教学的核心

中医临床课的教学在几十年的教学过程中，始终都存在争议，如何开展中医临床各科的课堂教学、临床见习、实习，是培养中医临床高级人才的重要环节，如果存在问题，对于学生中医临床思维的培养难以有突破性的进展，甚者会让学生对中医的临床失去信心。多年的中医急诊的教学过程中，对于中医学临床教学有一些体会和思考，现进行总结如下，供大家参考。

一、突出中医疾病病名教学是根本

中国古语讲"名不正者言不顺"，中医临床课的教学中，必须重点讲解中医病名的概念、定义、源流，有些学者对中医疾病病名存在疑惑，认为中医病名不是过于笼统，就是过于简单，如咳嗽、喘证、头痛等内科疾病的名称似乎只是西医临床表现的一个症状，不科学，恰恰反映出了中西医在认识疾病的时间和空间上的差异。随着各种医学对疾病认识的深入，都有不同的变化，甚至逐步趋于统一，就咳嗽而言，中医学认为是一个独立的疾病有上千年的历史了，当今西医内科学已经确立咳嗽的独立性，并颁布了"咳嗽的诊疗指南"，中医强调的是状态，在不同的状态下突出了证候，所以中医学有外感咳嗽、内伤咳嗽的分类，进而又提出了风寒咳嗽、风热咳嗽、痰湿咳嗽等，至此终以理法方药就会一气贯通，有了完整的治疗方案。

当然，不能一味强调中医病名，而不考虑时空的发展，如艾滋病古今无论，"非典"也是如此，就不要在病名上论证了，甚至重新起一个中医的病名，实际上没有必要，只要从病因病机上、治法方药上遵循中医学的基本原理，取得较好的临床疗效就可，不必在病名上过于计较。

临床过程中要强调中西医病名不可能一一对应，中医的一个疾病可以散在几个西医的疾病中，西医的一个疾病在不同的时段可以包括几个中医的疾病。如中医之喘证（喘病）可以散在西医的喘息性支气管炎、COPD、肺心病、心功能不全等疾病中，而脓毒症包括了中医的外感发热、脱证、喘证、关格、黄疸、神昏等。因此加强中医病名的研究和讲解对于中医临床学科的发展至关重要。

二、强调中医临床病思维是关键

纵观当今中医界诊疗疾病的基本思维方法，不越三条，其一根据西医的中医病名，推断出一个中医病名，进而求出一个证型，进行论治，美其名曰"中西医病证结合"，没有中医思维的任何印记，临床上很难取效；其二是确定西医病名，从临床症状中求出一个证型，进而进行辨证论治，更认为是"标准的中西医病证结合"，临床处方辨证论治的方剂加上几味有现代药理学研究有效的中药；其三是完全没有西医的概念，只从中医学的"望、闻、问、切"中，总结出临床特点及四诊摘要，进入辨证论治。三者临床上分布不均，第三种现象突出中医思维，但不能参考西医病名，临床上会出现一些失误，如中医诊断为"便血"，西医有消化道溃疡病引起的，有胃癌引起的，虽然都是"便血"，但临床上治疗和预后明显不一，在中医治疗的同时更应该关注西医的病名，将会更为全面。

中医临床思维的核心是运用中医的诊疗理论和技术，如"望、闻、问、切"，八纲辨证、脏腑辨证等，初学者老师重点讲解八纲辨证的特点和运用方法，切忌高谈阔论，华而不实的讲解，对每一个疾病的分析要步步深入，结合病例讲解更为生动易懂。辨证分型是机械的方法，严格上来讲，是不符合中医学的精髓的，要对教材的辨证分型进行深入系统地分析，其在临床上兼夹的规律，如心肾阳虚之心悸易兼夹痰饮内停证等，要强调辨证论治和专病专方的关系，有些病严格上讲只有一个证候，其他是兼夹证候，治疗上要有主次。

三、加强成方的运用以提高疗效

成方是几千年来医学家给我们留下的宝贵经验，是经过几百年甚至几千年许多医学家临床循证出的成果，对于临床有重要的价值。目前临床上许多医生不爱用成方，总是自拟方，该类医生可能是不会用成方，甚者是没有记住该方的组成或者不全，因此就会以某方加减，减去不会的药物，加几味会的药。临床上要能达到较好的疗效并不容易，加强中医方剂的记忆，是一个中医医生的基本功。因此课堂教学要强调教材中成方的使用，重点分析，教材是集国内最著名的医学家编写的，其选方选药定有其深刻的道理，教师在备课时对此必须有深刻的认识和体会，不要对任何一个方剂妄加评论。

四、进行中医案例教学，提升信心

中医药院校的学生普遍认为，教材上有一套，老师讲课是一套，临床使用又是一套，让自己对"辨证论治"的思维方法，望而生畏，无所适从。世界上真理只有一个，如何从杂乱无序的临床病例中，培养正确的思维，"望闻问切，理法方药"，只有通过典型病例的分析，运用不同的病例，从不同的侧面结合"经典"分析，让学生在案例分析中将课堂上讲解的核心内容理解掌握。对于提升学生的自信心非常重要。当然，案例教学包括临床见习和实习中，针对具体的临床患者的教学更为重要。总之，中医临床教学是培养中医人才的重要方法，只有不断地对教法的改革，才能达到中医学术的繁荣昌盛。

（原载于《中国中医药现代远程教育》杂志 2009 年第 8 卷第 18 期）

理痰八法与心脑急症

理痰法是中医学的重要治法，近年来应用十分广泛，渐受各科的重视。笔者在临床中根据心脑急症临床特征，运用中医辨证论治的原则，拟定理痰八法，取得了较好的临床疗效，现分述如下。

一、理气化痰、活络止痛法

皆因情志不舒，肝气不畅，气结痰生，络脉阻闭，不通则痛。每因生气而猝发疼痛、头昏目眩。多见于心绞痛、高血压病急性发作期。

其证候学特点为：心胸闷痛，头昏目眩，嗳气频作，善太息，深呼为快，短气；舌质淡胖或正常，舌苔以白腻为主；脉多沉弦、弦滑。

方用理气化痰饮（自拟）：柴胡、郁金、全瓜蒌、薤白、川芎、牛膝、丝瓜络、豨莶草。方中柴胡、郁金理气以调肝；瓜蒌、薤白化痰兼理气；川芎、牛膝上行下通使气顺痰消；丝瓜络、豨莶草活络止痛。气滞甚者加青皮、陈皮，肝气上逆者加代赭石、旋覆花，肝胃不和者加蔻仁、苏梗，病久入络者加全蝎、蜈蚣等。

二、祛湿化痰、宣畅气机法

多因饮食不节，中土受损，津运失司，化生痰浊，阻于中焦，气机不畅而致。多见于高血压病、心绞痛、急性心肌梗死、难治性心衰等。

其证候学特点为：胸闷泛恶，头重如裹，脘痞腹胀，形胖嗜卧，或下肢水肿，小便不利；舌体胖、有齿痕，舌苔腻；脉以沉、滑为主。

方用加味温胆汤（自拟）：陈皮、半夏、茯苓、苍术、制南星、杏仁、竹茹、桑叶、甘草。方中二陈汤祛湿化痰，佐以燥湿之力；桑叶、杏仁宣降肺气，调畅气机，使气顺痰去。头昏闷痛者加天麻、白术。

三、温阳散寒、利湿化痰法

素体阳虚，痰饮内停，阻闭气机。多见于急性心肌梗死、不稳定性心绞痛、变异性心绞痛、难治性心衰。

其证候学特点为： 胸痛彻背，背痛彻胸，胸闷喘憋不能平卧，手足不温；或畏寒肢冷，或四肢逆冷，小便不利；舌质淡胖，舌苔白、水滑、多津；脉沉、迟、细、弦、紧、结、代、散乱等。

方用温热化痰饮（自拟）： 制附片、肉桂、薤白、半夏、茯苓、猪苓、泽泻、白术、桂枝、甘草。方取真武汤、五苓散、桂枝甘草汤之义。附片、肉桂、桂枝温阳散寒，助气化；半夏、薤白燥湿化痰；茯苓、猪苓、泽泻、白术健脾利湿化痰；甘草调和诸药，缓桂、附之温燥。阳虚甚者加红人参、干姜，兼寒凝气滞者加檀香、乌药、砂仁，寒凝血瘀者加川芎、红花、三七。对于难治性心衰，笔者常用本法合益气、化瘀、开肺气、利小便法，并将其分为心脾阳虚、夹瘀夹痰证和心肾阳虚、夹瘀夹痰证。前者药用党参、白术、茯苓、桂枝、附片、半夏、葶苈子、猪苓、丹参、益母草、泽兰等，后者药用红人参、白术、茯苓、附片、肉桂、葶苈子、三棱、莪术、益母草、水蛭等以补洋地黄制剂之不足，以挽救危重于顷刻，切合临床，每多获良效。

四、清热化痰、宣闭通络法

素体阳盛，脾虚湿聚，化生痰浊，从阳化热，痰热闭阻，气机不畅而致。

其证候学特点为： 头痛眩晕，或胸中闷痛，面红目赤，口苦咽干，口黏不欲饮，心烦易怒；或肢体麻木，或偏瘫失语；舌质红，舌苔黄腻；脉多弦滑。

方用羚柴温胆汤（自拟）： 羚羊角粉、柴胡、黄芩、陈皮、半夏、竹茹、胆星、茯苓、全瓜蒌、钩藤、生大黄。方中羚羊角、钩藤、柴胡清泻肝经之热，陈皮、半夏、竹茹、胆星、瓜蒌清化热痰，黄芩以助清热，茯苓以防伤及脾胃，大黄泻浊畅中以助宣闭通络。有痰血内阻者加丹参、赤芍、郁金。

五、益气化痰、通脉活络法

多由年高体弱，或病程日久，因劳累而反复发作。

其证候学特点： 胸中隐痛，气短乏力，面色无华，胸中憋闷，善太息，以深呼吸为快，气短难续；或肢体软瘫，不语，或肢体麻木；舌质淡，苔白；脉弱，弦虚。

方用益气化痰汤（自拟）： 生黄芪、党参、陈皮、半夏、制南星、苍术、白术、川芎、豨莶草、威灵仙。方中参、芪益气，陈皮、半夏、南星化痰，苍术、白术健脾化痰，川芎、豨莶草、威灵仙通行经脉。全方共奏益气通脉、化痰通络之功。

六、滋补养血、化痰通络法

从长期的临床观察中发现，心脑急症患者大多素体阳盛，易于化火伤阴，且病情反复发作更致阴血耗伤为其本，痰浊阻络为其标。

其证候学特点为： 头晕目眩，五心烦热，口燥咽干，心胸烦闷，肢体瘫痪，手足麻木；舌质红而少苔，或舌苔腻；脉细滑。

方用滋阴化痰方（自拟）： 天冬、麦冬、沙参、当归、半夏、川贝母、白芥子、天南星、天花粉。方中天冬、麦冬、沙参、当归滋养阴血；半夏、川贝母、白芥子化痰通络，白芥子更兼祛皮里膜外之痰；天南星、天花粉增津化痰。诸药合用，滋阴血，化痰浊，通经络。

七、祛湿化痰、活血通脉法

临床中我们发现，痰瘀是心脑急症中十分常见的一个病理因素，其多与他证兼夹，加重病情，促使病理机转。

其证候学特点为：头痛昏沉，胸闷阻痛，善太息，深呼为快，脘腹胀闷；舌质暗或有瘀斑、有紫气；脉沉弦。

方用化痰活血汤（自拟）：全瓜蒌、南星、丹参、赤芍、红花、白僵蚕。方中瓜蒌、南星专攻化痰祛湿，丹参、赤芍、红花活血且通脉。诸药共用，活血化痰通脉。

八、芳香温通、化痰止痛法

查阅文献，结合临床经验，心脑急症以疼痛为主者均因窍闭脉阻而致，而通络止痛法又以芳香温通为速，痰浊又是脉阻的基本病因之一，两法合用其效更佳。临床多用冰麝开窍饮：冰片、麝香、细辛、生南星、苏合香等。方中冰片、麝香开窍通络，细辛、南星化痰温通，苏合香开窍更兼化痰。诸药共用，芳香温通，化痰止痛，取效甚捷。

以上八法，在临床运用中，病证单纯者可单独运用，病情复杂需要联合使用。同一疾病在不同阶段，因证候不同而选用不同的治法，而同一治法又可治疗不同的疾病，充分体现了中医学"辨证论治""同病异治""异病同治"的原则。

（原载于《中国医药学报》1997 年第 12 卷第 6 期）

伏邪探源

伏邪主要指感受邪气，即时不发，伏藏于体内，逾时而发。伏邪学说经过古代医家长期医学实践的总结和发展，已经形成一套相当完善的理论。

一、伏邪学说的形成和发展

《黄帝内经》时代的医家们很早就观察到一种病与时气不合的现象，并提出了相应的观点。《素问·生气通天论》及《素问·阴阳应象大论》均提到"冬伤于寒，春必病温"，《素问·金匮真言论》云"精者，身之本也，故藏于精者，春不病温"，等等。以此为理论基础而发展起来的伏邪学说，随着历史的进程，其内容也在不断地演变和扩大，伏气温病是其中的主要部分。

宋代朱肱《伤寒类证活人书》指出："伏寒化温而发病，实必感受时令之气。"并指出麻黄汤、桂枝汤等辛温发表剂治疗外感病不能一成不变，必须依具体情况灵活加入寒凉清热等药。

至元代刘河间在伏气致病的治法上突破了长期治疗外感热病"法不离伤寒，方必宗仲景"的局限，首以寒凉清热法为主治疗，主张辛透，清透郁热。邪热在里者应用承气合黄连解毒汤清热泻火，表里同病者，用自创防风通圣散、双解散解表清里。王履在《医经溯洄集》中指出，温病的病理特点是里热外发，表证亦为里热郁表所致，此说更符合伏邪致病的特点。

到明清时期，伏气温病发展到鼎盛，明末吴又可在《温疫论》中首次将"伏"与"邪"联用，即用"伏邪"二字表示伏邪概念；吴鞠通在《温病条辨》对伏气温病有详细的阐述；王孟英认识到伏邪的传变，"伏气温病，自里出表，乃先由血分，而后达于气分"，集伏气学说之大成，强调辨治当分新感与伏邪；更有叶天士的专著《三时伏气外感篇》，系统论述了不同季节因伏气所致各种疾病的诊治方法。另外，到了清代伏气理论已经扩展到温病以外的外感疾病，许多医家对伏气致病病因、发病范围有了扩展，并以此付诸临床实践，扩大了伏气理论的治疗范围。如叶子雨指出："伏气之为病，六淫皆可，岂仅一端。"刘吉人提出了更大范围伏邪的概念："感六淫而不即病，过后方发者总谓之曰伏邪，已发者而治不得法，病情隐伏，亦谓之曰伏邪；有初感治不得法，正气内伤，邪气内陷，暂时假愈，后仍复作者，亦谓之伏邪；有已发治愈，而未能尽除病根，遗邪内伏后又复发，亦谓之伏邪。"此为应用伏邪理论治疗诸多临床疾病拓宽了思路。历代医家不断完善和发展了伏邪学说，为其现代应用奠定了深厚的基础。

二、伏邪的邪气特点

伏邪理论源于《黄帝内经》"冬伤于寒，春必病温"；"失精者，身之本也。故藏于精者，春不病温"。前一句讲病因，后一句则强调正气在伏邪发病中起到先决条件的作用，即精足，则春不病温，实际指正气充足，但是并没有说"不藏于精，春必病温"。因此，这就点明了伏邪发病的另一关键——邪气，并不是简单的正虚邪即伏。

《黄帝内经》中已认识到六淫邪气都可以潜伏人体，《灵枢·五变》说："余闻百疾之始期也，必生于风雨寒暑，循毫毛而入腠理，或复还，或留止……"此段描述的风雨寒暑，循毫毛入腠理而留止，即邪气留恋之义。后世医家在温病伏邪的基础上也发展出"伏气之为病，六淫皆可，岂仅一端"的认识。

是不是各种邪气都可以伏留于体内呢？张鑫等指出：伏邪具有"动态时空""隐匿""自我积聚""潜证导向"的特征。伏邪的位置在人体内并不是固定的，而是动态变化的；隐匿性更是伏邪的重要特点，即在"伏"的状态时无论医生还是患者都是难以察觉的；另外，在邪气潜伏的过程中，不会自动消除，而是对人体的影响部位逐渐扩大，最后出现由量到质的爆发；伏邪在未发过程中，患者多无主诉，即临床无证可辨，即所谓潜证。古人无法对侵入人体的伏邪做具体的辨别，只能根据发病后的表现分析伏邪的性质及发病时间、传变途径来反推之前的邪气的性质。

伏邪从《黄帝内经》的"冬伤于寒，春必病温"，到《伤寒论·伤寒例》对冬温之毒，解释为"……壮热为病者……此属春时阳气发于冬时伏寒，变为温病"，一开始提及便指出伏邪的性质为热，由此发展而来的伏邪温病更是对此有详细的阐述。随着伏邪理论的发展，虽有伏邪范围的扩大，即六淫伏邪，但是不论六淫邪气的性质是什么，既为伏邪，必有一定潜伏之期；既伏匿于里而不发于表，则必有郁，郁久必化热。所以根据以上伏邪的特点，初潜伏邪的性质可能有所不同，但是往往在发病的时候表现为热性。

在现代医学研究中，伏邪的内涵和范围得到了更深层且广泛的阐释和应用。在潜伏性的感染性疾病中，包括反复发作、迁延不愈及病原菌携带者，如慢性病毒性肝炎、艾滋病、钩端螺旋体病、结核病等多种病原微生物的感染，很多特定的病原体都具有伏邪的特点——隐匿、积聚、动态、潜伏期无症状，而且在疾病的发作期几乎都有发热的表现。而伏邪的特性不仅仅局限在一些感染性疾病中，对于一些非感染性疾病的病程特点，亦可以用伏邪很好地概括，如任继学即提出了外感伏邪、杂病伏邪之分，即内伤杂病未根治而留下的邪气伏留于内，如脑血管病的中风、复中及肾衰竭、肝硬化、哮喘、冠心病等，甚至对于先天性因素的疾病，亦可以认为是遗有父母先天之伏毒。我们认为，杂病伏邪实际上是将正虚本身考虑进去了，此处伏邪实际上是正虚以后的因虚致实的病理产物，而将这部分实邪纳入到伏邪的概念里了。

由此可见，伏邪的来源多种多样，但其具有共同的特点：隐匿和缠绵，难以根治。

三、伏邪的发病特点及病机

伏邪发病不论是因所匿之邪郁久，势力积聚到一定程度而暴发，或是因外邪引动内伏之邪而发，在此过程中，正虚都是其必要条件，因此，伏邪在发病时往往都是来势凶猛，临床表现复杂，变化迅速，由里而外，甚至由里向更深层次发展，病情重，病程长，且缠绵多变难愈，在此过程中，本来已虚的正气更加消耗难复，无力抗邪外出，而此伏邪非透尽，则邪热不解，正如喻嘉言在《医门法律·痢疾门》中指出："邪陷入里，虽百日之久，仍当引邪由里出表，若但从里去，不死不休。"

伏邪发病多为表里同病，甚至仅现里证，表证隐匿。如春温初起即以里热证为主，即见高热、烦渴、有汗不解、小便黄赤等，少数可见恶寒等表证，但短暂即失，里热或有在气分在血分之别，如不及时正确治疗，则多变化迅速或由气入血，热盛动血，或热极动风，或耗竭肝肾之阴等。侵入人体的伏邪，其性质大体可以划分为偏寒、偏热两大类，而伏邪潜伏于人体过程即为正气在本身不足的基础上继续暗耗的过程。根据伏邪的性质不同，其对正气的损伤也有其不同的侧重，如邪气性质偏寒，其潜伏体内后更侧重于耗气伤阳；邪气性质偏热则更易耗伤气阴。以上邪气在对正气损伤到一定程度后，即造成正虚基础上的气机进一步逆乱，从而产生多种病理产物，如痰、瘀、浊等，这些病理产物又反过来加重了气机的不调，从而造成恶性循环。

四、正气的状态包括伏邪潜伏和发病时

正气在伏邪致病中起着先决条件的作用，邪已伏藏，则已胜正气，否则即被正气所驱。"藏于精者，春不病温"，正如吴鞠通在《温病条辨》中指出："冬伤于寒则病温，惟藏精者足以避之。"此时正气不足可表现在不能识别邪气，而任其伏藏于体内。此时可有微弱的正邪相争，但难以被患者及医生察觉，从现代医学来看，患者的某些免疫指标或者病原学检查可能已经出现异常，内部环境也发生了微小的变化。实际上，此时患者的免疫功能或者身体某器官的某个部分可能已经出现了超微结构的变化，但此时正气势力尚可抑制邪气。在这个阶段，患者有可能表现为所谓的亚健康状态，但是没有明显的症状。有时可表现为轻微的气虚证候。

在邪气潜伏过程中，随着邪气的积聚增长等动态改变，正气与邪气的力量对比逐渐接近，直到由于邪气积聚到暴发的阈值，或者由于外邪入侵或因饮食、起

居、房劳等原因降低了阈值，则出现伏邪的发病。此时正气已远不能抵御伏匿积聚已久的邪气，表现出一溃千里之态。也正是伏邪发病来势凶猛，病势沉重的原因。临床即表现出发热，免疫功能的下降，内环境酸碱平衡，水、电解质的紊乱，甚至多系统、多脏器的功能障碍，生命体征不稳，继而严重威胁生命。邪气的积聚、潜伏过程，也是郁而化热的过程，邪深郁久，郁久热重，此时已逐渐耗气伤阴。"其或邪已化热，则邪热燎原，最易灼伤阴液，阴液一伤变证蜂起。"伤阴的表现较明显，但是，在伏邪发病中，对阳气的损伤不可忽视。阴津伤甚则化源竭，故阳亦无所生，此阴损及阳。"寒邪潜伏少阴，寒必伤阳；肾阳既弱，则不能蒸化而鼓动之。"

发病治疗过程中，如果根治不彻底，则邪不透不尽，如未透尽，继续伏留体内，暗耗正气，并形成恶性循环，直到正气耗尽。

五、伏邪的治疗

针对伏邪郁而化热的特性，以及隐匿、潜伏缠绵难愈的特点，正气在伏邪致病中起着决定性作用。那么其治疗总原则即为扶正、透邪。

伏邪非透不尽。"一面泄热，一面透邪"，"透热转气"，针对伏邪深藏的特点，不易且不宜直攻，直接攻伐，不但不容易去除邪气，反而易伤及正气，而去除伏邪的关键是要除尽，否则仍会伏留体内，伺机而作。此时在驱邪的同时强调一个"透"字，有两层内涵：一是要用透的方法，给邪以出路，透达邪气，不关门打狗；二是除邪要除透，除尽。如匡萃璋以茵陈四逆散加味治疗慢性乙型肝炎，利用四逆散的开泄、分消、透达、升降之功，取得良效，并认为"实为伏气，开逐邪之门户的锁钥之剂"。杨金亮等应用伏邪理论以达原饮治疗耐药细菌的感染，用槟榔、厚朴、草果等注重散邪，临床应用效果良好。

在伏邪的治疗上，扶正亦是关键，扶正不仅是补气、滋阴、助阳，更是助正以帮助机体透邪、除邪。吴鞠通在《温病条辨》中说："前数方虽皆为存阴退热而设，其中有以补阴之品为退热之用者，有一面补阴一面搜邪者，有一面填阴一面护阳者，各宜心领神会，不可混也。"柳宝诒提出，清泄里热、导邪外达是治疗伏气温病的关键，并确立了清热养阴并举、助阳托邪的治疗思路，为疑难重症的治疗提供了借鉴，"若惟取其阴而不鼓动其阴中之阳，恐邪机仍冰伏不出，拟于大剂养阴托邪之中，佐以鼓荡阳气之意，俾邪机得以外达三阳为吉"。李可应用伏邪理论治疗疑难杂症时，也注重扶正助阳，开表、透邪为大法，如以扶正达邪法，用小柴胡汤治疗红斑狼疮，人参败毒散治疗结核性心包炎、心包积液等；以助阳透邪法，用麻黄附子细辛汤治疗布鲁杆菌病、心功能衰竭等。伏邪理论注重邪、正两方面，扶正以透邪，透邪以护正，临床伏邪理论得到了广泛的应用，在很多棘手的疑难杂病、顽症重症的治疗上，提供了崭新的治疗思路，将在许多现代医学难以入手或疗效不佳的临床问题中，发挥重要的作用。

（原载于《中医杂志》2011 年第 52 卷第 2 期）

中医药在甲型 H1N1 流感防治中的作用

我们通过对中医药治疗温疫古今文献的复习，结合甲型 H1N1 流感的临床特征，在中医疫病理论指导下，对甲型 H1N1 进行个案的研究，在对典型病例分析研究的基础上，运用温病学"卫气营血辨证"和伤寒"六经辨证"的理论，对甲型 H1N1 流感的病因属性、核心病机进行了探讨分析，认为本病归属于中医的"温疫"，系"风热毒邪"为患，提出了详细的辨证论治方案，在方案的指导下对轻型患者的研究表明，中医药治疗的效果与"抗病毒"药疗效相当，同时对重症、危重症进行了典型病例分析，提出了重症、危重症的核心病机和治疗方案，结合西医的治疗，介绍了治疗的经验和体会，并以典型案例的形式分析了中医药在急诊危重病的治疗价值。

一、绪言

2009 年 3 月，墨西哥和美国等地先后暴发新型流感。随后波及世界各地，此病毒为新型甲型流感 H1N1 病毒，该毒株包含有猪流感、禽流感和人流感三种流感病毒的基因片断。甲型 H1N1 流感的潜伏期一般 1 至 7 天左右，普遍易感，以青壮年为主。早期症状与普通流感相似，包括发热、咳嗽、喉痛、身体疼痛、头痛、发冷和疲劳等，有些还会出现腹泻或呕吐、肌肉痛或疲倦、眼睛发红等。部分患者病情可迅速进展，来势凶猛，突然高热，体温超过 39℃，甚至继发严重肺炎、急性呼吸窘迫综合征、肺出血、胸腔积液、全血细胞减少、肾衰竭、休克、呼吸衰竭及多器官损伤，导致死亡。

甲型 H1N1 流感归属中医"温疫"范畴。疫病是一类传染性极强，可造成大面积流行，起病急，危害大，病死率较高的疾病的总称。早在《黄帝内经》中有疫病的记载，如《素问·刺法论》云："帝曰：余闻五疫之至，皆相染易，无问大小，病状相似。"《六元正纪大论》云："疠大至，民善暴死。"复习和研究中医药在治疗温疫方而积累的经验，对防治新型流感具有重要的意义。

二、研究现状与进展

1. 从中医疫病理论认识甲型 H1N1 流感

中医学对于疫病病因的认识，随着不同时期疫病的流行及临床实践逐渐深入。早在两千年的《黄帝内经》中就基于中医学经典的"五运六气"学说，提出了"五疫"的概念。东汉张仲景在《伤寒杂病论》一书中提出"时行之气"为疫病之源，他说："凡时行者，春时应暖，而复大寒，夏时应热，而反大凉，秋时应凉，而反大热，冬时应寒，而反大温，此非其时，而有其气，是以一岁之中，长幼之病，多相似者，此则时行之气也。"而后，魏晋时期医家王叔和提出了疫病乃"伏寒变温"的理念，为后世温病学派的"伏邪"学说做了铺垫。金元时期医家刘完素，以运气学说立论阐发"主火热"理论，提出"六气致病"说。他认为"六气皆从火化、燥化"和"六经传受，由浅至深，皆是热证"，倡导初起治以辛凉解表，入里则用泻火养阴之法，为后世温病学派的建立奠定了基础。明末清初医家吴又可基于自己治疗疫病的经验，著《瘟疫论》一书，提出："夫瘟疫之为病，非风、非寒、非暑、非湿，乃天地间别有一种戾气所感。"极大丰富和充实了中医疫病理论。

疫病的发病与感受疫邪深浅及本身正气盛虚相关。《素问·刺法论》云："岐伯曰：不相染者，正气存内，邪不可干。"吴又可在《瘟疫论》中提出"正气充满，邪不易入；本气充满，邪不易入；本气适逢亏欠，呼吸之间，外邪因而乘之"，"或遇饥饱劳碌，忧思气怒，正气被伤，邪气始得张溢"。而李东垣在其名著《内外伤辨惑论》中指出"脾胃一虚，肺气先绝"，脾胃气虚，则阳气下陷；元气不足，则阴火上冲。他提出了"益气升阳"的治则，并以"补中益气汤"为主方配合四时用药加减，丰富了疫病病机及治疗理论。

　　由此可见，中医学在诊治疫病方面积累了丰富的临床经验，针对"寒、热、暑湿、疫疠之气"等具有较完整的诊治体系和方药，对于外感的疫疠之邪的诊断治疗关键是看病邪的性质和邪犯部位的深浅，由此考察甲型 H1N1 流感必当从邪气的寒热属性、邪犯部位的深浅入手，其核心病机的探讨，决定其辨证论治的方法。

　　甲型 H1N1 流感轻型病例的临床特征研究表明，主要特点是"发热、口渴、咽痛、咳嗽少痰、不恶寒，舌质红、苔薄、脉浮数"。其病因为"风热疫毒"，其核心病机是"风热毒邪，犯及肺卫"。

2. 从中医疫病的辨证论治认识甲型 H1N1 流感的治疗

　　中医对疫病有温疫、寒疫和杂疫，因其病邪的性质不同有不同的治疗方法，对于甲型 H1N1 流感的临床防治提供了重要的价值。

　　（1）寒疫乃伤寒毒气所致，属伤寒病范畴，以张仲景《伤寒杂病论》六经辨证体系来辨证治疗。

　　太阳病：症见恶寒发热、头项强痛、脉浮等太阳经表受邪，营卫失和表现者；方选麻黄汤、桂枝汤、葛根汤、大青龙汤、小青龙汤、麻杏石甘汤、葛根芩连汤等。

　　阳明病：若邪化热入里，发展至邪热炽盛的极期阶段，症见但热不寒、口渴、汗出、甚或腹痛胀满拒按、大便秘结等胃肠燥实表现者；方选三承气汤、白虎汤。

　　少阳病：邪正交争于半表半里，症见往来寒热、胸胁苦满、默默不欲饮食、心烦喜呕、口苦、咽干、目眩等胆腑气郁，枢机不利表现者；方选柴胡类方。

　　太阴病：病邪深入三阴，症见吐利、腹满而痛、喜温喜按等脾阳虚弱、寒湿留困表现者；方选理中汤。

　　少阴病：症见无热恶寒、手足厥冷、下利清谷、精神萎靡、昏沉欲睡、脉沉微细等心肾阳虚，阴寒内盛表现者；方选四逆汤。

　　厥阴病：症见消渴、气上撞心、心中疼热，饥而不欲食、食则吐蛔或呕吐、下利等上热下寒，寒热错杂为主要表现者；方选乌梅丸。

（2）温疫为温热邪气所致，属温病范畴，临床中又以其或夹火热毒邪，或兼湿热秽浊而有不同的辨治理论。

温热毒邪所致温疫，以卫气营血辨证体系及三焦辨证体系论治。

卫气营血辨证中，邪在卫分、气分者病情轻浅；邪入营分、血分者，病情深重。温病的传变有顺传和逆传两种，由卫分到气分，进而发展到营分、血分者，为顺传；卫分证直接陷入营分证者，为逆传。由于温病病情复杂多变，卫、气、营、血四个阶段并非截然分开。因此，在临床上往往有不同阶段的证候相互交织错杂的表现，如卫气同病、气血两燔，等等。

卫分证：是温热病邪侵犯肺与皮毛所表现的证候，表现为发热、咽干、咳嗽、口渴、舌苔薄白、脉浮等，主方为辛凉轻剂银翘散。

气分证：是温热病邪由表入里，阳热亢盛的里热证候。多由卫分证转化而来，表现为身体壮热，不恶寒，反恶热，汗出而热不解，舌红，苔黄，脉数。主方为辛凉重剂麻杏石甘汤、白虎汤。

营分证：为温热病邪内陷营阴的深重阶段，病位多在心与心包络。以营阴受损，心神被扰为特点，可见身热夜甚，口干而不甚渴饮，心烦不寐，甚则神昏谵语，或见斑疹隐隐，舌质红绛，脉象细数。方选清营汤。

血分证：为邪热深入血分而引起耗血动血的证候，是卫气营血病变的最后阶段，也是温热病发展演变过程中最为深重的阶段。累及脏腑以心、肝、肾为主。其临床表现是身热，躁扰不安，或神昏谵狂，吐血，衄血，便血，尿血，斑疹密布，舌质深绛，脉细数。方选犀角地黄汤。

三焦辨证认为温病一般始于上焦手太阴肺，然后传入中焦脾胃，最后终于下焦肝肾。三焦病证亦可以相兼互见。在三焦辨证中，邪在上焦主要表现为手太阴肺经和手厥阴心包经的病变。病在中焦则表现为脾胃功能障碍的证候。邪入下焦，主要反映出足厥阴肝和足少阴肾的病变。上、中二焦病变，多属实证。下焦病变，多为虚证。吴鞠通指出："温病由口鼻而入，鼻气通于肺，口气通于胃，肺病逆传则为心包，上焦病不治，则传中焦，胃与脾也；中焦病不治，则传下焦。始上焦，终下焦。"其治疗原则为："治上焦如羽，非轻不举；治中焦如衡，非平不安；治下焦如沤，非重不沉。"

　　上焦病证：温邪上受，首先犯肺，外感温热病的初期常表现为肺卫症状，属手太阴肺经。其传变有二，顺传则发展为中焦病证，逆传则出现心包证。上焦病证主要是指温邪侵犯肺经及逆传心包的证候，也包括头面、胸胁等的病证。表现为发热，微恶风寒，无汗或少汗，口微渴，咳嗽，咽红肿痛，苔薄白，舌边尖红，脉浮数；或神昏谵语，或昏愦不语，舌謇，肢厥，舌红或绛。

　　中焦病证：温热之邪由上焦传入中焦，出现足阳明胃、足太阴脾、手阳明大肠病变者为中焦病证。脾胃同处中焦，胃为阳土，脾为阴土，胃主燥以降为安，脾主湿得升则健。中焦病证常表现为阳明的燥化与太阴的湿化。表现为发热不恶寒，反恶热，日晡益甚，面目俱赤，呼吸气粗，腹满胀痛，便秘，口干咽燥，小便涩，舌红苔黄，或焦黑有刺，脉沉实；或身热不扬，头胀身重，胸闷脘痞，小便不利，大便不爽或溏泄，苔腻或黄腻，脉濡数。

　　下焦病证：温热之邪侵袭到下焦，出现足厥阴肝、足少阴肾等病变者为下焦病证。肝肾同源，同处下焦，温热之邪劫灼下焦，常表现为肝肾阴伤的证候。表现为身热面赤，手足心热甚于手背，或夜热早凉，口干，舌燥，神倦，脉虚大；或手足蠕动，心中憺憺大动，舌绛苔少，脉虚。湿热秽浊邪气所致温疫称之为杂疫，以其"邪伏募原"，多以吴又可《温疫论》中的"表里传变"论治，主要方剂达原饮等。

　　2009年甲型H1N1流感发生于春末夏初，此时人体阳气弛张，湿气渐盛，蕴积可化热，若逢疫疠之气流行，兼夹秽浊，由口鼻而入，感而发病。外感毒邪，内蕴积热，外邪内热合而发病，化生毒热，蕴生瘀毒，内舍脏腑；正气虚损则阳气下陷，疫毒邪热得乘其位，弥漫三焦，耗气伤津；气血耗伤，进而内闭外脱，终致危象。鼻通于肺，肺与大肠相表里，则邪热移于大肠或因其兼夹秽浊，可见腹满、腹胀或泄泻等症。可见甲型H1N1流感属于中医学"温疫"的范畴，其病情传变符合"卫气营血"的传变规律，在考察甲型H1N1流感临床特征的基础上制订方案，并进行了临床研究。

3. 基于中医疫病理论甲型 H1N1 流感治疗方案的研究

　　基于中医学治疗疫病的理论及我们在 2009 年 5 月至 2010 年 1 月间的临床

研究和中西医结合治疗甲型 H1N1 流感轻型患者的安全有效和安全性的研究及近30 例重症患者的治疗经验，充分利用现有资料，采用观察性研究和个案分析研究方法，分析总结我国甲型 H1N1 流感危重病例发病特点、临床症状、并发症、疾病发展演变规律、死亡原因、中医证候特点、中医核心病机及中药干预效果，进一步完善中医对甲型 H1N1 流感危重病例的认识水平和救治水平，力求进一步降低病死率，制订了本辨证治疗方案。

（1）轻症辨证治疗方案

风热犯卫——急性上呼吸道感染表现为本证候者，可参照辨证论治。

主症：发病初期，发热或未发热，咽红不适，轻咳少痰，无汗。

舌脉：舌质红，苔薄或薄腻，脉浮数。

治法：疏风清热。

基本方药：银花 15g，连翘 15g，桑叶 10g，菊花 10g，桔梗 10g，牛蒡子 15g，竹叶 6g，芦根 30g，薄荷（后下）3g，生甘草 3g。

水煎服，1 日 1～2 剂。

加减：苔厚腻加藿香 10g，佩兰 10g；咳嗽重加杏仁 9g，枇杷叶 10g；腹泻加黄连 6g，木香 3g；咽痛重者加锦灯笼 9g。

若表现为呕吐、腹泻、进食药物困难者可先用黄连 6g，苏叶 10g，水煎频服，可达到止呕的目的。

常用中成药：疏风清热类上市中成药，疏风解毒胶囊 4 粒，日 3 次，病情重者 3 粒，4 小时 1 次；也可选用香菊胶囊、银翘解毒类、桑菊感冒类、双黄连类口服制剂、藿香正气类、葛根芩连类制剂等。

热毒袭肺——急性上呼吸道感染表现本证候者，可参照辨证论治。

主症：高热，咳嗽，痰黏咯痰不爽，口渴喜饮，咽痛，目赤。

舌脉：舌质红苔黄或腻，脉滑数。

治法：清肺解毒。

基本方药：炙麻黄 6g，杏仁 10g，生石膏（先煎）30g，知母 10g，浙贝母 10g，桔梗 10g，黄芩 15g，柴胡 15g，生甘草 10g。

水煎服，每剂水煎 400mL，每次口服 200mL，1 日 2 次，必要时可日服 2 剂，

200mL，6 小时 1 次口服。

加减：便秘加生大黄 6g；持续高热者加用青蒿 15g，牡丹皮 10g。

常用中成药：清肺解毒类中成药如连花清瘟胶囊 4 粒，日 3 次，病情重者 3 粒，4 小时 1 次；金莲清热泡腾片 1 片，6 小时 1 次；也可选用银黄类制剂等。

（2）重症辨证治疗方案

毒热壅肺——重症肺炎，ALI/ARDS 早期表现为本证候者，可参照辨证论治。

主症：多见于发病的 1～3 天，持续高热，咳嗽咯痰，痰少或无痰，气短；或心悸，躁扰不安，舌红，苔薄腻或灰腻，脉滑数。

治法：清热泻肺，解毒散瘀。

基本方：炙麻黄 6g，生石膏 30g$^{（先煎）}$，炒杏仁 9g，知母 10g，鱼腥草 30g，葶苈子 30g，金荞麦 15g，黄芩 15g，浙贝母 15g，生大黄 6g$^{（后下）}$，丹参 10g，瓜蒌 15g。

水煎，浓煎 200mL，口服、鼻饲或结肠滴注，日 1～2 剂。

加减：腹胀便结者加枳实 10g，元明粉 3～6g$^{（冲服）}$；肢体抽搐者加羚羊角 0.6g$^{（冲服）}$，僵蚕 10g，广地龙 10g；呼吸短促、汗出、脉细者加西洋参 10g；若出现呼吸短促、汗出、脉细者，加西洋参 10g，生晒参 10g。

毒热闭肺——重症肺炎，ALI/ARDS 表现为本证候者可参考辨证论治。

主症：多见于发病 2～4 天，持续高热，剧烈咳嗽，入夜尤甚，无痰或痰少，乏力气促，活动后加重，舌红或淡，体胖多津，苔腻，脉沉实。

治法：开闭宣肺，清热解毒。

基本方药：葶苈子 15g，瓜蒌皮 30g，生石膏 30g，杏仁 10g，法半夏 15g，炙麻黄 6g，黄芩 15g，细辛 3g，浙贝母 15g，赤芍 15g，西洋参 10g。

水煎，浓煎 200mL，口服、鼻饲或结肠滴注，日 1～2 剂。

加减：若热深厥深，热毒内闭，气血不能外达，出现四肢逆冷，可于上方加入柴胡 15g，枳壳 15g；出现汗出、神疲者加红人参 15g，西洋参 15g。

（3）危重症辨证治疗方案

毒损肺络，津血外渗——出血性病毒性肺炎，重毒肺炎出现低氧血症者表现为本证候可参考进行辨证论治。

主症：多见于发病 3 ~ 5 天，高热或不发热，咳嗽频作，痰中带血，或咳吐粉红血痰，气促不能活动，口唇紫绀，舌质胖，色暗，脉沉实或虚数。

治法：解毒泻肺，分清泻浊。

基本方药：

①赤芍 30g，丹参 30g，生石膏 30g，知母 15g，生甘草 15g，黄芩 15g，生大黄 10g，萆薢 10g，蚕砂 15g，仙鹤草 30g，西洋参 10g，三七块 10g。

水煎 200mL，口服、鼻饲或结肠滴注，日 1 ~ 2 剂。

②生晒参 30g，浓煎频服。

中药注射剂：热毒宁注射液 20mL 加入 500mL 液体静脉点滴，或喜炎平注射液 250 ~ 500mg 加入 500mL 液体静脉点滴；血必净注射液 100mL 加入 500mL 液体静脉点滴；痰热清注射液 20mL 加入 500mL 液体静脉点滴；醒脑静注射液 40mL 加入 500mL 液体静脉点滴；生脉注射液或参麦注射液 100mL，加入 250mL 液体静脉点滴。

毒邪内陷，内闭外脱——感染中毒性休克，多脏器功能衰竭表现为本证候者，可参照辨证论治。

主症：发病的五至七天以后，高热或低体温，喘闷或机械通气辅助通气，大量清稀泡沫血水，神志淡漠甚至昏蒙，面色苍白或潮红，冷汗自出或皮肤干燥，四肢不温或逆冷，舌暗淡体胖，苔白腻，脉微细数，或脉微弱。

治法：益气固本，清热解毒，分清化浊。

基本方：

①生晒参 30g，麦冬 15g，山萸肉 30g，三七 15g，浓煎频服。

②生晒参 15g，炮附子 15g，五味子 15g，炙麻黄 5g，陈皮 10g，细辛 5g，浙贝母 15g，丹参 25g，萆薢 15g，晚蚕沙 15g，赤芍 30g，银花 30g。

水煎 200mL，口服、鼻饲或结肠滴注，日 1 ~ 2 剂。

中药注射液：参附注射液 50 ~ 100mL 加入 250mL 液体静脉点滴；生脉注射液 60 ~ 100mL 加入 250mL 液体静脉点滴；参麦注射液 60 ~ 100mL 加入 250mL 液体静脉点滴。

（4）危重症恢复期

主症：神疲，乏力，低热，咳嗽气短，纳差，舌淡红，苔薄。

治法：益气养阴，活血化瘀。

基本方：太子参 15g，南沙参 15g，麦冬 10g，丹参 15g，浙贝母 10g，杏仁 10g，佛手 15g，焦三仙各 10g。

水煎服，口服，日 1 剂。

加减方：若病后余邪不尽，肺络瘀阻者，影像学表现为肺纤维化时，加生黄芪 20g，广地龙 10g，白果 10g，赤芍 15g，知母 10g。

中药注射剂使用注意事项：严格遵从药物说明书的使用剂量与使用方法；并注意与其他静脉药物间隔适当时间，在用中药注射剂后以生理盐水冲管。

儿童用药注意事项：上述饮片和注射剂的用量均为成人量，儿童用药宜在中医师指导下酌减。

4. 中医药治疗甲型 H1N1 流感的经验与体会

（1）对甲型 H1N1 流感轻症的疗效

我们基于以上治疗方案开展了多种临床研究，表明中医药对于轻症具有良好的效果，无论在退热、减少住院日、核酸转阴方面与西药比较具有同等的疗效，也就是说中药可以单独治疗甲型 H1N1 流感轻症患者。

（2）对重症、危重症的中医核心病机及其演变规律分析

甲型 H1N1 流感重症以高热、剧烈咳嗽、痰少或痰多、呼吸急促、胸腹灼热多见，脉象多为沉实。有较明显的时间观念，3～5 天是加重的时间点，危重之象以咯吐血痰或咳血，后 1 至 2 天喘促，脉多见虚象，舌质淡胖多津为多。据此分析，其核心病机为毒热壅肺、甚则闭肺，损伤肺络，耗伤正气，邪毒内陷，导致气不摄血或气不摄津出现血性痰液，进而出现手足不温之热深厥深至气亡脱，如见呼吸短促、汗出、脉细等。该病属于中医学"温病"范畴，但不完全符合"卫气营血"的传变规律，始终留连气分，伤气伤阳；其轻症在卫分，危重症则留连气分传变三阴经，出现厥脱之变。新的传变规律值得进一步关注和研究。

（3）重视西医治疗对中医证候的影响

重症患者早期的西医液体复苏及抗生素治疗，对中医证候产生的影响是不容忽视的。从中医学的观点分析，热毒之邪的特点是耗气伤津，临床可见津液大伤的表现。但是在患者早期的液体复苏及抗生素治疗后，患者中很少见到津伤，而多表现为耗气伤阳之象。中医对于休克者，可以从脱证论治，其临证应见脉微欲绝等，但是血管活性药物的使用使得脉微欲绝等见证并不多见。故而对重症患者的中医证候分析时，必须考虑现代医学多种治疗手段对中医证候的干预，综合分析。

（4）把握重症患者的不同病理阶段进行辨证论治

中医早期介入：中医在甲型 H1N1 发病早期及时介入治疗，既体现"既病防变"的治未病思想，可以取得较好疗效，也可能是降低重症病例病死率的重要因素。

针对危重症的核心病机"毒热"治疗：治疗应注重清热解毒、活血解毒、宣肺化痰，中药注射液可选用喜炎平注射液、热毒宁注射液、痰热清注射液、清开灵注射液、血必净注射液，根据其病机演变特点有伤气之证，可以加用生脉注射液顾护正气。

针对凝血功能紊乱的治疗：由凝血功能紊乱导致的弥散性血管内凝血（DIC），因其多表现为瘀毒互结，中医治疗当重用活血化瘀解毒之法，如早期可在中药汤剂中加入丹参、赤芍防止邪气入营动血；中药注射液可选用血必净注射液。根据中医"气血相关理论"及病机的演变趋势，可加用补气扶正之法如生脉或参麦注射液。

防止疾病向 MODS 转化：邪毒耗伤正气，导致正气亡脱，故在本病的治疗过程中要时刻注意扶助正气，加用红人参、西洋参、生黄芪等药物，中药注射液可选用生脉注射液、参麦注射液、参附注射液等。

（原载于《中国中医药现代远程教育》杂志 2010 年第 8 卷第 17 期，此处汇编有删节）

中医对脓毒症的认识及辨证体系的研究

脓毒症是 20 世纪 90 年代在危重病医学界提出的一个全新概念，具有明显的划时代特征，使感染这一医学界古老的研究课题产生了新的含义，同时对感染性多脏器功能失调综合征的认识发生了深刻的变化，中医学如何对待这一新的问题，是中医、中西医结合学科面临的新课题，几千年的中医学是否对本病有认识，如何理解？如何进行辨证论治？以下就中医对脓毒症的认识及辨证体系进行研究，试图探讨中医、中西医结合治疗脓毒症的新思路。

一、脓毒症的概念及临床特征

脓毒症（Sepsis）是严重感染、严重创（烧）伤、休克、外科手术后常见的并发症，可导致脓毒性休克、多器官功能障碍综合征（MODS），已成为临床危重病患者的重要死亡原因之一。在美国每年大约有 30 万 ~ 40 万人发生脓毒症，其中死亡人数超过 10 万。我国的一项研究表明，烧伤面积大于 30％者约 40％并发脓毒症，其中约 20％的脓毒症患者最终转为 MODS，死亡率高达 50％左右。对危重病患者的研究显示脓毒症发病率为 15.7％，其中 61.1％进一步发展为 MODS，病死率为 30.6％。在过去的十几年中脓毒症的发病率未见下降反而有上升的趋势。由此可见，脓毒症是现代危重病学面临的突出难题，加强脓毒症的研究具有十分重要的理论价值和临床意义。

经过半个多世纪对炎症反应的认识，1991 年美国胸科医师协会（ACCP）和危重病医学会（SCCM）提出了"全身炎症反应综合征"（SIRS）及"多器官功能障碍综合征"（MODS）两个新概念，会议上所推荐的与脓毒症有关的一系列术语、定义和诊断标准被国际学术界广泛采纳。经过十年来的实践，各国学者在一些术语定义方面提出了许多新的问题，并在 2001 年底在华盛顿召开了由危重病医学会（SCCM）、欧洲加强治疗医学会（ESICM）、美国胸科医师协会（ACCP）、美国胸科学会（ATS）和外科感染学会（SIS）等五个学术团体共同组织的国际脓毒症定义会议，探讨了若干术语的定义，提出一个扩展的症状和体征列表应用于脓毒症的诊断，并提出脓毒症分阶段诊断的 PIRO 系统。目前，脓毒症的研究已成为危重病急救医学界十分活跃的前沿领域之一，深入探索和认识脓毒症的确切发病机制和干预措施必将对预防 MODS 的发生带来突破性的改善和进展。

二、脓毒症的临床特征从以下几个方面进行概括

1. 以发热为特征的临床综合征，不管是 1991 年的芝加哥会议的诊断标准还是 2001 年的华盛顿标准，临床症状上突出的是发热，体温大于 38℃或大于 38.3℃，前者是芝加哥标准，后者是华盛顿标准而且是中心体温，可以看出标准越来越严格，同时伴有心率大于 90 次 / 分，呼吸急促，呼吸频率大于 30 次 / 分，从标准上来看，华盛顿标准要比芝加哥标准严格得多，从临床来看三者之间是相互联系的，是判断感染是否存在的重要条件。

2. 以呼吸急促为特征的临床综合征，脓毒症的另外一个重要的特征是患者没有明显的发热，只是低热或低体温，体温低于 36℃，但突出的临床表现是呼吸急促，呼吸频率大于 30 次 / 分，从临床实际情况来看，此标准似乎较高，有的学者认为 22 ~ 25 次 / 分，不易漏诊，目前尚需要更大的样本量进行研究。

3. 以白细胞总数增高，C 反应蛋白增高，前降钙素（PCT）增高，血糖增高为特征，表明具有感染征象，高应急状态，这些生化指标具有较强的敏感性，但在特异性方面不足，有姚咏明教授在这方面的讨论。

4. 以脏器功能下降为特征，不仅是诊断脓毒症的关键，更重要的是判断脓毒症的危重程度的标准，脏器功能下降突出了以下几个方面：血压下降，运用液体

复苏等方法无法纠正，液体正平衡大于20ml连续超过24小时，表明机体的代谢水平明显下降，少尿，血清乳酸增高，氧合能力下降等均是机体在过度应急状态后出现的失代偿反应。

三、伤寒、温病与脓毒症

　　《素问·热论》中谈到："今夫热病者，皆伤寒之类也。"《难经》中有"伤寒有五，有中风，有伤寒，有湿温，有热病，有温病"之说。温病学可以说是在《伤寒杂病论》的基础上发展起来的，它补充了《伤寒杂病论》的不足，提高了治疗外感热病的临床效果。温病学更多涉及的是瘟疫即现代医学所谓的传染病，伤寒与温病的有机结合，可以包括所有外感热病即现代医学所谓的感染性疾病的诊断及治疗，发热-炎症-感染这一联系是医学中最多见、最古老的联系，实际就是对脓毒症认识的病理基础，在没有抗生素的年代，这一病理现象比现代更多见更严重，但现代抗生素的滥用同样也导致了这一病理的复杂性，所以中医针对以"发热"为主的疾病归结为伤寒、温病，把这类疾病作为一个整体，在空间上研究其发生，总结了其动态变化规律，以及在各个不同时空阶段的临床表现、病机及治疗原则和方法。对外邪侵入人体后引起发热这一大类疾病，从启动-极期-恢复或转为慢性的演变规律的认识，中医学有伤寒及温病两大学派，《伤寒杂病论》认为是六经相传（太阳、阳明、少阳、太阴、少阴、厥阴）；温病学说认为是卫气营血相传及三焦相传。《伤寒论》六经的实质是外感热病发生发展过程全身性病变的六个不同的相对稳定的状态；温病的卫气营血实际上表明了疾病在不同状态的浅深轻重；也就是说温病学是伤寒学的继续发展，则三种辨证方法是可以统一起来将中医学治疗外感热病的辨证体系完善统一。如温病的卫分证、三焦辨证中的上焦证、六经辨证中的太阳病都为疾病的初起之证，其中卫分证与上焦肺卫证、太阳病同属八纲辨证中的表证范畴；阳明病和中焦证的某些证型类同，亦和气分证中某些证一样。六经中的少阳病同气分证的"少阳胆及三焦"相似。可见三焦辨证和卫气营血辨证及六经辨证，其名称虽异，却有许多共同之处，三者之间是辩证统一的关系。

脓毒症的初期表现为卫分证、太阳病。严重脓毒症期表现为气分证、营分证、血分证、阳明病、少阳病甚至是三阴病。脓毒症多脏器功能障碍综合征期主要表现为营血分证、三阴经病。中西医从不同的侧面揭示了脓毒症的动态变化都符合启动 - 高潮 - 恢复规律，不难看出它们之间的关系，从一个侧面反映了中西医在认识疾病方面的一致性。太阳主一身之表，为六经之藩篱；卫分为人体第一道防线，它具有抵御外邪侵入和驱邪外出的功能。这些概念同西医学非特异性宿主防御功能相一致。非特异性宿主防御功能是宿主抵抗力的一部分，对任何微生物而言，它是抵抗微生物侵入的第一道防线，它包括正常菌群、遗传因素、自然抗体、非抗原特异性免疫应答反应、营养等。其中机体与外界接触的如皮肤黏膜，消化道、呼吸道、泌尿生殖道等系统是真正的第一道防线，温邪上受，从口鼻而入，实质上指的是呼吸道感邪与消化道感邪。当病邪侵犯人体后其最初的临床表现根据病邪性质的不同可表现为太阳病，卫分证，甚至可以出现气分证。我们的一项研究表明急性呼吸道感染并发脓毒症后所表现的症候群与《伤寒论》的太阳病非常符合，并运用麻黄剂取得了良好的临床疗效。

脓毒症的进展期主要表现为阳明病、少阳病、气分证、营分证、血分证，是正邪交争，邪盛正亦盛，是治疗及抢救的关键时刻。实际上太阳病中的误治变证同样是脓毒症进展期，中医学认为邪在经络肌表为表证，邪涉脏腑为里证。阳明主里，少阳主半表半里，气分阶段为里热亢盛，所以阳明病、少阳病、气分证均为邪涉脏腑的热证里证。由于外邪性质不同侵袭脏腑不同及体质等因素，出现各脏腑的不同病理变化，出现许多不同的临床表现类型，太阳病邪热壅肺咳、喘、痰，方用麻杏石甘汤；阳明腑实神昏谵语，数日不大便，腹胀腹痛，方用承气辈；太阳病变证热实结胸腹痛、拒按、板样腹等，治用大陷胸汤；阳明经证大热大渴大汗出脉洪大，治用白虎汤；少阳阳明病胸胁痛，上腹包块压痛，用大柴胡汤。

气分证、阳明病、少阳病与各器官系统感染的典型临床表现有惊人的相似。尽管中医学的脏腑与西医学的器官在概念上有极大的差别，但是它们都是指内脏器官系统，两者在临床上以一组症状、体征及其所反映的病理学状态（证）为桥梁相互沟通，以治疗效果验证了其相互沟通、融合的正确性。中医学认为营为血中之气，血为营气所化，邪入血分营分，病位虽有浅深之别，症情虽有轻重之异，但病变机理并无本质不同。营分证的特点除了高热之外，以神志障碍、斑疹隐隐，或见斑疹出现为其特点；血分证除了以上特征外，则以出血为其特点。这些病证符合脓毒症、严重脓毒症的临床特点。除了临床表现相吻合外，有的学者经过实验研究提出了 ET（内毒素）是导致卫气营血传变的重要物质基础。用 ET 复制的该模型与温病气血两燔证有些相似，用清瘟败毒饮治疗后，表明该方有解热、解毒、顿挫病势的作用。在专方治疗中清瘟败毒饮是治疗脓毒症较为理想的方药。一些学者已经用大肠杆菌内毒素成功制造出温病热灼营阴、温病血分证、温病营血分证的动物模型。所以营分证血分证与脓毒症的病机是一致的。治疗营分、血分证的代表方剂如清营汤、犀角地黄汤、清瘟败毒饮等都对轻重不同的脓毒症有治疗作用。有的学者主张除了重用清瘟败毒饮外，配伍承气激发釜底抽薪，泻火下行而泻毒救阴，这也是中医治疗脓毒症的重要经验。对于不同病原体引起的各种脓毒症中医学都会有相应的治疗方剂。如气分证发热伴咳、痰、轻度气喘太阳病痰热阻肺者之麻杏石甘汤；高热伴数日不大便腹痛拒按阳明腑实肠梗阻者之承气汤辈；发热伴腹痛，按之板状腹太阳病坏证热实结胸者之大陷胸汤；发热、大汗、大渴神昏谵语气分热盛之白虎汤；寒战、高热、皮疹、烦躁不安营分热盛之清营汤；营分证加意识障碍、惊厥昏迷热入心包败血症伴神志障碍之清营汤加三宝；高热舌紫绛无苔，各种出血血分实热之犀角地黄汤。脓毒症休克、脓毒症多脏器功能障碍综合征主要表现为三阴病，太阴病突出了胃肠功能的障碍，少阴病突出了循环系统、肾脏功能的障碍，厥阴病突出了肝功能的障碍等。许多临床研究及实验研究表明常用的方剂如参附汤、四逆汤、人参四逆汤，通脉四逆汤、生脉散、复脉汤及其变方都是治疗脓毒症休克、脓毒症多脏器功能障碍综合征的有效方剂。

由此可见，运用伤寒、温病的理论研究脓毒症非常合理，这不仅体现在脓毒症的临床特点与伤寒、温病的临床特点相似，更重要的两者之间研究的对象是一致的，而中医学在此类疾病方面积累了丰富的临床经验，整个中医学的发展史实际上就是认识治疗感染性疾病的历史。为中西医结合研究诊治脓毒症提供了一条新的思路。

四、六经辨证、卫气营血是脓毒症的基本辨证体系

六经相传、卫气营血相传与脓毒症的发生发展相类同；卫分证、太阳病与脓毒症的代偿期的临床特征是吻合的，以非特异性临床症候群为特点；气分证、阳明病、少阳病是脓毒症的失代偿期与明确的炎症病灶或明确的炎症特征的共同反应；营分证、血分证、三阴病是严重脓毒症、脓毒症多脏器功能障碍综合征的重要特征。由此可见，六经辨证是脓毒症辨证论治的基本的辨证体系，卫气营血是六经辨证的补充和发展，进一步完善了六经辨证体系，两者可以融会贯通，真正达到历史上寒温统一的千古难题，发展了中医学的理论体系，脓毒症的六经营血辨证体系如下：

脓毒症的发展规律并不是一成不变地按照六经、卫气营血的传变规律，在临床过程中可有直中等变化，更有失治误治出现变证、坏证者。如直中少阴，发生少阴病者，也有太阳病、少阳病失治误治出现坏证、变证的，临证之时要灵活运用。

把中医学伤寒及温病的研究范围界定在"感染"这个范围内，既有利于实现中西医两大理论体系的有机结合，又有利于解决现代感染病学中的疑难问题。脓毒症动态发展过程中，首先出现急性肺损伤，急性呼吸窘迫综合征，肺是首发器官，中医则认为"肺为娇脏"，"肺与大肠相表里"，据实验研究证明，大承气汤具有治疗急性呼吸窘迫综合征及肠源性感染的双重作用，那么通里攻下法对预防及治疗脓毒症具有重大意义。伤寒温病学说与现代脓毒症两大理论体系在理论上具有可融性，在临床上具有可操作性。两大理论体系的相互融合不仅解决了学派之争，而且对提高整体医疗水平具重大意义，从方法学上，找到了中西医有机结合的新思路。

（原载于《2004 年全国危重病学急救医学学术会议论文集》）

瘀毒伤络、阻络病机与脓毒症

脓毒症（Sepsis）的概念提出至今已有十余年，是在现代医学发展过程中逐步认识到的一个临床综合征，并非严格意义上的疾病。现代医学认为，脓毒症是由感染引起的全身炎性反应综合征（SIRS），证实有细菌存在或有高度可疑的感染灶；严重脓毒症指脓毒症伴有器官功能障碍、组织灌注不良或低血压；脓毒症休克指严重脓毒症患者给予足量液体复苏仍无法纠正的持续性低血压，常伴有低灌注状态或器官功能障碍。脓毒症、严重脓毒症及脓毒症休克是反映机体内一系列病理生理改变及临床病情严重程度变化的动态过程，其实质是 SIRS 不断加剧、持续恶化的结果。本病是临床上的危重病，死亡率高，对中西医都是挑战。

古代中医典籍中虽无"脓毒症"的病名，但是几千年的中医学发展历史中始终贯穿着对"脓毒症"的研究，在历代医籍中可以找到对脓毒症症候特点及诊治的描述。本病应归属于中医伤寒、温病的范畴，八纲辨证、六经辨证、卫气营血辨证、脏腑辨证对于本病都有非常重要的指导意义。我们经多年的研究认识到瘀毒伤络、阻络病机与脓毒症密切相关，故在以往论述的基础上对此再做进一步探讨。

一、脓毒症中瘀毒伤络、阻络病机广泛存在

在脓毒症发病过程中，毒邪内蕴是脓毒症发病的重要病理基础，且该病理状态广泛分布于全身脏腑经络，并在脓毒症发病的各个阶段处于不可忽视的地位。

所谓毒邪，是指凡对机体有不利影响的因素，无论这种因素来源于外界或体内统称为毒。以人的身体为界，可分为外来之毒与内生之毒。凡来源于身体之外的有害于身体健康的物质，均归于外来之毒的范畴，包括疫疠之气、瘴气、秽浊之气、虫兽之毒、药物之毒、饮食之毒等；凡是来源于体内的、人体不需要的、乃至于有害于健康的物质统归于内生之毒的范畴。内生之毒来源有三：一是指机体在代谢过程中产生的各种代谢废物，其在生命过程中无时无刻不在产生，是内生之毒的主要来源，也是机体排毒系统功能紊乱时存留在体内危害人体健康的主要因素；二是指那些本为人体正常所需的生理物质，由于代谢障碍超出其生理需要量而转化为致病物质形成毒，如血糖、血脂过高；三是指本为生理性物质，由于改变了它所应存在的部位而成为一种毒，如胃液是人体正常的消化液，当进入腹腔引起腹膜炎时，即成为内生之毒。机体内、外之毒密不可分，外毒侵入人体，脏腑功能失常，瘀浊内蕴，可生内毒；内毒产生后，耗伤正气，正气虚衰，卫外力弱，又易招致外毒，二者互生互存，共同毒害机体。

在脓毒症中，"毒"包括了致病微生物、病原体及其产生的毒素等，此为外来之毒。患者或因久病体衰、或因外伤猝病，致使机体正气不足，气血阴阳失衡，机体卫外不固，令毒邪有内侵之机。外来之毒扰乱机体正常代谢及功能，入里化热，变生热毒（刺激机体产生大量自由基及细胞因子等），热毒煎熬血液，加之气虚无以行血，则血流瘀滞，"血不利则为水"，血瘀则津停化为痰浊（组织水肿等），热毒痰瘀是在外来之毒基础上产生的，可通称为内生之毒。机体感受外来毒邪刺激后所诱发生成的多种炎性介质和信号转导因子等，本是人体正常免疫和内分泌调控网络的一部分，但其分泌产生的数量和时相超过机体的需要，蓄积在体内衍变成内生之毒，成为毒邪的主要部分。又因正虚难以抗邪外出，而致毒热、瘀血和痰浊积于体内，毒邪进一步危害机体。内外之毒相互蕴结，阻遏三焦气机，灼伤气阴及脉络，脏真受损（脏器功能障碍），机体阴阳气血逆乱，进一步生成更多的毒邪，出现恶性循环。多器官功能障碍综合征的发病往往由外来毒邪诱发启动，而致内生毒邪大量产生和蓄积，造成气血运行的失调和脏腑功能的紊乱，甚至发展成阴阳之气骤然不相顺接，气机严重逆乱的危重急症。正虚欲脱、阴阳离决是病情发展的必然趋势。

机体由于外感六淫毒邪，或外伤、烫火伤、中毒等，导致内生热毒、瘀血，或损伤正气，正邪相争，虚实夹杂，而致本病的发生。根据脓毒症的临床特点可分为初期、极期和恢复期。初期以实证为主，表现为"正盛邪亦盛"的病理变化；随着病情的不断深入发展，病变表现为"虚实夹杂"的复杂证候；极期突出在"正衰邪盛"及"正衰邪衰"的状态，由脏器的功能失调最终发生"脏器衰竭"的局面；恢复期多表现为正虚邪恋的状态。脓毒症初期，病邪侵及人体，即外来毒邪损伤机体的过程，损伤逐渐加重，并广泛损及人体络脉，使得病变广泛，引起机体全身性反应，外来毒邪留而不去，引发机体进一步失控的损伤，瘀毒损络不能及时得到终止和清除，毒邪进一步瘀滞而阻于络脉，大量内生毒邪蓄积，甚至导致全身凝血功能障碍、循环功能障碍、呼吸窘迫综合征、肾功能损伤、肝功能损伤等"多脏器功能障碍及衰竭"的危重症，故即使在出现正气欲脱的休克期时，患者体内瘀毒伤络、阻络的病理过程依然存在。由于脓毒症正虚而邪盛，毒邪可由表浅之阳络迅速深入阴络，成为主要的病变位置。络病具有易滞易瘀、易入难出、易积成形的特点。在多器官功能障碍综合征发病过程中，毒邪侵袭络脉，由于病位深，正虚邪恋，病邪盘踞脏腑之络，疾病缠绵难愈，如叶天士说"经年累月，外邪留著，气血皆伤……其化为败瘀凝痰，混处经络……多年气衰，延至废弃沉疴"，吴鞠通则称其"久而不散"，张聿清更明确指出"经者为经，横者为络，邪既入络，易入难出势不能脱然无累"，诸家所言道出了邪入阴络，化为败瘀凝痰混处络道，病邪易入难出，胶痼难愈的病机特点，这正是多器官功能障碍综合征病程变化特点的根本原因：即该病一旦发病，病情就会急遽加重，播散到多器官多系统，而疾病恢复过程则相对缓慢，而且常出现脏器功能难以恢复的后遗症。这是由于毒邪深入络脉的特殊病位所决定的。因此，在脓毒症的恢复期，瘀毒阻络病机也依然不容忽视。

综上所述，可见瘀毒伤络、阻络病机贯穿于脓毒症的整个病变过程，始动阶段瘀毒伤络为主，产生内生毒邪，从而导致内外毒邪合而为用，进一步伤络损络，毒邪留而不去，则为阻络。同时由于络脉广泛分布于机体，而使这种内外毒邪的致病范围广泛波及人体，导致全身的反应和多脏器的损伤。

二、解毒、排毒、通络应贯穿于脓毒症治疗始终

瘀毒伤络损络病机可以说在空间和时间上均广泛存在于脓毒症的发病过程中，空间为其病位广泛涉及全身各个脏器和系统，时间为其贯穿于脓毒症发病的始末。

《内经》提出"通则不痛，痛则不通"的理论，姜良铎教授进一步引申提出"通则不病，病则不通"的管道学说，认为人体在正常生理情况下有一套动态的、立体的、完善的排毒系统。这套排毒系统主要由脏腑、排毒管道和气血组成。其中脏腑器官本身的功能完善和彼此之间的功能协调，是产生内生之毒和排出内存之毒的物质基础之一，即脏腑功能之一是排出毒素。如脾胃系统，既是人体气血生化之源，又通过脾升胃降推动肠腑将糟粕之毒排出体外。排毒管道包括五官九窍、腠理毛孔、经络血脉等体内所有管道系统。在管道通畅时，内生之毒可以通过自身的排毒系统将体内之毒排出体外，不致使毒存体内损害脏腑器官。只有当毒过强过盛或排毒系统功能发生紊乱时，管道欠通畅或不通畅，毒才会留而不去导致疾病的发生。而在脓毒症的发病过程中，既有外来毒邪，又有内生毒邪，外来毒邪损伤机体产生内生毒邪，内外毒邪又共同损伤络脉，使内生毒邪不断产生和积聚，毒损络脉，而络脉广泛分布于人体的脏腑组织器官，病位深在而广泛，毒邪导致机体气血功能紊乱，从而使机体正常的排毒系统受损。因此在脓毒症的治疗过程中要时刻注重解毒、排毒、通络以顾护和修复人体的排毒管道。

脓毒症的病情是动态发展变化的，严重者病情凶险，变化急剧，迅速出现脓毒症休克和多脏器功能障碍。因此在解毒、排毒、通络治疗原则指导下，要针对具体病情采取不同的治疗方法。脓毒症早期以高热为主症时，此期病邪在表，治疗重在早期，"其在表者汗而发之"，当顺势利导，解毒排毒。其病位在三阳、营血，病机为邪热内闭，气机郁滞，基本治法应突出"和、解、清、透"，基本方剂为柴胡剂合麻黄剂。病情轻者小柴胡汤合麻黄汤加青蒿；病情重内热郁甚，腹胀便秘者应用大柴胡汤合麻杏石甘汤加青蒿；血小板进行性下降出现早期凝血功

能紊乱者，为热入营血，当合用犀角地黄汤。凝血功能紊乱期，若表现为气虚阳脱，瘀毒损络，症见喘急、冷汗淋漓，四肢不温或厥冷，出血，或神昏，或发热，脉微欲绝，舌淡苔白水滑，则要益气回阳，活血通络，可选用参附汤加当归、红花；若表现为气虚阴脱，瘀血损络，症见身热骤降或高热不解，烦躁不安，颧红、神疲气短，汗出，口干不欲饮，舌质红少苔，脉细数无力，则要益气养阴固脱，活血通络，选用生脉散加丹参、当归、红花。对于休克期气虚阳脱阴竭证，症见身热骤降或高热不解，烦躁不安，喘急，冷汗淋漓，四肢不温或厥冷，或颧红，或出血，或神昏，舌质红苔白，或少苔而润，脉细数无力，则要益气回阳固脱，活血通络，用参附汤合生脉散加红花。同时在脓毒症的各个阶段，可根据情况选用中药注射液，如气阴虚、脱者选用生脉注射液；气阳虚、脱者选用参附注射液；而在脓毒症的整个病程中都有瘀毒伤络阻络的病机存在，可选用血必净注射液活血化瘀通络。

（原载于《中国中医药现代远程教育》2010年第8卷第17期）

基于四个环节，辨证论治，降低脓毒症病死率

一、脓毒症发热治疗应顺势利导

发热是脓毒症最为常见的症候，临床发生率100％，也是临床医生最关心的问题。在合理使用抗生素的基础上，运用中医辨证论治的方法进行治疗，可有效提高疗效。中医学诊治发热性疾病方面经验丰富，如汉代医家张仲景治疗伤寒的六经辨证，清代医家叶天士治疗温病的卫气营血辨证，金元医家李东垣基于内伤理论治疗内伤发热的益气升阳法等。细考脓毒症的发病特点其发热应归属于"外感发热"的范畴，非"内伤发热"之属。因此，应在六经营血辨证中求证，病位在三阳、营血，病机为邪热内闭，气机郁滞，基本治法应突出"和、解、清、透"，基本方剂：柴胡剂合麻黄剂，病情轻者小柴胡汤合麻黄汤加青蒿；病情重内热郁甚，腹胀便秘者应用大柴胡汤合麻杏石甘汤加青蒿；血小板进行性下降出现早期凝血功能紊乱者，为热入营血，当合用犀角地黄汤。青蒿清代医家陈士铎认为"泻火热，又不耗伤气血"。第四军医大学周红教授通过大量的研究显示青蒿素具有良好的拮抗炎症介质等作用，是治疗脓毒症的有效药物。青蒿具有"和、解、清、透"的独特药性，对于脓毒症发热具有良效，复方汤剂的使用中青蒿必须大剂量，一般在30g以上方可取效。此期病在表，治疗重在早期，"其在表者汗而发之"，顺势利导，方可取效。

二、脓毒症凝血功能紊乱治疗当调理气血

研究表明，凝血功能紊乱是脓毒症重要的病理机制之一，早期临床可表现为

血小板进行性降低等，进而出现 DIC，病情危重者可伴有休克等，是严重脓毒症的关键所在，中医学认为病机归属于"血瘀证"。脓毒症的病机主要是热毒内盛，气机紊乱，进而形成瘀毒互结阻络，耗气、伤阴、损阳，导致了"虚实夹杂"的复杂病机，但"瘀毒互结阻络"导致的"气血功能失调"是脓毒症凝血功能紊乱阶段的主要病机，因此，调理气血是治疗的关键，遵循"气为血之帅，血为气之母"的基本原则，病之轻者多为瘀毒互结证，以理气活血解毒法治之，方取清朝医家王清任的血府逐瘀汤，或静脉用血必净注射液，三至五天可取效；病情重者，出现了中医学的"脱证"，即临床表现为"汗出，四末不温，血压不稳有下降趋势，脉微欲绝"的少阴病，此时当益气固脱为要，兼用活血解毒之法，方用生脉散和参附汤加三七、当归、红花、大黄；也可静脉用生脉注射液 100mL、参附注射液 100mL 持续静脉泵入、日 1 次，血必净注射液 100mL 静脉泵入、日 2 次。可以有效地防止 DIC 进入纤溶出血阶段，此阶段关键是早期干预，依据病机之虚实理气调血为先。

三、脓毒症急性肺损伤要肺肠同治

"肺"是严重脓毒症的首要损伤的脏器，表现为：早期的急性肺损伤和晚期的急性呼吸窘迫综合征，脏器支持治疗的关键是机械通气，但从本质上讲机械通气只能起到器官支持，为其他方面的治疗提供时机。经过多年临床实践，我们认为中医药在治疗本病的急性肺损伤时期可发挥重要的作用。根据急性肺损伤的临床特征：病人初期出现呼吸急促，进而或机械通气后患者多出现腹胀便秘等胃肠功能障碍之象，从而进一步加重肺损伤，发展为急性呼吸窘迫综合征，甚至导致治疗的失败。中医辨证其病机应为："瘀毒互结损络伤肺，进而下传大肠，传导失司，肺肠同病"，依据中医学"肺与大肠相表里"的基本原理，肺肠同治，方取清代温病名家吴鞠通的宣白承气汤加丹参、赤芍、三七等活血解毒通络之品，方中要重用生大黄通腑泻浊，实践证明：中医药的治疗不仅可以有效地治疗本病的急性肺损伤，还可以防止进一步发展为急性呼吸窘迫综合征。

四、多器官功能障碍综合征治疗须扶正固脱

脓毒症最终的结局就是多器官功能障碍综合征、多器官功能衰竭，是脓毒症死亡的主要原因，因此，防治多器官功能障碍综合征是降低脓毒症病死率的关键环节。西医先进的器官功能支持并没有使病死率降低，但这些技术的使用，也为中医治疗本病起到了关键的支持作用。脓毒症一旦进入多器官功能障碍阶段，其临床特征符合"太阳病坏证、三阴病"的特征，其病属"正气欲脱"之"厥脱证"，此时，急当救逆扶正固脱。病现"脱"象见：高热突降，四末不温，汗出较多，或现血压不稳，或血小板有下降之势，可用独参汤，当用红参，量不拘多少，但不能少于30g，浓煎频服。笔者曾经成功救治一脓毒症出现急性呼吸窘迫综合征、急性肾功能障碍、DIC 纤溶期、休克等的患者，在 24 小时之内红参250g浓煎频频鼻饲，五天之后病情稳定。临床上独参汤不是没有效，关键是量和时机的掌握。当病情出现阳虚不固，气化功能不利"阳损"之象见：大汗出，尿少，四末冰冷，神识恍惚，急当回阳救逆，方用参附汤为主。尿少急性肾功能障碍者，可用制附片、生大黄、煅龙牡、地榆炭等浓煎，直肠点滴，可有效地防治急性肾功能障碍。总之，此期的治疗应以"救逆扶正固脱"为核心，保护器官功能，最终达到降低病死率的目的。两年来我们在中医基本理论指导下，遵循整体观、衡动观，以六经营血为辨证体系，基于四个环节，辨证论治救治严重脓毒症 96 例，病死率为 19.18％，充分显示了中医药治疗脓毒症的优势和潜力。目前我们已经形成了一套较为系统完整的综合救治脓毒症的方案，下一步的多中心，随机盲发对照的临床研究正在进一步的研究中，希望三年后的研究结果可逐步奠定中医药在降低脓毒症病死率中的地位。

（原载于《2008 年全国中西医结合危重病、急救医学学术会议学术论文集》）

中西医对休克的认识及治疗策略进展研究

休克是危重病急救医学领域中的一个重要课题，临床医师的临床实践都是一个学习休克、治疗休克、再认识休克的过程。1773 年法国医师 Le Dren 采用"休克"的名称描述了枪伤患者的表现，首次将休克的命名用于临床。Moore 等人的"沼泽和溪流"学说为休克的理论形成奠定了基础，从微循环水平探讨休克的机制，发展到今天从休克与 MODS 的关系，以及从分子水平研究休克，人们认识休克走过了一个漫长的道路。近年来氧输送理论的引入导致临床上休克的有关概念得到更新，然而休克仍然是临床上死亡率很高的危重病。

中医学已经有三千多年的历史了，在休克的诊治方面积累了丰富的经验，但对其认识，只是散见于各种医籍之中，未有专章论述，同时也无休克之名。随着现代危重病医学休克学说在理论上的飞速发展，中医、中西医结合危重病急救医学学术地位在 20 世纪 80 年代以来日益受到重视，对休克的研究也日益深入。对休克的研究主要集中在理论认识、临床研究及实验研究方面，尤其强调如何正确寻找中医药在本病治疗方面的切入点，达到提高临床疗效、降低死亡率的目的。

一、中医学对休克的认识概论

中医学虽然没有"休克"病名的记载，但大量的古今文献显示了中医学对本病有丰富的论述，积累了丰富的临床经验。在中医学发展的不同时期，不同的学者根据临床表现具有不同的命名，与"厥证""脱证""闭证"等密切相关，下面从四个方面概述中医学对"休克"的认识，这对运用中医药治疗休克具有重要的指导意义。

1. 休克与"厥证"

厥,在中医古籍中见之甚广,早在两千多年前汉代成书的《黄帝内经》中即有《厥论》:"黄帝问曰:厥之寒热者何也?岐伯对曰:阳气衰于下,则为寒厥,阴气衰于下,则为热厥。"指凡突然昏倒、不省人事(昏厥)或四肢冰冷(肢厥)之症,无论外感或内伤,虚证或实证,闭证或脱证,暂作(如疼痛发作性昏厥)或持久(如重度休克)等,统名之曰"厥"。其临床表现相当复杂,大体可分为三类:一是指暴不知人,猝然昏倒,如《素问·厥论》说"厥可令人腹满,或令人暴不知人";二是指手足逆冷,如《灵枢·五乱》指出人体气机"乱于臂胫,则为四厥,乱于头,则为厥逆,头重眩仆",发为四肢逆冷;三是指六经形证,如《素问·厥论》叙述的太阳、阳明、少阳、太阴、少阴、厥阴之厥等。这三类厥证,前两类沿用至今,第三类已罕用。仲景在《伤寒论》少阴篇和厥阴篇中,重点阐发了《内经》关于寒厥和热厥的理论和治法。

至宋代及金元时代,诸医家继承《内经》及仲景学术观点各异,因而所论不一,丰富了厥证的内容。

明清以来,对厥证的认识趋向完善与系统。首先明确区分外感发厥与内伤杂病厥证。如李梴说"凡外感发厥者,宜解散药中加姜汁"(《医学入门·外感寒暑》),"内伤痰火发厥,脉弦滑者,二陈汤加竹沥,夹寒加生附子,夹火节加芩连、山栀、竹沥,肥人加人参、姜汁"(《医学入门·内伤七情》)。其次,总结了明代以前对厥证的认识,使之更加系统化。如在《景岳全书·厥逆》中以虚实论治,指出"气厥之证有二,以气虚气实皆能厥也"。对于其他诸证型,也以理法方药一脉贯通。

随着温病学说的兴起,营、血分之表现如神昏谵语、昏不知人或血瘀发斑、手足厥冷、神情疲惫、烦躁不安等,与休克的症情相似,而对于这种症情的诊治、理法方药的完备,极大地丰富了厥证的内容。

由上可见,厥的种类繁多,分类不一。凡六淫邪毒、疫毒、内伤情志所致之肢厥或猝然不省人事诸症,暴饮暴食所致的酒厥、食厥,剧痛惊恐所致痰气闭阻气机逆乱之厥,失血失津亡津液致阴阳相离亡阴亡阳之厥,久病虚衰气阴两伤阴阳离决之厥等，无不包罗其中。同为厥证，其虚、实、轻、重大异。由此可见，古"厥证"名之泛。这同时给临床带来了混乱。

近年来有学者就休克与厥的关系，从中医理论角度做了一些整理和界定，认为休克属厥证范围，多为脱证，故名之"厥脱"，用以与其他非休克之厥证鉴别。但是，除少数重度休克者外，一般休克患者神志尚清，仅淡漠、烦躁或恍惚，深度昏迷（即"昏不知人"）者较少，故临床所见休克并非都"不省人事"。此外，除重度过敏性休克（如严重的青霉素过敏）外，一般均有一个渐进的过程，并非都是"突然昏倒"。因此，可以认为只有休克重症与部分厥证相关，而部分休克则与厥证无关。

2. 休克与"脱证"

中医学认为"脱证"的临床特点是：汗出如油，口张目合，手撒尿遗，四肢厥冷，脉象微细欲绝等，多由阴阳气血津液严重耗损，以致病情突变，从而出现阴阳离决的危笃证候。《内经》称之为"脱"，如《灵枢·厥气》曰"精脱者，耳聋；气脱者，目不明；津脱者，腠理开，汗大泄；血脱者，色白，夭然不泽，其脉空虚"。《难经》认为"脱"是亡阴、亡阳之变，以阴阳分类的，如《难经·二十难》曰"脱阳者，见鬼；脱阴者，目盲"。把阳气暴脱而出现幻觉幻视、神志异常、喃喃私语或大汗淋漓等症，称"脱阳"，比之为"见鬼"；把阴精过度耗损而出现失明等症，称"脱阴"，比之为"目盲"。清代名医林佩琴的《类证治裁》认为"脱"是由于阳气浮越或阴血下脱所致，将之分为上脱、下脱、上下俱脱运用于临床；《医宗必读》认为五脏气绝而变生脱证，以五脏分类有心绝、脾绝、肝绝、肾绝、肺绝。由此可见，脱证的产生有久病元气虚弱，精气消耗，阴不涵阳，阳气浮越，发为脱证；有热病伤阴，或各种大出血，津液大伤，阳气无所依而骤然发为脱证；有各种急重病证，如重型呕吐、泄泻及汗下太过伤正等也可变生脱证。

无论何种原因引起的休克，从中医临床角度看，都有正气（包括气、血、阴、阳）大亏，甚至脱象，如神萎、少气、汗出、脉微欲绝等。因此，可以认为休克的中医学病理基础是虚证。如一过性低血压休克虽无脱象，但虚还是存在的，如血压下降的瞬间，患者感到心慌难受，感染性高热者可有体温下降，伴汗出、异常口干等气阴双亏之象，只不过程度较轻而已。依据临床所见可以发现，休克发生后，如不能得到正确、及时的治疗，其最后表现大多为脱证。因此，可以认为休克与脱证密切相关。但是，休克又不尽是脱证，尤其是感染性休克，早期多见邪毒内盛之候，若一味固脱，邪终不去，毒邪伤正，脱终难固。

3. 休克与"闭证"

休克的发病过程中出现的高热神昏、牙关紧闭、二便闭结等，从中医学的观念来看，归属于"闭证"的范畴，皆因为邪毒伤正，正气大亏而无力抗邪，而使邪毒步步深入内陷，导致人体气机的升降出入逆乱，脏腑功能为之闭塞，最终形成闭证。引起休克的原因很多，除风、寒、暑、湿、燥、火等六淫之邪外，更有内生的痰、瘀、毒邪，而邪毒盛实，在休克时的病理过程中则多表现为闭证。临床上，尽管轻度休克（甚至中、重度）仅表现为邪毒盛实，未见典型的闭证，但随着正气受损程度的加重，邪毒内闭之势趋于明显，它可以聚结于人体的各个层次，如热闭心包、热结胃肠、痰蒙心窍、湿闭三焦等。

有学者在现代医学研究的基础上提出邪毒郁闭气机的三个层次分别是整体气机郁闭、脏腑气机郁闭和细胞气机郁闭。而传统所谓的热闭心包、痰蒙心窍等以神昏谵语为标志的闭证，实为脑的病变，而非休克的临床变化，因为在休克的全过程中，其实始终存在气机郁闭的病理现象，只是其郁闭的程度随着病情的加重有一个量变到质变的过程而已。

4. 休克与"内闭外脱"

内闭外脱是中医学十分常见的病机之一，休克时，闭与脱的病机常相并存，且互为因果，形成恶性循环，极难救治，中医名之为"内闭外脱证"。即正气不足，有向外脱亡之象，同时邪毒大盛，又有内闭心窍之证，尤其是气机郁滞令血行瘀滞，亦即西医所谓循环障碍，最终导致"瘀毒内闭"的证候，这种情况十分常见，甚至可以说是必然结果。中医学中早有类似记载，如"热毒伤血，血液黏滞"、"热极血凝，而瘀血不流"等，突出了感染性疾病（热病）邪气郁闭气机，而导致"瘀毒内闭"的病机，因此，感染性休克的晚期大多为内闭外脱证。

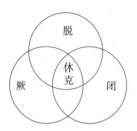

综上所述，休克显然与中医学的厥证、脱证、闭证的概念紧密相关，休克的中医学概念，就目前认识水平，似可归纳为："休克是外感、内伤等多种疾病导致的危急重状态，是指正气大虚或邪毒大盛，正气欲脱或已脱，邪毒将闭或已闭，气机逆乱的临床急危重症。"

图1 休克与厥、闭、脱关系

二、中医学对休克治疗的进展

中医学对休克的治疗目前主要体现在两大方面，即辨证论治与单方单法对休克临床治疗的研究。

1. 辨证论治

辨证论治是中医学诊治疾病的主要方法，也是中医治疗学的"灵魂"所在，开展休克的辨证论治研究是进行休克治疗的根本方法之一。笔者根据古今学者们的研究结果，结合我们十多年来的临床经验，将休克的"辨证论治"归纳为"四证四法"，灵活运用于临床，取得了较好的效果。

（1）气虚阳脱证

治法：益气回阳固脱

方药：参附汤或四逆汤

红参13 ~ 30g，制附片15 ~ 60g^{（先煎）}，干姜10 ~ 20g，炙甘草10g，白术10 ~ 20g，生龙牡各30g^{（先煎）}。水煎，日服1 ~ 2剂。

服法：口服或鼻饲给药，日3 ~ 4次。

加减：若并见气虚阴脱证加山萸肉30 ~ 60g，五味子10g；若兼见瘀血内阻证加桃仁10g，红花10g。

（2）气虚阴脱证

治法：益气救阴固脱

方药：生脉饮加减

西洋参 10 ~ 15g 或大力参 10g，麦冬 15 ~ 30g，五味子 10g，山茱肉 30 ~ 60g。水煎，日服 1 ~ 2 剂。

服法：口服或鼻饲给药，日 3 ~ 4 次。

加减：若并见气虚阳脱证加制附片 10 ~ 30g$^{（先煎）}$，干姜 10 ~ 15g；兼见邪毒内陷证加水牛角 30 ~ 120g$^{（先煎）}$，生石膏 60 ~ 150g$^{（先煎）}$，知母 15g；兼见瘀血内阻证加桃仁 10g，红花 10g，丹皮 15g，赤芍 15g。

（3）热毒内陷证

治法：清热解毒，醒神开窍

方药：白虎汤加减

生石膏 60 ~ 200g$^{（先煎）}$，知母 15g，水牛角片 30 ~ 120g$^{（先煎）}$，冰片 0.3g$^{（冲）}$，生大黄 10g$^{（后下）}$，丹皮 10g。水煎，日服 1 ~ 2 剂。

服法：口服或鼻饲给药，日 3 ~ 6 次。

加减：若兼见气虚阳脱证加西洋参 10g$^{（先煎）}$，制附片 10g，干姜 10g；若兼见气虚阴脱证加生地黄 30g，鲜石斛 60g，山茱肉 30g；兼见瘀血内阻证加水蛭 10g，赤芍 15g。

（4）瘀血内阻证

治法：活血化瘀，调畅气机

方药：四逆散或血府逐瘀汤加减

柴胡 10g，枳实 15g，青皮 15g，赤芍 15g，川芎 10g，制大黄 15g，三七粉 1.5g$^{（冲）}$。水煎，日服 1 ~ 2 剂。

服法：口服或鼻饲给药，日 3 ~ 6 次。

中药无论内服或鼻饲，在病情危重时期，都不必拘泥于每天 3 ~ 4 次的给药方式，可频频服用，以保证治疗的效果。

2. 单方单法的研究

近年来单方单法对休克的研究尤其突出，不仅决定其在治疗方面具有十分好的临床疗效，更重要的是研究更加突出重点，强化了中医学辨证论治的虚实观，也更加强调了治疗学的扶正祛邪法，便于临床医师接受。比较有代表性的如以生脉注射液为代表的益气养阴固脱法，以牛珀至宝丹为代表的解毒活血开窍法。

（1）益气养阴固脱法

本法的代表药物是生脉注射液，该药是传统的中药制剂生脉散的新剂型，临床用于各类休克取得了明显的临床疗效。李晓春等报道用生脉注射液抢救失血性休克34例，用药后4～6小时血压回升，呼吸平稳，肢暖安静，32例有效，2例死亡，总有效率91.1％。其具体用法为：将生脉注射液20～30mL加入20～30mL液体，静脉推注，30分钟至1小时可重复一次，直到休克纠正，可连续重复4～5次。药理学研究证明：生脉注射液具有保护缺氧状态下心肌细胞，改善冠状动脉供血；改善微循环，降低血液黏度；兴奋垂体－肾上腺皮质功能；促进机体网状内皮系统功能，提高机体自稳能力等作用。吴春江等运用参麦注射液治疗心源性休克30例，总有效率为90％。研究认为参麦注射液能强心升压，增强心肌收缩力，提高心脏泵血功能，改善休克所致的血流动力学的紊乱。本法临床上主要用于心源性休克、感染性休克的中晚期等，但要以"大汗出，脉细数或脉微欲绝"为主要临床证候。

（2）益气回阳固脱法

根据中医学理论，休克同阳气暴脱相关，因此，"益气回阳固脱法"是救治休克研究的重要治法之一，如赵宏巨等研究报道参附注射液可以明显改善微循环，改善低血压状态，尤其是对使用西药抗休克治疗而血压始终得不到改善者，能较好地维持血压，纠正休克。同时也具有增强心脏功能、调整心率等作用。周学平等研究证明，回阳复脉注射液（红参、附子、枳实、桃仁等）对休克具有防治作用，试验研究表明：回阳复脉注射液有抗氧化、抗自由基，抑制脂质过氧化物生成，稳定生物膜的作用，减轻了细胞结构在休克过程中的损伤，保护细胞功能，从而避免或减轻重要脏器的损害，有利于器官功能的恢复，使休克得以纠正。陶虹等研究报道：心脉灵注射液（附子、干姜等）能够改善内毒素休克所致的低血压及脑水肿，保护海马CA1区神经元，增强海马组织NOS活性，起到抗内毒素休克的作用。

（3）解毒活血开闭法

本法是中医药治疗休克的重要治法之一，尤其是对感染性休克的治疗更加突出了本法的重要意义。如彭仁才等研究了牛珀至宝丹对失血性休克和内毒素性休克的影响，结果表明牛珀至宝丹对内毒素性休克具有稳定血压和升高血压的作用，但对失血性休克无明显升血压的作用，说明牛珀至宝丹抗休克的作用是通过解毒活血开闭，而不是扶正固脱。研究进一步表明牛珀至宝丹能够明显抑制TNF-α 的释放，抑制 ALT、AST 的活性，同时有较显著的改善微循环，清除氧自由基，稳定血压，保护肺、肝组织和抗内毒素所致的溶酶体、线粒体损伤等作用。

无论是辨证论治的研究，或者单方单法的研究，都突出了中医学的特点，只是因为病因不同，研究的时期不一，才出现了各种不同的方法。休克是一个综合征，其病理是动态发展的，以上各法也是针对不同时期的方法，不能千篇一律、死守一方一法，当灵活运用。如感染性休克早期突出的是实热内闭，而随着病情的发展和演变，逐步出现正气损伤的病理状态，晚期将会出现阴竭阳脱的严重病理变化。

三、西医治疗进展

1. 一般治疗

（1）畅通气道

休克时肺属最易受害的器官，休克伴有呼吸衰竭、ARDS 者死亡率较高，故应迅速保持呼吸道通畅，必要时采用气管插管或切开以机械辅助呼吸供氧及加强呼吸功能监护。在急性肺损伤（ALI）时往往通过有效供氧有可能纠正动脉氧分压降低状态。血中乳酸含量的监测可提示供氧是否合适或有效。

（2）早期容量复苏

休克的早期容量复苏、恢复组织灌注是抢救休克成功的关键，目前越来越受到重视，补液量、速度最好以血流动力学监测指标作指导。当 CVP 超过 1.78kPa

（12cmH$_2$O）时，应警惕肺水肿的发生。关于补液用晶体还是胶体，按休克类型和临床表现而有所不同。血细胞比容低宜补全血，血液浓缩宜补等渗晶体液，血液稀释宜补胶体。液体复苏以 CVP 和动脉压为指导（见表 1）。

表 1　休克早期表现及处理

CVP	动脉压	原因	处理
低	低	血容量不足	快速补液扩容
低	正常	血容量轻度不足	适当补液扩容
高	正常	容量血管收缩，肺循环阻力大	强心，纠正酸中毒，给氧，利尿
正常	低	容量血管收缩，血容量不足或心排出量降低	输 100 ~ 200mL，中心静脉压不变或正常、下降，可增加补液量；如立即升高 0.3 ~ 0.5kPa（3 ~ 5cmH$_2$O），说明容量足，必要时强心处理

（3）血管活性药物

血管活性药物的使用原则是在积极的早期容量复苏后，低血压状态仍没有恢复，首选药物是多巴胺（5 ~ 20μg/kg·min），感染性休克首选去甲肾上腺素。如果低血压状态已经影响到重要脏器的供血，生命体征严重异常时，应该在积极应用升血压药物的同时，积极地使用液体复苏。对于难治性休克患者，推荐使用血管加压素，0.01 ~ 0.014IU/min。

（4）糖皮质激素

有抗休克、抗毒素、抗炎症反应、抗过敏、扩血管、稳定细胞膜、抑制炎性介质等作用，各类休克救治中都可应用。尤其对于感染性休克，选用氢化可的松，每天的剂量不能超过 300mg，连续使用 7 天。

（5）酸中毒纠正

代谢性酸中毒主要是乳酸性酸中毒。葡萄糖在无氧代谢中，丙酮酸不能进入三羧酸循环转而接受氢形成大量乳酸，乳酸性酸中毒表明组织缺氧。代谢性酸中毒会影响心脏功能，易发生室颤，增加肺、肾血管的阻力，血红蛋白解离曲线右移，红细胞带氧能力下降。治疗原则是"宁酸勿碱"，动脉血 pH ≥ 7.15 时，不主张补充碱性药物。

（6）血液制品的使用

输注红细胞悬液的标准是患者的血红蛋白小于7g/dL，红细胞比积小于30%。血红蛋白维持在 7 ~ 9g/dL 较为适宜，血小板计数小于 5 千，无论有无出血均要输注血小板；血小板计数大于 3 万，没有明显出血倾向者，可不输注血小板；手术或有创伤治疗者血小板计数必须大于 5 万。

（7）防止静脉血栓

静脉血栓形成是休克的主要并发症，因此要加强预防，药物方面如患者没有禁忌证，则主要选用普通肝素或低分子肝素，也可用物理的方法如弹力袜、足底泵等。

2. 病因治疗

（1）低血容量休克

治疗的关键是早期的容量复苏，尤其对于创伤性休克。

容量复苏液体的选择：

①晶体溶液：最常用的是乳酸钠林格液（含钠 130mmol/L，乳酸 28mmol/L），钠和碳酸氢根的浓度与细胞外液几乎相同。

补充血容量需考虑 3 个量，即失血量、扩张血管内和容积、丢失的功能性细胞外液。后者必须依靠晶体纠正。休克发生后，细胞外液不仅向血管内转移，以补充容量的丢失，而且由于细胞膜通透性增加或膜电位降低，使钠泵功能降低，细胞外液大量向细胞内转移。由于细胞外液是毛细血管和细胞间运送氧和营养的媒介，所以补充功能性细胞外液是保持细胞功能的重要措施。胶体只能保留在血管内而无法到达组织间。相反，晶体输入 2 小时内，80% 可漏滤到血管外，因而达到补充组织间液的作用，从而增加存活率和减少并发症。生理盐水能补充功能钠，但含氯过多可引起酸中毒。创伤性休克患者血糖升高，不宜过多补糖，注意血糖监测。

②胶体溶液：常用的有羟乙基淀粉（706 代血浆）、右旋糖酐 70、全血、血浆等。胶体溶液可使组织间液回收血管内，循环量增加 1 ~ 2 倍。但胶体制

剂在血管内只能维持数小时，同时用量过大可使组织液过量丢失，且可发生出血倾向，常因血管通透性增加而引起组织水肿，故胶体输入量一般勿超过1500 ~ 2000mL。中度和重度休克者应输一部分全血。低分子右旋糖酐更易引起出血倾向，宜慎用。

③高渗溶液：最近研究认为它能迅速扩容改善微循环。最佳效果为7.5%盐水，输入4mL/kg，10分钟后即可使血压回升，并能维持30分钟。实验证明它不影响肺功能，不采用快速推入则不致增高颅内压。仅用1/10量即可扩容，因此有利于现场抢救。更适于大量补液有困难的患者。缺点为该药刺激组织造成坏死，且可导致血栓形成，用量过大可使细胞脱水发生神志障碍，偶可出现支气管痉挛，因此只适用于大静脉输液，且速度不宜过快。安全量为4mL/kg，对继续出血者可因血压回升而加重出血，应予警惕。

液体复苏的量及速度：

①补液的量：常为失血量的2 ~ 4倍，不能失多少补多少。晶体与胶体比例为3∶1。中度休克宜输全血600 ~ 800mL；当血球比积低于0.25或血红蛋白<60g/L时应补充全血，因为一般血球比积为0.3时尚能完成红细胞的携氧功能。输血量还应根据当时血源的条件，有条件时，也可用全血而不用或少用胶体制剂。

②补液速度：原则是先快后慢，第一个半小时输入平衡液1500mL，右旋糖酐500mL，如休克缓解可减慢输液速度；如血压不回升可再快速输注平衡液1000mL；如仍无反应，可输全血600 ~ 800mL，或用7.5%盐水250mL，其余液体可在6 ~ 8小时内输入。输液的速度和量必须依临床检测结果及时调整。

（2）感染性休克

感染性休克的治疗关键是抗感染，故抗生素选择是治疗休克的重要环节。

①抗生素的使用要遵循"降阶梯"的原则，即经验性适当抗生素的选择原则，抗生素要早期使用，一旦诊断明确，在1小时内要使用抗生素。

②病原体的诊断非常重要：在使用抗生素之前，要有足够的条件，应查找病原体，并进行药物敏感性试验，为进一步选择窄谱抗生素提供有利的条件。

③感染灶的治疗：有明确的感染灶如腹腔脓肿等，要积极处理感染灶，这也

是治疗感染性休克的重要内容。

④纠正低氧血症：感染性休克必然产生低氧血症，随着组织细胞缺氧，继而引起一系列细胞代谢障碍。在一般给氧未能取得明显效果时，应尽早行机械辅助呼吸，调整呼吸机各项参数，及时纠正低氧血症。为了保证供氧，最近提出"允许性高碳酸血症"概念，临床很实用，一般使二氧化碳分压在 70mmHg 以下较安全，可相对提高氧分压。

⑤补充能量，注意营养支持：临床救治上常重视抗感染、抗休克而忽视营养和能量的补充，故要求每日热卡不低于 8372J（2000cal），这是临床一难题。为此，一方面行静脉补充 ATP、1.6 二磷酸果糖（FDP）、氨基酸和葡萄糖等，同时在病情许可下尽早行胃肠营养。长链脂肪乳剂对无 ARDS、肝功尚好者可以应用，中、长链脂肪乳剂对肺、肝等影响小，在高浓度糖补充时应适当加入胰岛素，可按（3~4）：1 比例配制，能防止高血糖症。感染性休克后发生 MODS 时，更要重视各类维生素（如水乐维他等）和各种微量元素（如安达美等）补充。

⑥莨菪类碱：能阻断 M 和 α - 受体，使血管平滑肌舒张，改善微循环和肾供血，并有钙离子拮抗作用，可用于抗感染性休克，但不利影响有可使胃肠蠕动减弱。

（3）心源性休克

①病因治疗：急性心肌梗死可采用溶栓、冠脉置支架、活血化瘀等治疗。心包压塞者及时行心包穿刺放液或切开引流，心脏肿瘤宜尽早切除，严重心律失常者应迅速予以控制。

②控制补液量，注意补液速度：鉴于心功不全，肺脏受损，故成人每日液量应控制在 1500mL 左右，当输胶体或盐水时速度宜慢，如中心静脉压（CVP）≤ 0.98kPa（10cmH$_2$O）或肺小动脉楔嵌压（PAWP）≤ 1.16kPa（12mmHg）时输液速度可略快，一旦 CVP 和 PAWP 明显上升则需严格控制输液速度，否则会出现心力衰竭肺水肿。

③强心药：对于该药对心源性休克所起的作用意见不一。在急性心肌梗死发病 24 小时以内原则不主张使用，其理由是梗死心肌已无收缩作用，未梗死部分已处极度代偿状态，强心甙应用不但不能起到应有作用，反而增加心肌耗氧量，

甚至发生心脏破裂的严重并发症。出现心力衰竭、肺水肿时亦主张小剂量、分次应用，否则易致过量中毒。目前临床趋向多用血管扩张剂和非洋地黄正性肌力药物。

④机械辅助循环：急性心肌梗死、心源性休克患者药物治疗无效时，应考虑使用机械辅助循环，以减轻左室负担及工作量，同时改善冠状动脉及其他重要器官的血压灌注。其方法有多种，包括部分心肺转流术、人工心脏、主动脉内气囊反搏术，尤其左室机械辅助装置，是为心源性休克救治开辟的另一途径。

（4）分布性休克

尤其梗阻引起的分布性休克，治疗的关键是手术治疗。

五、中西医结合休克治疗中医药切入点的研究进展

中西医结合开展休克的研究是国内众多学者热衷的研究焦点之一，充分发挥中西医之长，达到"优势互补"的目的，最终是提高休克的生存率。如何在现在西医学救治休克的基础上发挥中医药的重要作用，寻求中医药的切入点是开展中西医结合的根本途径之一，现将其总结为以下两点。

1. 感染性休克针对内毒素、炎性介质等的治疗

感染性休克是目前死亡率较高的危重症之一，是各科 ICU 主要的疾病之一，严重地威胁患者的生命。虽然抗生素的广泛应用，从某种程度上降低了死亡率，解决了发病的主要因素细菌，但在因此而造成的内毒素血症、炎性介质血症等方面尚无确切的临床疗效，由此而导致的 MODS 是重要的死亡原因之一，中医药针对这方面开展了大量的临床和基础的研究，并取得了明显的效果。如王今达教授根据多年的临床经验及理论研究，选用红花、赤芍等中药研制成的纯中药"血必净注射液"具有高效拮抗内毒素和炎性介质的作用；不仅在动物实验方面具有显著降低动物死亡率的功效，而且在初期临床实验中也取得了较好的疗效。王宝恩教授等在针对感染性休克及其引发的 MODS 治疗中，提出了"四证四法"的辨证论治方法。实热证：临床表现为高热、口干欲饮、腹胀便结、舌红苔黄、脉

洪数或细数、末梢血白细胞变化；血瘀证：临床表现为固定性压痛、出血、紫绀、舌质红绛、舌下静脉曲张，血液流变学、凝血与纤溶参数和甲襞微循环异常；腑气不通证：临床表现为腹胀、呕吐、无排便排气、肠鸣音减弱或消失、肠管扩张或积液、腹部 X 光片有液平；厥脱证：临床表现为面色苍白、四肢湿冷、大汗、尿少、脉细数或微欲绝、血压下降。并自制了相应的方药对证施治。

除此之外，笔者认为中医药在针对目前感染性疾病棘手的细菌耐药方面尚有一定的潜力。北京中医药大学东直门医院急诊科近三年来开展了一些初步的临床研究，发现中医扶正解毒活血法在此方面具有进一步研究的价值。

总之，中医药以此为介入点深入探讨和研究中西医结合价值，努力开创一个全新的学科，在世界危重病急救医学领域发挥我们独特的作用。

2. 针对抗休克药物不良反应治疗的研究

随着现代医学的突飞猛进的发展，许多抗休克治疗的药物都不同程度上显示出了临床上的不良反应，甚至是加重疾病的一个重要因素。如过去认为多巴胺是较好的抗休克的血管活性药物，目前通过大量的临床研究和实验研究发现它不仅对胃肠黏膜的缺血缺氧状态无改善作用，而且有可能加重，同时其对肾脏的保护作用也受到了质疑等。对此可以通过中医药的合理介入使用，来提高临床药效，达到用最小的剂量配合中药达到最佳效果。另外，中医药的合理使用也能够解决血管活性药物依赖性的问题，北京中医药大学东直门医院急诊科曾经针对多巴胺的依赖作用进行过临床研究，运用生脉注射液按照 0.5mL/kg·h 持续静脉泵入，在 36 小时之内基本撤离多巴胺，达到了纠正休克的目的。

总之，应针对现代医学的不足合理地引入中医药的治疗，达到两种医学均达不到的疗效，起到"优势互补"的作用。

（原载于《北京市中青年名中医学术传承与临症治验》）

基于中医疫病学理论谈新发流感的辨证论治

引　言

咱们是温病学的高级研修班，那么温病学我们在上大学的时候应该都学得非常好了。当年我当学生的时候呢，对温病学也是非常喜欢，从背诵《温病条辨》到背诵《温热论》，再到背诵《瘟疫论》，都在背这些书。感觉有很多好的东西，似乎满怀信心地学了，就可以去看病了，就可以做医生了。然而到临床以后有一种感觉，学生时代学得非常多，一到临床上呢能用的不多，感觉所学的温病理论与临床实际有一种距离。随着时间的推移，在临床中遇到的病人多了，接手治疗的也多了，对于临床渐渐有了一些想法。急诊处理的病情就是比较急一点，作为一名急诊医生，我在此谈谈疫病的治疗。

中医治疗发热性疾病的现状

咱们在临床上看病，更多的时候是基于内科学的一些思路去做。来了一个发烧的患者，比如感冒，考虑外感发热更多一些，因为这样考虑起来很简单也很容易去治。咱们用中医的发热理论一谈，老百姓也就很清楚了。这个人是一个风热，这个人是一个风寒，包括咱们科普上也天天在讲风寒、风热。有时候我在想，咱们在学校里学的温病的病名、伤寒的病名，似乎很少有人谈及，除非我们读古代的或近代的某些医案时，才可能看到风温的诊断、春温的诊断。那么这种病是不是没有了？为什么咱们在临床上很少把病人诊断为春温、暑温、风温、秋燥？我们没有这样的诊断了。到底是这个病没了，还是咱们作为医生对于这个病的诊断不清楚呢？我想，是咱们把当时学的温病学的相关理论给丢掉了。

西医呢，来了这样一个发热病人，他们先诊断是细菌是病毒，还是别的什么原因。若是病毒引起，还要再细分是哪类病毒，是流感病毒还是腺病毒还是别的什么病毒，西医诊断很清楚。到咱们中医这儿，就是大道至简，一统天下，风寒风热好像能解决所有发热问题。事实上我们用风寒风热来指导治疗，很多病不一定有效。所以人家说中医没有效，中医不会看病。年轻的医生初到临床，也用这些看病，也没有效。

这就出现了一个理论和临床如何对接的问题。我考虑这些现象产生的原因，是我们在传承温病的理论、热病的理论、伤寒的理论方面出了一些问题。我们把很多传统的病名、病机给忘掉了，只是用内科学的思路分析当今存在的一些发热性疾病，我们陷入了一个困境。

我在想，为什么张仲景的年代用六经辨证，到《瘟疫论》的时代变了，到叶天士、吴鞠通又变了，都有变化。轮到我们当今的大夫来看病，来个发烧就要看看是里证还是表证，是表证就分风寒还是风热，如果就是这么简单的话，那中医也太好学了。

我治疗疫病的一些体会

疫病的理论，咱们现在可能忘了，先说说病名诊断。这两年我跟流感打交道多一点，跟病毒打交道多一点，我隐约感觉到我们古代所说的风温、春温、秋燥、暑温，很可能就是某一个病毒或某一个病毒群的感染。不然的话，它不可能在某个季节发病特别多，实际上就是病毒不一样而产生的问题。在2010年前后，我感觉最明显的一个变化，是在2009年12月份的时候有一个流感小爆发，就是H3N2，病人的临床特点也非常清楚，来了就是发热、恶寒、浑身疼。那么咱们一看，就是一个风寒发热，风寒引起的问题。过了几天，到了2010年1月5号以后，突然发现来就诊的流感病人发生了一个变化，出现高热，一点都不怕冷，没有恶寒的表现。

因为在这以前经历过 H1N1，我感觉导致流感的病毒肯定变化了。果然，之前即 2009 年 12 月份的流感中，H3N2 这个病毒在所有流感里面占 70% 多，H1N1 仅占 2.3%。就在几天的工夫里，H1N1 的比例由 2.3% 上升到 23%，由 23% 上升到 60% 多，直至 70% 多。病种发生了变化，临床特征也变了，一个发热、身痛、恶寒，一个发热、身痛、不恶寒，前一波病人是伤寒，后一波病人是什么呢？是温病，两个不一样了。

张仲景讲伤寒和温病的区别是什么？温病就是"发热而渴不恶寒"嘛，这在太阳篇里讲得很清楚。而伤寒是什么呢，"或已发热或未发热，必恶寒体痛，呕逆，脉阴阳俱紧"嘛。这两个病，西医看都是流感，但咱们中医单纯从风寒风热来论这个病，似乎不太一样，因为它们两个确确实实从病因的角度，一个伤寒，一个温病，两个是不一样的。那么到底是春温，还是冬温，还是风温，还是秋燥？我感觉，古人给我们的病名是有深意的，可能不同的病名就对应着不同的病原微生物。H1N1、H3N2 和今年的乙型流感对比，又不一样，不是单纯的寒或温。所以温病学在明清时候，分析和分类方法那么多，我个人感觉非常有道理。

现在的部分中医大夫，在传承古人疾病病名诊断的过程中出现了问题。我们应该回头看看张仲景的《伤寒论》、吴鞠通的《温病条辨》等，看看他们是怎么处理这个问题的。我感觉，咱们对于中医基本的东西，传承得还是不够。过于简单地去看待当今的疾病，导致中医疗效的下降。治疗呢也变得非常单一，实际上中医治疗的方式方法是很丰富的，如果单一化了，想提高疗效是很困难的。

建立中医传染病专科的设想

我感觉咱们温病学、伤寒学应该跟临床结合到一块去，应该在医院有这么一个相应的专科，才能够发挥其应有的作用。咱们公认的那些伤寒大家、温病大家，在当年都是临床大家，都是在看病的。温病和伤寒可能更偏重于传染病的一些理论，所以我感觉传染病也好，温病也好，伤寒也好，可以拢到一起去，形成一个更好的专科，这是咱们目前应该思考的一个问题。

当然，在医院里面，我们设立有急诊科、感染科去做这项工作去，但是从实际情况看，大部分的工作是由传染病医院完成的，可是在传染病医院缺乏优秀的中医大夫，中医大夫想进去难度又很大，这是最麻烦的，目前普遍存在这个情况。中医院若要开设传染病这种专科，就需要政府给予很多必要的支持。我相信，从伤寒、温病入手对传染病进行研究，一定会取得更好的成果。

这两年我从急诊急救到传染病的会诊救治中，感觉还是有很多值得去做的事情。中医对于传染病的认识实际上是有很多东西值得咱们重新去理解和消化。疫病理论包括温病也包括伤寒，因为伤寒也是传染病嘛，《伤寒论》序里说得很清楚，如果不是传染病，张仲景的家人怎么会死那么快、那么多，只是这个传染病跟清朝的略有差异而已。中医几千年来的发展可以说与传染病息息相关，离开了传染病中医的发展可能没有现在这么大。张仲景的《伤寒论》实际上也是讲传染病。中医发展得最好最昌盛的时期在明清，从吴又可到叶天士再到吴鞠通，也是讲传染病。六经辨证、卫气营血辨证、三焦辨证，都是咱们中医发展中的里程碑，都是基于传染病的，传染病在中医的发展中起到了非常大的推动作用。

从 2001 年开始，传染病每年一波，前两年是甲流，今年一开始是乙流，接着是腺病毒，腺病毒多少年没有了，今年它又来了，反复向人类进攻。病毒的不断变异、反复出现实际上是为中医提供了发展的机会，可以说是中医发展的又一个春天。从明清时期到现在一百多年了，又出现了这样难得的机遇，祝愿在座的诸位早日成为当代的叶天士、吴鞠通。

寒邪所致疫病

再说 H3N2，以六经辨证，其性质是寒邪，是传染病，即寒邪导致的疫病，为什么这么理解？六经辨证的治疗里张仲景很少涉及营血分，营血分没有"寒"。有人说阳明病就是温病，但阳明病也没有涉及营血分，从六经辨证来看，寒邪所致的疫病更多的是少阳病，后期出现厥脱症。而三阴病的治疗，也是中医的优势，很多人都说是阳气虚，用附子用得很多，扶阳派这些理论，到底对还是不对，就有很多争论。

当今有很多问题是治疗引起的，是与西医西药的广泛应用密切相关的。为什么这么说呢？中医不能关门去想象，我中医如何如何，现在西医西药在咱们国家占主导位置，虽说提倡中西并重，但事实是西医独大。若要中西并重，应该是西医院有十家，中医院也要有十家，西医有多少大学，中医也要有多少大学，事实上没有。北京的三级甲等医院有66家，只有7家是中医院，这个比例有多大？如果有100家中医院和100家西医院，我们再来看中西医谁更好。政府在决策和执行时有一些分歧在这里。

还有咱们中医自身发展也存在问题。比如发热的治疗，感染性疾病，西医就是输液，用抗生素。今天上午看了一个小孩，春节后出现呕吐、咳嗽，到现在几乎天天用抗生素，结果还是咳嗽，还是反复发烧，抗生素已经用了几个月。这些治疗方法的使用会对中医的证候造成很多影响，中医不能不考虑这些因素，更不能忽视，否则病因病机的分析就会出现问题。输了那么多液干吗去了？它要么伤阳气，要么郁热了，腿肿了。西医里面经常见，现在叫做毛细血管渗漏综合征，因为输液多了伤了阳气，气化不行了。这时就该咱们考虑如何使用《内经》《伤寒论》的理论去解决了。现在温病治疗中很少出现热入营血的情况，这与西医使用抗生素有关。在我国还有个问题，就是滥用中成药，家家户户都有清开灵口服液、板蓝根冲剂、感冒冲剂等，一发烧都吃，吃得对不对不知道。抗生素使用不合理，中成药使用不合理，两个不合理加一块问题是很大的。

我们中医不能忽视西医治疗的特点，西医也不能忽视中医中药在老百姓心中的地位。中成药或者抗生素的滥用，这是当今发热性疾病、感染性疾病治疗过程中不能不考虑的问题。尤其H1N1病毒流行那年，我们看看卫生部从全国的西医院调来的1000个病例里面，都在治疗发热的同时用了中药，什么莲花清瘟、双黄连等。如果你忽略了这些中成药的作用，就会对治疗有很大影响。咱们对于伤寒的治疗要注重扶阳气，这些中成药的使用可能对病机的转变起了很大的作用。患病初期我们一定要将温病和伤寒分开，其病因可能很像，但是治疗截然不同。卫气营血就是一个由表到里的传变，六经辨证也是由表到里，病因不同，导致治疗的点不同。

内伤基础上的疫病

还有一种温病或者确切地说叫疫病，古人都谈过，李东垣《内外伤辨惑论》里谈了很多，这就是发生在内伤基础上的疫病。目前这类病很多，占的比例也很大。新中国成立前国人的平均年龄是 46 岁左右，新中国成立后逐步增加至现在的 73 岁左右，这是社会主义的一个成绩，但这些人中大都有慢性病（即内伤）。在内伤基础上的传染病的治疗是我们应该思考的问题，有糖尿病、高血压等慢性病的病人多了，当有传染病来的时候，这些病人死亡率高，尤其是老年人。前几天王辰教授在呼吸论坛大会讨论时说，目前患肺炎死亡的病人里大都是老年人。为什么呢？因为老年人大都有慢性病，内伤的问题你不能不去考虑。我们回头看看李东垣为我们留下了什么，《内外伤辨惑论》里的补中益气汤、清暑益气汤等，这些方子都是针对内伤基础上得了疫病、传染病、发热性疾病的，有时间不妨回顾一下《内外伤辨惑论》《脾胃论》等，有很多值得我们去思考和学习的内容。

夹杂湿浊之气的疫病

瘟疫夹杂浊气的，可以不寒也不温，也可以有寒又有温。夹杂湿浊的疫病，吴又可在《瘟疫论》里谈得比较多，这类疫病一旦发生，传变快，死亡也快。在早期这类疫病跟经典的温病伤寒不一样，所以吴又可针对夹杂湿浊这一特点治以达原饮。吴又可最大的发明就是达原饮和邪伏膜原理论。这类疫病如果出现邪气入里化热、伤正，其治疗仍然离不开白虎汤和承气汤。很多疫病的基础就是阳明病阶段，古人是这样来说的。阳明病就是病比较重的一个阶段，把阳明气分处理好，病人的死亡率就会下降。

我国现代著名中西医结合感染病大家 -- 北京友谊医院的王宝恩教授，主要研究肝病、重症传染病、重症感染性疾病三个领域。他对于重症感染性疾病的治疗，抓住通腑泄热这一要点，实际上就是抓住了中医所说的阳明病阶段，阳明病的问题解决了，死亡率随之下降。对于感染性疾病导致的多器官功能衰竭，抓住通腑就能降低死亡率，这是王宝恩教授的宝贵经验，也是近几年我参与他们的研究后得出的体会。王宝恩教授及其团队更多的是研究西医所说的"胃肠黏膜屏障"，这与中医所说的阳明病有很大的相关性。王教授的这些研究对咱们如何将中医经典里面的理论与现代疾病结合提供了一个借鉴。

吴又可的《瘟疫论》用的是表里传变，分为九种传变方法，这是他对于中医学的贡献。他当时觉得包括六经辨证在内的许多学说不足以解决所遇到的所有临床问题，所以深入疫区去实践、去思考，形成了一个新的传变理论，给咱们治疗疫病提供了一个新的思路。对于新发传染病我们怎么处理？首先要思考如何辨证施治，使用什么理论去指导临床。当然，温病最经典的理论还是卫气营血和三焦辨证，但吴又可的邪伏膜原和邪气九传也给我们提供了新的思维方法。

论温热之邪所致的疫病

温热邪气所致的瘟疫，起病就表现为伤阴入营血。300年前病人只能喝汤药，病重又喝不进去，很快阴液大伤，从现代西医角度来看存在着严重的脱水，然后进入DIC，出现凝血功能紊乱状态，从中医看就是卫气营血的传变。叶天士是卫气营血理论的发明者，他当时是真的都看到了，卫气营血证都在临床遇到了。20世纪60、70年代还有很多营血证，但自从有了输液，营血证少了很多，液体一输进去就麻烦了，对疾病的传变产生了很大影响。古人的经典理论我们不但要学透学好，还要结合现在的临床实际情况。现在的医学发展和医疗现状是我们不能忽视的，如果忽视了，就会使治疗产生偏颇。

当年有位记者问我，你对于李可用这么多附子如何评价？我说很简单，李老先生的治疗方法是在特定的生活环境、特定的医疗条件下形成的，这种方法治好了很多人。在贫困偏僻的山区没什么先进的治疗手段和方法，只有靠这种方法来尽可能挽救病人的生命。如果要将李老先生的经验推广普及，我认为是需要斟酌的。对一个事物的认识，我们一定要充分考虑当时的环境及其他相关因素，而不是说拿来就用，这样才妥当。前几天我看赵绍琴老的一本书，他把卫气营血应用于很多内科病的治疗，比如慢性肾炎，赵老在治疗中常提到热入营血，但这个

"热入营血"跟急性传染性疾病的热入营血不一样，一定要把既定原理结合当时的环境和患病群体去使用，否则就会出现一些问题。

我认为吴鞠通对于阳明病、中焦病的治疗是高过张仲景的。张仲景治疗阳明病有大承气汤、小承气汤、调胃承气汤、厚朴三物汤，在此基础上吴鞠通有宣白承气汤、增液承气汤、导赤承气汤、牛黄承气汤等，使得阳明病的治疗方法更加丰富。王宝恩教授是西医出身，他用厚朴三物汤治愈了很多病人，他觉得这个方子非常好便经常用，其实阳明病治疗里面中医还有很多好方法值得咱们去思考。

"辛凉"是温病学的重大发明。对于"辛凉"我认为没有辛凉解表药，也没有辛凉解表剂，只有辛凉解表法。辛凉解表是什么？就是清热解毒药合理地配上辛温解表药，银翘散就是。很多年轻医生看到辛凉平剂中用了辛温的药物，去掉吧，于是只剩下清热解毒药。那么是不是可以把中药教材中的辛凉解表药拿掉呢？解表药应该是辛温透达的，本草古医籍里只有解表药，没有辛温解表、辛凉解表之说，本草古医籍如《本草纲目》等是按果实、矿石等分类的，近代才以功能来分类。

叶天士、吴鞠通的卫气营血、三焦辨证给我们提供了很好的思路，如果是温热病照着这个思路走就可以；伤寒照着《伤寒论》的六经辨证的思路走就可以；如果夹杂内伤的就需要考虑内伤的原因；如果有浊气，传染很快的，一定要考虑是不是邪伏膜原，邪伏膜原与张仲景《伤寒论》少阳篇有一定的关系。

从病因论治与从病机论治

"温邪上受，首先犯肺，逆传心包，肺主气属卫，心主血属营，辨营卫气血虽与伤寒同，若论治法则与伤寒大异也"。叶天士是著名的伤寒大家，那个年代，对于不同性质病邪所致的疾病，其治法是不同的。伤寒与温病的病因不一样，治法就发生变化。对于外感病我至今的体会是：与从病因治疗比较，从病机治疗更重要。

在H1N1流行的时候，我的研究生用麻黄汤治疗了100例有流感表现的病人，不管是H1N1还是H3N2，病人既有发热不恶寒的，也有恶寒的。实际上这

100 例中一部分是伤寒一部分是温病，但最终退烧效果一样。我体会如果是表证，银翘散是透的，麻黄汤也是透的，把邪透出去就行了，你抓住病机和病位就够了。为什么对于感冒，不管是风寒风热，白加黑都有效？其实就是针对病邪的部位，将清解的药和治疗卡他症状的药掺合在一起。临床治疗外感病，不论风寒还是风热，不论使用六经辨证还是卫气营血辨证，只要病在表或在卫分，重视的都是透邪外出。有时我们自觉不自觉地将简单的问题复杂化，这一点值得引起我们注意。

吴鞠通说太阴风温初期应当用桂枝汤，这一点对还是不对，经过这些年的观察我觉得是对的。吴鞠通不是针对邪气的性质，而是把握住透邪外出这一点，营卫调好了邪气就出去了，汗一出邪一退，病也就好了。吴鞠通也好，叶天士也好，他们对于仲景学说的继承非常地道，他们对于经方的使用非常精深。对于伤寒与温病这两个学科没什么可说的，高级的问题是在阳明期，阳明多气多血，热邪容易进入气血，寒邪容易入里化热伤阴。当今临床西医西药影响了疾病的传变，比如输液、激素、抗生素、营养支持等的使用。把这些考虑进去以后，不论对于伤寒还是温病，或者笼统地说对于外感病的治疗，都会有一个更深入的认识。无论是使用六经辨证还是使用卫气营血辨证，都可以在一个平台上去做，都可以拢到一块去治。

如何以中医之道驭西医之术

我这十几年一直在治疗重症细菌感染，感觉在早期基本是两个问题。一个是病在气分和少阳经的问题，二者应合方一起治；另外一个就是病邪伤阴。ICU 中我现在基本能做到让病人不伤阴，在疾病的治疗中病人很少出现舌绛或者舌光无苔，这就是现代支持治疗所起的作用。但是 ICU 中出现伤阳耗气和厥脱休克的病人多了，表现为突然手脚凉，整个循环出现问题，这便是营血出了问题，阳气伤了，气不摄血了。ICU 中我们爱用人参补气，回阳气、增元阳，增加人的气化作用。液体输进去之后，需要阳气气化把液体变成阴，如果输完液体以后病人出现水肿了，可能是这个人的气化不好。我过去用四皮饮、真武汤、疏凿饮子、麻黄汤等来治疗这种水肿，疗效并不满意，最后是通过益气、温阳、助气化来解决的。如果用一定要早用，尽可能避免病人出现这种情况。我去外院会诊时，经常是病人已经出现这种负面情况了，非常难治。西医对于重症细菌感染的治疗方法，有一种叫早期液体复苏，就是大量补液，但是补液的量不好掌握，容易出现问题。

我治过一位70多岁的老先生，是中风后遗症的病人，病情是糖尿病合并肺炎感染，还出现了休克。第一天液体输了1万多毫升，病人状态很好，没有出现问题，第二天输了8千多，第三天输了7千多，感染逐步得到控制，但是没有注意及时减补液量，第四天又输了7千多，结果病人出现了心衰，也就是中医所说的虚脱。当时参附和生脉注射液用得少，清热解毒、宣肺化痰的药用得多。现在回过头想一想，其实前面的治疗也许不需要中医中药去清热化痰，西医西药就能很好地控制感染，解除痰热，中医中药只要关注保护阳气、助气化就行了。临床时中西医是可以进行合理分工和优势互补的。输液可以当做中医的补阴疗法，抗生素可以当做特效的清热解毒剂。西医补液时如果补液量不够则不能纠正休克，补得太多又会出现心衰，反反复复容易导致病人死亡。在补液时配合使用中药以后，可以让药液补得少了，而且能更充分地发挥药液应有的作用。

我想若是当年有这些补液手段，吴鞠通也一定会用。现在我们终于有了这些技术和手段，一定要充分利用，为我中医所用。从某个角度看，西医是具有中医属性的。我们不妨用中医的临床思维来分析一下。比如呼吸机，我认为是温阳的、救逆的，有时比独参汤、参附汤更有效。临床中我发现，如果是痰热腑实出现ARDS的病人必须上呼吸机，及时上呼吸机可以延长生命，生存力大增；如果是邪热内闭的病人上了呼吸机病情反而会加重，肚子越来越胀，肠鸣音越来越低。对于后一种情况中医有对应的解决办法，但如果拖延到肠梗阻阶段就无计可施了。当上呼吸机的病人表现为热实内结时，应早期给他用承气汤通腑泄热，让他跟呼吸机合拍。西医的方法是用镇静剂把病人镇静住，用肌松剂给病人松解，这些治疗实际上都是在泻阳气，没有阳气了，病人和呼吸机虽然合拍了，但以后脱机恢复起来很麻烦。

我在北京医院看过一个病人，高热、神昏、便秘，上呼吸机一个月了还撤不下来。我发现病人舌燥、脉细，说明补液补得不够，出现了腑气内结伤阴，进一步就会热入营血，于是开了 5 剂药，治用犀角地黄汤加宣白承气汤；又因病人腑实、神昏，嘱服安宫牛黄丸一天 2 丸。用药后病人高热、神昏、腹胀逐步都解除了。剩下的就是如何脱机的问题了。呼吸靠宗气，宗气来源于脾胃之气和自然之气，生成之后聚于胸中，司呼吸以贯心脉。呼吸机补足氧气（即自然界清气），要想脱机，就得补充宗气的另一个来源——脾胃之气，方用补中益气汤，3 个星期之后病人终于脱机了。这个病人到底是中医治愈的，还是西医治愈的？很难说清。如果没有呼吸机病人早就死了，如果没有中医中药病人又无法脱离呼吸机，最终预后也不佳。对于呼吸机我们要善于归纳它的中医属性，要把呼吸机当做人参、附子来用，并且要有意识地防止人参和附子的不良反应，最后还要能按照中医的理论把呼吸机给撤掉。

我曾在东直门医院 ICU 里做过基于中西医理论脱机的项目。东直门医院ICU 有两个特点，第一是病人基本没有呼吸机依赖的，很少有上了呼吸机一两个月撤不下来；第二是出现细菌耐药的病人较少。这样的治疗结果是中医的还是西医的？我想是中医的，因为是用中医的指导思想去治的。我认为西医的治疗方法是具有中医寒热温凉等属性的，我们要学会接纳和吸收，以中医的理论去指导使用，为我所用，而不是拒之门外，这样才能提高中医的疗效。如果病人是阳脱的，那么就应该上呼吸机，之后配合中医中药很快又能脱机了。不但是仪器，西药也是如此，分析、思考后再拿来用。

古人认识问题是非常到位的，我们现在面临的问题是如何把古人的东西传承下去并且充分加以利用。如果一个病人来就诊，我们能够诊出是春温还是暑温还是秋燥，那你的中医水平就到位了，就像赵绍琴老、任应秋老他们那一代带人了，他们能按照中医的病名去诊断。中医的病名不能丢，这一点过去我不太理解，西医的病名很明确，为什么要用中医的？很多老先生一直强调中医病名这些问题，经过这些年的临床我发现，中医病名不仅一个不能丢，而且要认真整理出来。古代的这些病名到底是怎么回事？诊断标准是什么？我们应该好好思考一下。

对于重症的治疗，吴鞠通其实在书中讲得非常清楚。刘景源教授研究 H1N1

重症流感引起的肺炎的时候，发现其临床症状与《温病条辨》里的记载是十分相似的。太阴经温病上逆，只要一咯血，吐粉红色血水，病情就加重了，病人基本活不成，吴鞠通当时认为是死不治，给出的参考方是犀角地黄汤合银翘散。现在我们怎么办？上呼吸机，先把生命保住然后再治。生命支持是门技术，你可以认为它是西医的，你也可以把它变成中医的。有人说我强词夺理，我不否认，但我是用中医的理论去分析、去使用的。

什么是中医？就是在中医理论指导下的一种临床实践活动。如果脱离了中医理论的指导就不是中医。什么是中药？也是在中医理论指导下所用的药物，如果没有中医理论的指导就不是中药。三七皂苷是西药，确切说是植物药，其作用是改善微循环，它的寒热补泻属性是什么呢？银杏叶是中药，银杏叶中提取的东西是寒、是热、是补、是泻？归经属性是什么？如果说它能改善血管功能，这是西医的理论。这些提取物目前来看不是中药，最多算植物药。西医是提取出中药的有效成分做成了西药。我常说，临床工作时中西医不要排斥，中医要学会使用西医的治疗手段、方法及药物等，前提是在中医理论的指导下。中医有丰富的理论资源，无论未来医学如何发展，我们一定要坚持以中医理论为指导。如果把中医、西医的长处融会贯通，是否能够形成既有别于传统中医，又有别于西医的"中国医学"呢？

创立新的疫病治疗体系

吴鞠通在《温病条辨》11条1里讲到病毒性肺炎、重症肺炎的一些特点，其中"面反黑者"的这个"黑"字，我联想到1918年西班牙大流感的时候，很多病人都是面黑而死，其实就是DIC出血引起的，吴鞠通很早就注意到这个特点。由于条件所限，古时的重症传染病病人大都治不好。如今中医治疗配合西医的ICU、CCU，实现了中西医同步治疗，这些病人的治疗得到了很大改善。如何以中医理论来指导使用西医相关技术和方法，形成全新的中医辨证论治体系和病机演变体系，是我们要思考的问题。

对于当代温病的发病情况，我提过寒邪所致的疫病和内伤基础上的疫病的说法。有关这方面的认识目前还不多，是值得我们去思考的。其治疗，比如内伤基础上传染病的传变，补中益气汤和清暑益气汤是否能解决所有问题？是否有更好的方法？如果疫邪夹杂着湿浊，我们可以考虑用吴又可的理论和方法；如果病邪是以温热邪气为主的，我们可以考虑用叶天士的理论和方法。同时，我们一定要考虑到现状，有些医生总是避而不谈现状，整个医疗的现状是什么样一定要分析，否则会有一些偏颇。学用任何一个新方，一定要分析此方当时是治疗什么病的。我跟学生们探讨过一个问题，既然有了四君子汤合四物汤，为什么还有八珍汤、人参养荣汤、归脾汤？是不是我会用八珍汤了，所有气血双补的方法就都会了？我们要研究方证对应，更要研究方病对应。我在读方书时有一个很深的体会，某个方子的出现一定是针对某个病而且有其明确使用标准的。尤其是专病专方的出现，更能说明这一点。通过研读镇肝熄风汤和建瓴汤，我们不难发现张锡纯当时治疗眩晕病是分期的。我们对古人医疗知识的探索和理解还远远不够。通过研究古中医治疗疫病的经验，我们对于当代传染病的治疗会有更深的体会。继承是基础，之后才是创新。

古人对于急性传染病、疫病的治疗经验非常丰富，我们完全可以拿来应对当今很多传染病，但是对于治疗慢性传染病的经验相对欠缺。对于某些病中医是否能治，还需要参照传染病的相关理论去思考、去实践，像赵绍琴老活用卫气营血理论治疗肾小球肾炎那样。通过学习以后，我们对于流感的治疗也说明了这个问题。

在甲型 H1N1 流行期间，我们当时不知道这个病的临床特征是什么，也不知道致病的邪气是什么。我们要首先弄清楚其临床特征，从特征入手推断其病邪的性质，到底是属于温病？还是伤寒？还是别的什么。望、闻、问、切这个基本手段不能丢，一定要重视舌象、脉象。我们当时作了调查，病人不分时间、不分地域，大都表现出发热而渴、不恶寒的特征。由此判断 H1N1 是温病，不能按照伤寒来治，是温热毒邪致病。病人早期的表现是咽痛、咽痒、轻度咳嗽，用银翘散、桑菊饮去清利。病情重的病人表现为高热、咳嗽、痰黏、口渴喜饮、目赤（白睛主肺，说明肺热）。抓住恶寒口渴这些症状，我们就可以基本鉴别是伤寒还是温病。

有句话说，有一分恶寒必有一分表证，如果在伤寒里，确实是这样，但是这句话对于温病意义不大。"或已发热，或未发热，必恶寒体痛，呕逆，脉阴阳俱紧，名曰伤寒"，这是伤寒的特征。只要有伤寒在太阳经流连不解，只要有恶寒不解，它就是表证，张仲景反复谈过这个问题，桂枝汤、麻黄汤就是解表的，针对的是病位。邪热闭肺者（轻症）表现为高热咳嗽，治以麻杏石甘汤；邪热壅肺者（重症）要泻肺，治以麻杏石甘汤合柴胡剂，虽然牵扯到太阳和少阳，但仍然是气分病变，还是要疏理少阳、泻肺清气分的。其实邪热闭肺的时候病情已经非常重，如果条件允许可以早些上呼吸机，否则病情很可能加重，甚至导致死亡。在甲流期间我还发现一个时间特点，正如张仲景、吴鞠通提到的，病的时间不一样，变化也不一样，一般发病三天出现壅肺，五天出现闭肺，咯血、咳嗽特别剧烈。危重症时如《温病条辨》第11条说的，出现血上逆了，咯粉红色泡沫痰了，即古人所说的死不治，现在可以用一些西医的技术手段保住命，但是能否救活还要看中西医的合作力度。泻肺时一定要用参保护正气，原因有二，一是病邪伤正，二是考虑西医的治疗对人体阳气的伤害。人参也好，西洋参也好，生晒参也好，一定要加参保护正气。如果出现脱证，一定要用人参，以人参、附子为主，而且人参一定要大剂量，30g、40g是不能解决问题的。由于现代医学的出现，一定要六经辨证和卫气营血辨证相结合，当然这是特指重症治疗时应采取的方法。

每一次传染病流行其实都为中医提供了很好的发展机会。这个时候我们中医是大有作为的，首要的就是让世人认可中医的疗效。对于流感，西医过去不看好中医，认为中医做不了什么。但是H1N1以后的两年里，西医的看法在逐步改变，开始意识到中医是有效的。甲流流行期间我们做了关于H1N1轻症的药物筛选和临床研究工作，是由朝阳医院和东直门医院联合完成的。当时我们对于这次流感是完全没有概念的，完全是摸着石头过河，从头到尾用一个方子解决了问题。为什么中医历来强调辨证论治，而此时一个方子就能解决问题？因为H1N1是一个病毒，都是中青年人得病，病因相同，证候相同，治法相同，用药相同。对于传染病以一方治疗是可行的。记得1918年西班牙大流感，当传到上海时却影响很小，治疗用的什么方？吴鞠通的银翘散。当时的药店都备有银翘散，一包一包的，谁来了给谁。

中医中药可以治疗流感，而且很有效，至于为何有效，如何治愈的，目前尚缺乏这方面的研究。2011年卫生部编制《中国流感指南》时，周平安教授和我应邀前往。当时由钟南山钟院士牵头，他说了几点原则，比如中药饮片和中成药可以写进去，但是中药注射液不可以。2011年版《中国流感指南》是新中国成立以后发布的第一个流感指南，而且是中医直接参与的。以前我国医学界编写各种指南时，中医很少能参与进去。

小　结

在临床这些年，我一直认为一个诊断明确的病，其治疗一定没有多大变化，除非你的诊断不准确。比如头痛，血瘀头痛也好，肝阳头痛也好，治疗是没有太大变化的，但如果只知道是头痛，一定是有变化的，因为靶点不够明确，治疗也就不会有效。我一直在想，风温、春温、暑温……这些与当今的不同流感病毒之间到底是什么关系？温病里有诸多的治疗体系，诸多的方药，这一切是不是与病毒不一样有关？这些年我一直在做这件事，想把这些梳理出来，比如，由CDC在流感患者来了以后判断是什么病毒，我们来判断是中医的什么病，病因是什么，治疗方药是什么，我们做这个探讨，到最后H1N1是中医的什么，H3N2是中医的什么，H5N1、腺病毒、乙流感，还有其他的病毒感染都是什么……

很多内科的疑难杂病很可能就是由于某些病毒感染导致的，从温病理论入手来探讨，收获的可能不只是疗效，对中医理论的提高也可能会有很大帮助。刚大学毕业时，我觉得学了温病没什么用，说实话在2009年以前我是不会使用银翘散的，直到看到H1N1病例后，我知道这就是银翘散证，用银翘散是可以治疗的。这是对于病、方、证的理解不到位，看到这个病了也不认识。

很高兴能够和大家交流，谢谢！

（谨按：本文为导师参加首届温病论坛的讲课内容，原载《温病纵横谈》，本次汇编时对文章重新进行了分节，并对文句进行了润色）

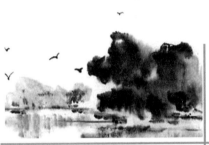

医 话

yi hua

谈 读 书

从开始学习中医学，到以后做一个中医大夫，张仲景的《伤寒论》和《金匮要略》是要会背诵的。年轻的时候应该多背诵一些东西，但仅仅熟读与完全背诵是两个不同的感觉。

《内经》内容很多，是中医学的基础，学习《内经》可以从李士材的《内经知要》入手，这本书很薄，但选辑很好。《内经》中百分之四十的内容都被收录了，"知其要者，一言而终，不知其要，流散无穷"，掌握了《内经知要》临床基本够用了。《难经》有一部分说得很好，很有价值，但也有一部分很荒诞，可以读一读。

读完了这些，李东垣的书也要多读，他的《脾胃论》《兰室秘藏》《内外伤辨惑论》都应该去读。但李东垣的书不易读懂，书中常常大段引用《内经》原文，初读常觉如入云里雾里，往往要读很多遍，再去结合临床，才能领悟。李东垣是在继承了仲景学说的基础上，发挥了内伤学说。朱丹溪的《格致余论》就开始讲"外感宗仲景，内伤法东垣"，到近现代的临床大家如岳美中等还在这样讲，是有道理的。我相信，通过对东垣学说的进一步学习研究，对我们当今社会内伤杂病，尤其是当今都市生活快节奏、高压力下工作者的内伤杂病调治，会开启一个新思路。

朱丹溪在仲景、东垣的基础上，发挥了养阴学说，注重滋阴养血。朱丹溪原是学理学的，他的书写得很通畅，读来一目了然。我早年刚开始读《丹溪心法》，觉得没什么奇特之处，都是很平淡的方子。当医生的时间久了，才开始认识到，临床治病就是这样，用这些看似平常的方子去治病，而非去求新、求奇、求怪。

到了明朝的赵献可、薛立斋、张景岳，又在东垣甘温益气的基础上，注重了填补肾精、以先后天之本论治。这在临床是很有指导意义的。比如我在疾病善后，或者治疗一些先天性疾病，如一些遗传性病，都会着重从补元气、填肾精入手。张景岳的《景岳全书》内容很多，重点读《传忠录》即可。薛己的《薛氏医案》二十四卷，读《内科摘要》即可。

清代陈世铎的《辨证录》应该认真读完，他融会了张仲景的学说，又总结了那个年代的医疗经验，用药也很有特色。王清任的《医林改错》注重血分病，书中记载的方子疗效都很高，应该记忆其中的方子。

至于温病里的《温热论》《温病条辨》都是针对传染病去的，比如H1N1、H7N9、SARS这些传染病，都要靠精研这些著作去吸取经验。

医案著作里，柳宝诒的《柳选四家医案》和俞震的《古今医案按》都很好。叶天士的《临证指南医案》是公认的上乘之作，有一定临床基础之后去读好一些。叶天士的医案用药很少，很精练，但每一个药都能代表治疗病的一个点。

中医古代分十三科，专科经验也很重要，有的病不是大方脉的辨证论治就能解决的，这时要参考专科著作，比如眼科的经典著作《银海精微》《审视瑶函》。

进入临床之后读书，需要注意带着问题有选择地去读书，这样才能迅速获益。比如研究细菌感染、耐药菌等，应该去读中医外科书，如《外科正宗》《外科证治全生集》，痈、疽、疔、疖很多都是细菌感染，感染的部位不同，症状不同，菌种也不同。而研究病毒所致的疾病，则应从温病学书籍里去找了，比如《温病条辨》里的银翘散、桑菊饮。研究危重病的核心病机，应该去读记录急重症较多的医案，比如《丁甘仁医案》《吴鞠通医案》。那么，研究咳嗽呢，得从《内经·咳证》《金匮要略》的"痰饮咳嗽篇""肺痈肺痿篇"、唐步祺《咳嗽之辨证论治》去入手。

总之，当好一个临床医生的核心点就是去多读书，急诊科医生更是这样，因为你无法预知下一个来的是什么病，所以西医的内、外、妇、儿各科书籍都要去读。

谈 方 剂

书写处方时，应尽量按照君臣佐使顺序来写，这样看来一目了然，能显示出一个医生的医学素养。大学在学习方剂时，都是通过背诵方歌来记忆的，初到临床时，书写处方可能习惯直接按照方歌里的药物顺序来书写处方。方歌只是为初学者记忆方剂便捷而编写的，背诵方歌只是学习方剂的第一步。进一步应该去了解其方义，熟读方义后，才能对方中的主要药物、次要药物、引经药物了然于胸。这时再书写处方，则会井然有序了。在临床使用成方时才会更准确、疗效更好。

学习方剂要真正明白制方人的意思，而不是后世方剂教材君臣佐使的分析。只有明白了这个方，用了才有效。如果不了解这个方子，那么套方去用，有时候也能取得一些效果，但很难得心应手，真正发挥出这张方子的效力。我在临床上，对于不了解的方子，是不会轻易使用的。

比如张仲景的旋覆代赭汤，如果按照习惯去用，可能代赭石会用到一两30g，因为石类药质重，用量一般大；而旋覆花属花类，质地轻，用量偏小，可能会用到10到15g；方中的半夏考虑到药物毒性问题，最多只用10g；而方中的干姜、大枣按照习惯，可能随手开成生姜3～5片，大枣4～6枚；生姜往往被当成药引，只是方中的一个点缀。事实上，张仲景创制此方，是用来治疗伤寒经过发汗、吐下等一系列治疗后，伤寒虽然经解，而胃气受了损伤。此时不宜重用金石之品去损伤胃气，是应该在养胃气的基础上，稍用降气之品。原方中旋覆花三两，代赭石一两，是3∶1的关系。所以我在临床上用旋覆代赭汤，旋覆花可用到30g，但代赭石只用到10～15g。方中的生姜是九两，比旋覆花、代赭石的量都要大。故我在使用时用到30g，甚至更多。原方的大枣是12枚，我的习惯是用到 30g。方中生姜的剂量是半升，这儿用了一个容量单位，据柯雪帆的实物考证，汉代的一升是约 200mL，半夏半升，是此方中的半夏总体积要有 100mL 那么多，我的习惯是用到 30g，甚至更多。方中的生姜可以解半夏的毒，见《内经》说"有故无殒，亦无殒也"。有病时病受之，不用过于担心大量使用半夏的毒性问题。在以上的学习过程中，可以参考徐灵胎的《兰台轨范》和罗美的《古今名医方论》。

对一张方子学习到了这一步，才算初步学明白。进一步要学习的是类方的鉴别使用。比如同样治疗咳喘，小青龙汤与射干麻黄汤的区别，射干麻黄汤与止嗽散的区别，止嗽散与金水六君煎的区别。掌握了类方的鉴别使用，临证治病时才能入细、入微，疗效才能显著提高。

方剂学习的最高层次，也是最难达到的，是对组方思路的领悟，并且去发现方剂之间的渊源。比如东垣的补中益气汤与仲景的小柴胡汤，其实都有调和的意思在。仲景的可能偏重于外感，而东垣的可能偏重于内伤。当然虚人外感表现为内伤的证候，也可直接用补中益气汤。再比如东垣的补脾胃泻阴火升阳方、益气聪明汤与仲景的柴胡桂枝干姜汤的渊源。当然李东垣是在继承了仲景的学术思想基础上，发挥了内伤学说。也许他是受仲景方的启发创造了一系列内伤方。还有一些并没有明显的师承关系或私淑关系的，医家所组的方也有这种渊源存在。如仲景的柴胡桂枝干姜汤、《局方》的逍遥散、王清任的血府逐瘀汤，它们都是调和肝脾的，柴胡桂枝干姜汤在气的层面，逍遥散是由气入血的层面，血府逐瘀汤则是在血的层面了。

将方剂学到了这个境界，才能去游刃有余地处理疾病。从疾病的初期治疗，到中期调整，再到善后巩固，才能胸有成竹，次序井然。

谈 本 草

临床大家们都熟谙药性，并且通过临床经验的积累，对本草都有自己独到的认识。比如施金墨有《施金墨药对》，章次公有《实验药物学》，朱良春有《虫类药应用经验》。

学习本草学，按药物的自然属性去学习，《本草纲目》的编排就是这种方式。这样学习的好处是，可以全面了解一些植物所有的药用部位。比如《本草纲目·木部》的"桑"，从桑根白皮，到桑皮中白汁；再到桑椹、桑叶、桑枝、甚至桑柴灰，其功效、采收季节、炮制、常用验方，都有一个系统全面的论述。这样才能对药物有深入了解，准确把握其功效。对于以前个体行医，需要自行制备药物者，都要经过这种学习。现在，还可以从本草植物学属性学习。同一科属的药物，植物形态学比较相近，而且有相似的功效，比如苍术、白术、菊花、川芎，都是菊科植物，对肝脏都有治疗作用。

学习本草，应注重研读《神农本草经》，早期的记载比较朴实，很少理论推演。比如黄芪，《本经》的记载为"味甘，微温。主痈疽久败创，排脓止痛，大风痢疾，五痔鼠瘘，补虚，小儿百病"，由《神农本草经》的记载，知其功效更侧重于治疗外科疾病，是一个外科常用药。当外科疾病出现邪气留恋而正气已虚，不能使邪气外排，此时单纯用补和单纯用泄都不适当。唯独黄芪托邪外出，最为契合。至于黄芪的补气、升清等功效，都是后世医家推演补充进去的。

学习本草学之后，用药才能入细，比如干姜、生姜、炮姜、生姜皮，功效绝不相同，而鹿角片、鹿角霜、鹿角胶也同中有异。用药入细，治病才能精准，疗效才能提升。

谈 舌 诊

舌为心之苗窍，脾胃之外候，可查全身之气血虚实。望舌先察其神，舌之神是舌体、舌质、舌色、舌苔、舌之运动等的综合体现。有神之舌，舌体不胖不瘦，舌质不老不嫩，舌色淡红而润泽，舌苔薄白而不干不滑，舌之运动灵活自如。

舌体胖而满口，舌色淡，无齿痕者，多为水饮内停证，可用重剂苓桂术甘汤；有齿痕者，多兼有气虚不运，当加入益气健脾之品，如参、芪、术。若见舌尖红或舌边尖红，乃局部有虚热，不可恣用寒凉，最多只可用到补脾胃泻阴火升阳方；整个舌红，才是全身实热，可用泻热之品，如龙胆泻肝汤。若舌体偏胖，而舌色淡暗甚或淡紫，无明显齿痕，多为阳虚寒凝之证，用理中丸一类温中之品，此类舌常见于肿瘤化疗者、肾衰透析者、长期使用抗生素或激素者。

淡红舌而舌面少苔或无苔，若见于胖舌，且舌面不干燥或很湿润，乃气虚阳虚为主，不能蒸化津液以成苔；若见于瘦舌，且舌面不润或舌面干燥，为阴虚，精虚为主不能荣养舌面；若舌体适中，当结合其他症状，或先用益气温阳，或先用养阴填精，或二者并行。

淡舌本主气、阳虚，但若见于瘦舌，不可骤用温阳，否则容易上火。此时，当于益气温阳中略参养阴敛阴之品，"善补阳者，必从阴中求阳"即是此理。

舌有裂纹，乃阴精不足。若见于淡胖舌白腻苔，初起用益气温阳之品，舌苔渐薄，舌色渐转红，善后必合用养阴填精；裂纹若见于淡红瘦舌，起手即可填精养血。填精养血类方，功用偏阳者可选阳和汤，功用偏阴者可选大补阴丸，阴阳并调者可选黑地黄丸。

舌质之红，当分浮红与郁闭之红。浮红者热势浅，或为假热，郁闭之红，热势重，热邪深，如热邪更进一步可见"绛红""猩红"舌。

若舌质不暗，而舌底络脉瘀阻，舌底络脉如常，而舌面可见瘀斑，皆气滞不能推动血行所致，调其气机即可。舌质暗，方为血瘀之表现。

黄腻苔见于红绛舌或猩红舌，乃湿热交织于血分，必用凉血祛湿之品，病见此类舌，病程多长，如乙肝患者。黄腻苔见于淡紫或淡暗之胖舌，黄腻苔为标，淡暗淡紫舌为本。只需从本来论治，元气充沛，中焦运化如常，则水湿痰浊之停聚可渐渐消散，腻苔自退。若于治本之时，加一二味化痰湿之品以兼顾其标亦可。

经年咳喘者见淡舌白腻苔，若伴见痰咸量多，动则喘促，小便频数，腰膝乏力等症，乃肾虚不化，精变为痰，用金水六君煎或肾气丸或麦味地黄汤类。

谈 病 机

病机很重要，病机是疾病发生、发展和变化的机理。"谨守病机，勿失其宜，有者求之，无者求之"，现在《中医内科学》教材注重分型论治，病机谈得较少，有时一个病的各个分型，可能只是病机转化在不同阶段的证候表现。

如果只是按照《中医内科学》的分型去实际应用，在临床很难把握疾病的动态变化，不能做到先发制人，只能随证施治。古代医学大家临床治病时很注重把握病机。比如中风病，古人治疗时多用人参，即使是早期也使用人参，比如《古今录验》续命汤，这是因为元气不足的病机贯穿本病的始终。

中医学最早的病机总结是《素问·至真要大论》的"病机十九条"，刘完素率先进行发挥，写成《素问玄机原病式》，后世系统研究过病机十九条的医家有很多，如秦伯未的《内经病机十九条研究》、任应秋的《病机临证分析》等。其中任应秋的《病机临证分析》理法方药补充得很完备，分析得比较深入，可以参考。

除了对《内经》"病机十九条"的研究，后世医家也都在结合临床总结新的病机。有的医家很好地总结了某个病的病机，有的医家很好地总结了某一类疾病的病机。随着时代的发展，疾病谱也在变化，新的疾病的出现需要我们去重新认识其病机，进而根据病机去制订新的治疗方案。

比如张仲景时代总结的外感热病的六经病机，到了叶天士年代可能不能很好地适用于新的疾病，所以叶天士又总结了卫气营血病机。而一些烈性传染病来势迅猛，针对卫气营血病机所设定的"到气才可清气，入营犹可透热转气"可能不再适用，所以余师愚有清瘟败毒饮的创制，卫气营血一方同治。

叶天士等温病学家对仲景学说的最大发明是对"热毒"的认识，并因此创新了"辛凉解表法"。仲景书中的辛凉解表法的代表方剂为大青龙汤和麻杏石甘汤，但叶氏发明创新的辛凉解表法是将清热解毒之银花、连翘合上了解表药荆芥、防风等。外感热病的病机是六淫之邪夹"热毒"为温病，这一创新也是对病机认识的发展。

随着西医学的传入，对疾病的病因、临床表现、预后转归有了更系统的认识，一些医家开始试着打破一些传统病机的禁锢，到了现代的名医姜春华，更是明确提出了"截断扭转"的思路，以先发制人。这一思想在急诊外感急重症治疗中已经被广泛应用。

所以说，中医学在发展，在前进，而且只有基于"病机"的认识，才能更好地促进其发展前进。

谈中西医学

中医学和西医学是两种不同的医学体系，它们理论不同，认识问题的角度也不同，处理疾病的方法也不同。但是，研究对象是相同的，都是人，这是它们最核心的相同点。这点决定了它们是可以在临床相互协作的。而对于疾病和健康的一些理念，也有一些是相通的，也有更多是可以相互借鉴的。

现代的临床，很难去做所谓的"纯中医"，也没有必要去标榜"纯中医"。急诊室、ICU，来了重病人，甚至猝死病人，我们要去心肺复苏，用血管活性药物，上呼吸机，感染的病人还要及时应用抗生素。这些疾病如果不用这些治疗，也许来不及吃中药，病人的命就已经没有了。有了这些支持治疗，病人的生命得以延续，也为我们使用中药提供了时间窗。但用上这些西医的药物和支持治疗后，从中医角度来看，病人的证候也会发生改变。古代的经验可以借鉴，但有的已经不与现代临床吻合，这时候要去探索新的规律。糖尿病的病人来就诊，很多都已经吃降糖药多年了，有的还用了胰岛素，用上这些药物之后，疾病的证候也改变了，已经完全不是古代所说的"消渴"了。用上了降糖药物，有的出现了腹胀，有的舌质变淡，有的疲乏还是不能缓解，这时可能要去温中阳、运脾了。再如使用胰岛素，也许舌头开始变紫，有了中医瘀血的证候，我们都要相应地调整治疗思路。而对于临床研究者，这些问题都是有研究价值的。比如搜集胰岛素使用之前的舌象和使用之后一段时间的舌象，进行对比研究，进一步由临床认识上升为理论，那么中医学也就发展了。

在危症抢救方面，西药很便捷，器械很先进，在重症的急救治疗方面，西医有很好的支持技术，这是我们必须拿来使用的。但中医学的疾病，尤其对生病的人，有很多独特的理论认识。将中医的这个"道"和西医学很多先进的"术"结合起来，中国在危急重症方面应该是可以对国际医学有所贡献的。

在中医学自身发展方面，存在很多问题，需要我们去解决。比如病名，中医的病名历来都很混乱，古代交通闭塞，交流困难，对同一个疾病，各地命名不同。还有医家限于临床经验，可能是观察到了一个疾病的某个阶段，所以又导致一个疾病名目繁多。这个工作从民国的中央国医馆就开始做，也有一些学者做过，如余云岫、范行准等，但至今很难统一。对于一些新出现的病，我们无法从古籍中去找到病名，那么直接用现代的病名就可以。比如 2003 年的 SARS，全国医家们提出了十几种命名。再过一百年，后人看到这段历史，会觉得很混乱，不知所云。所以，我们在中医急诊会议时，一些疾病都按现在使用名称，而不再去创造新病名。如 SARS 的中医命名就是 SARS，AIDS 的中医病名就是 AIDS。从我们这一代开始，不再去随意创造病名，经过几代人，中医病名终究会规范起来的。

在临床工作中，中医学应该有自己的定位。对于一个病，中医中药能起到哪些作用，在哪个阶段适宜使用中医药，应该实事求是，不应该夸大。比如慢阻肺、肺纤维化，中医中药起到的最核心作用是增强体质预防感冒。因为这些病，每感冒一次即会加重一次。进一步也许能改善肺功能。彻底治愈这个病是不可能的。再如肾衰透析的患者，中医药的治疗目的是改善透析的不适症状，增强病人的体质，提高生活质量，而不在于减少透析的次数。透析已经是一个很成熟、很普及的治疗了，没有理由去质疑它。虽然在中药配合治疗中，能减少透析次数，但风险是很大的，也没有必要去这样做。再比如小细胞肺癌，最佳治疗方案是化疗，中药是不能替代化疗的，只能是辅助治疗。当然，中医中药也不能妄自菲薄，一些危重症中使用大剂中药，往往能起到起死回生的作用。再比如一些高龄之癌症患者，术后出现转移，这时可能不再建议去使用西医手段，去做放化疗或手术切除，而是使用中药扶正固本延命为本了。还有一些复杂难治的疾病，西医学认识还不够透彻，没有相应的治疗方案，中医中药反而会有一些办法。

谈急诊与ICU

急诊与 ICU 要求两种不同的思维。急诊要求的是应对突发情况的能力，反应必须迅速，对于下一个到来的未知病人，应该能迅速做出诊断。这需要渊博的学识，丰富的经验。而 ICU 要求综合思辨能力，对患者的整体状态有一个把握，对于多种治疗要去权衡利弊。如果一个人擅长决断，可能更适合去做一个急诊大夫；如果一个人善于谋略，可能更适合去做一个 ICU 大夫。

在急诊能观察到疾病受节气时令影响的周期变化，比如脑血管病、流感、花粉过敏等。在 ICU，病名的诊断已经不是很重要了，而是去关注病人的全身状态，所有的治疗也主要是针对状态去的，而非某个病，比如 DIC 状态、休克状态等。

从中医角度来看，在急诊和 ICU 病人的疾病层次也不相同。在急诊，病变多在卫分、气分，或者六经病里的太阳、阳明、少阳。比如一些外感病，发热。这时病情急，但病势浅。如果疾病进一步发展，到了营分、血分，少阴、太阴、厥阴，开始伤血、伤精，进一步扰神而出现神昏，那么病就比较重了，应该收入 ICU。所以，中医危急重症的核心病机变化，应该是气、津、血、精、神五个层次的变化。

从现代中医大环境来看，一名中医师如果不去急诊、ICU 接手急症重症危症，是很难成为中医临床大家的。中医学的属性首先是医学，医学的核心任务是"救命"。历代名医大家们，无不从治疗外感病、时令病、传染病而成名。现在社会安定，医疗制度日渐完善，疾病的分类管理，使很多中医医生没有机会去接触这些疾病。时间久了，"救命"的能力不可能得到提升，进一步导致中医界"救急"能力的退化，势必会使中医学的地位日益降低。

　　如果把急诊、ICU 的病人分成急、危、重三种，中医学在急症、重症范畴，还是有一些优势的，尤其 ICU，当现代医学面临的一些棘手问题，比如呼吸机依赖、耐药菌、老年病人全身状况差等，中医中药可以起到很好的治疗作用。

谈临床疾病辨治

来就诊的呼吸系统疾病常见咳喘证，对于以咳、喘、悸为主，而痰多色白质稀者，主用小青龙汤，口咽干则加生石膏，舌尖红则加柴胡、黄芩；对于以喘为主（即气道痉挛为主），而痰黏少难咯出的，用射干麻黄汤，射干有非常好的解毒和散结作用，痰黏更重可以加石膏。有的患者平卧之后会觉得鼻塞憋气，或者喘加重，多辨为肺气不降；有的活动则加重的，多辨为肾不纳气。咳喘在脾，用补中益气汤、六君子汤，合上生脉饮。在肾，则六味地黄汤、都气丸，若苔厚痰多，则金水六君煎，咳喘在肾者不一定都伴有动则咳喘加剧。咳喘严重伴下肢水肿，可以应用张锡纯参赭培气汤。哮喘患者在治疗至无自觉症状的时候，还是要坚持服药至第二年春天。

支气管扩张叫肺络痈，因其反复发作，故有别于肺痈；因其也咳大量黄痰，也属一种痈。多见咽部干咸。反复发作的病多与少阳有关，咽部干咸也与少阳有关，可以用小柴胡汤合四君子汤。

对于感染导致的发热时退时起，在热势剧烈的时候用柴胡剂，延续半月之后，热度变低，则多见补中益气汤合桂枝汤证了。

现在治疗癌症，都用益气固本，那么癌症到底是因为虚导致了癌呢，还是因为癌的消耗导致全身的虚弱呢？我觉得不会因为太虚弱了就得了癌症，还是实邪为主的，是一种"虚实互存"的病机特点。临床诊疗一定要关注"虚"和"实"两个方面。但"虚实互存"又不同于"虚实夹杂"，这一点要引起重视。

化疗后的贫血，除了用理中丸益气之外，还要加入解毒的，哪怕只用一味银花或忍冬藤，因为化疗之后又热毒郁闭。周平安老师常用黄芪三两三是很有道理的。治疗肿瘤的方子就是乌梅丸、阳和汤、四君子汤、补中益气汤来调整运用。

糖尿病用上胰岛素之后，很快会出现舌紫，指头凉。吃完拜糖平会腹胀，中医将胀归为脾阳不运，故加入干姜。先天不足者，在 30 岁到 40 岁这十年时间里，可能只表现为劳倦内伤，40 岁以后，伤及后天之本，故糖尿病、高血压等都出现了。

治不孕，常用少府逐瘀汤、血府逐瘀汤、人参养荣汤、胶艾汤，先后交替使用。

甲状腺病是少阳经病，精索静脉曲张也是少阳经病。

热毒对组织形态和功能破坏少，而瘀毒期则如营血，已经损伤组织了。如痈疽初起之红肿为热毒，已化脓为瘀毒，红肿逐渐消退，为正气损伤，余毒未清。有组织损伤而无红肿，也是瘀毒，不过性寒，如阳和汤。

面色萎黄是气血不能上荣的表现，与很多颈椎病发病时面色相同。病者独见面色黑，是水饮之色，经治疗可以使黑色褪去。曾治杜某，咳嗽变异性哮喘，经服用小青龙汤、柴芩苓甘五味姜辛汤年余，面色转红润，咳嗽亦愈。面赤有郁热，印堂赤有热。"合面赤色"与局部赤色，局部赤色是虚热。鼻唇周色红，阳明有郁热，外感病中可加柴胡、石膏、黄芩。小儿白睛有斑，代表脾胃积滞，可以是食积也可以是虫积，现代小儿很常见，如果时间太久，即使积滞化开，白睛的斑可能会一直存在。

临证医话两则

小引：此部分的两则病例，为导师早年临床查房时，由当时的研究生黄琰整理而成，对临床有启发意义，故录于此。《急乳蛾误治之反思》一文，为学生盲目照搬麻黄附子细辛汤治乳蛾的经验，导致误治的一则病案，幸得导师出手解围，最终痊愈。附录于导师医话之后，以便于对比学习。

痰饮水肿难平卧，苓桂术甘建奇勋

患者，女，74岁，于2005年8月来诊。

患风心病20余年，近10余年来反复发作房颤，甚则心衰，平时服用西药地高辛、双氢克尿噻、消心痛等强心利尿扩冠治疗，情况尚稳定。然因天气变化及身体劳累而出现胸闷、喘憋，不能平卧，双下肢中度水肿，心率常在40～50次/分，全身倦怠无力。曾于其他中医处就诊，以为气虚不足之象，血瘀不行之貌，给予补气活血等治疗后，病不能解，反添呕恶，日趋加重。查其人颜面紫绀，颈动脉搏动明显，舌淡黯而多津，苔薄腻，脉结，重取无力。

此为痰饮作祟，处方苓桂术甘汤合五苓散。

方药组成：茯苓30g，猪苓15g，泽泻15g，桂枝15g，白术15g，炙甘草6g。

先投5剂，服药后患者复诊，自觉胸闷喘憋明显缓解，已能平卧，水肿明显减轻，唯劳作后仍胸闷喘憋不足以息，心率60～70次/分。上方已见效，但痰饮不能骤去，仍主上方。半月后患者来诊，自觉神清气爽，胸闷喘憋仅偶作，下肢亦已不肿。然其舌仍淡黯多津，脉结而沉取无力。痰饮已平，阳气未复，处方真武汤。患者服真武汤后，诸症继续转佳。故继投真武汤10余剂而收功，至今未犯。

学生：痰饮一病，张仲景将其分为 4 种类型。从本例患者的症状、体征来看，此病是否当属支饮？

老师：痰饮一病，分为痰饮、悬饮、溢饮、支饮 4 个类型。仲景云："其人素盛今瘦，水走肠间，沥沥有声，谓之痰饮；饮后水流在胁下，咳唾引痛，谓之悬饮；饮水流行，归于四肢，当汗出而不汗出，身体疼重，谓之溢饮；咳逆倚息，短气不得卧，其形如肿，谓之支饮。"支饮的病机关键还在于水饮之邪阻滞于中，阳不得升而阴不得降，升降悖逆，呼吸之息与水饮之邪迎逆其间，故而咳逆倚息不得卧；气机阻滞，升降失常，不能通调水道，下输膀胱，外渍于肌肤之间，其形如肿。对应此患者，体内原有痰饮之邪，或因外邪侵袭引动，或因劳作气伤内泛，故见胸闷喘憋、不能平卧、下肢浮肿等支饮之貌。

学生：痰饮患者常见面色黯黑，正如仲景所云"鼻头色微黑者，有水气"，又如"膈间支饮，其人喘满，心下痞坚，面色黧黑"等。本例患者脸色紫绀，似是血瘀之貌，当作何解？

老师：黑为水之色，内应于肾。《素问·经络论》曰："寒多则凝泣，凝泣则青黑；热多则淖泽，淖泽则黄赤。"痰饮水气或因寒气凝滞，水饮不化，或因阳气虚弱，不能化气行水。面色暗黑，为水气之貌，归根到底还是一个阳气虚弱，不能熏肤泽毛，上华于面。但阳气不能上华于面，一方面可以是阳气虚弱，另一方面也可以是气机阻滞。痰饮支结于中，影响气机的升降，同时也影响到气血的运行，气行不畅，血停而作瘀，故面见紫绀。再论其脉，其人脉结，沉取无力，结脉反映了气血运行不畅，多由于瘀血。但《伤寒论》中谈到结脉时说"伤寒脉结代，心动悸，炙甘草汤主之"，这是因为气血虚弱，脉气不足，心失所养而动悸，脉结代，所以用炙甘草汤补阴血而益阳气。本例患者，因为饮邪阻滞而致使脉气不利，出现了结脉，同样根源不在于瘀血。前医以为面色紫绀，脉结无力，信为瘀血内阻，反以活血化瘀之法治疗，岂能有效？

学生：《金匮要略·痰饮咳嗽病》里谈到支饮的治疗，有苓桂术甘汤、木防己汤、泽泻汤、厚朴大黄汤、小青龙汤及其变方等，在《肺痿肺痈咳嗽上气病》里也谈到了皂荚丸证。对于这个病人，苓桂术甘汤、小青龙汤及皂荚丸这 3 个方证如何进行区别？

老师：《素问·至真要大论》曰"诸病水液，澄彻清冷，皆属于寒"，饮属于寒，易伤阳气，阳气伤则津液运行不畅，水停而旋覆作饮，如此形成恶性循环。故仲景提出治饮证的大法："病痰饮者，当以温药和之。"《素问·经脉别论》曰："饮入于胃，游溢精气，上输于脾，脾气散精，上归于肺，通调水道，下输膀胱，水精四布，五经并行。"指出水液代谢与肺、脾、肾三脏息息相关。所谓"温药"则可以温暖肺、脾、肾三脏，使之阳气充足，气化正常，腠理开发，水道通行，痰饮之邪自然消散而不复生。"和"，即是不刚不柔之意。本例病人患病已多年，痰饮长期稽留，耗伤正气，此时治疗，不可攻伐，所以应当认真体会张仲景提出的"和之"。《金匮要略》皂荚丸所治"咳逆上气，时时吐浊，但坐不得眠"，与本病急性发作时相似。皂荚涤痰祛垢，扫除痰浊，其力最猛，徐灵胎谓其"稠痰黏肺，不能清涤，非此不可"。此药除瘀涤垢，力猛刚劲，只可暂用，气虚体弱者必不能耐，用此则痰不能去而气反被伤，本病人不可用此涤痰之法。《伤寒论》曰："伤寒表不解，心下有水气，干呕，发热而咳，或渴，或利，或噎，或小便不利，少腹满，或喘者，小青龙汤主之。"谈论的是寒邪外袭，痰饮内居的夹杂伤寒证，素患痰饮的病人外受寒邪，寒邪引动内饮而作诸症，治疗则用麻黄、桂枝发腠理，细辛、干姜、五味子蠲内饮。小青龙汤证的病机关键还在于腠理闭塞，倘若外寒已解，腠理已开，则治疗转为温化痰饮为主，《金匮要略·痰饮咳嗽病》里就详细论述了小青龙汤证的转归及治疗方法。又如"饮水流行，归于四肢，当汗出而不汗出，身体疼重"，"病溢饮者，当发其汗，大青龙汤主之，小青龙汤亦主之"，溢饮病机在于水饮之邪外渍于肌肤，腠理被闭，营卫之气不行，表里气机不宣而诸症遂发。其重者，取发汗之力峻猛者大青龙汤开腠理，行气机；轻者用小青龙汤开表蠲内饮。所以，小青龙汤治疗的饮证病机必然兼有腠理闭塞。苓桂术甘汤是治疗支饮的主方，同样是治疗痰饮病的主方。魏荔彤评价此方"燥土升阳，导水补胃，化痰祛饮之第一法也。胃寒痰生，胃暖则痰消也；脾湿饮流，胃燥则饮祛也，可以得此方之大义，用之诸饮，亦无不行矣"。方中茯苓淡渗利水，桂枝通阳化气行水，白术健脾益气燥湿，甘草补气和中，可使中阳得运，三焦通畅，饮邪消散。苓桂术甘汤是"当以温药和之"的具体体现。此患者病久气弱，以此方平补平调，祛痰化饮，则邪去而正不伤。仲景云"腰以上肿，当发其汗，腰以下肿，当利其小便则愈"，故合以五苓散利小便，开水道而引邪外出，正所谓"通阳不在温，而在利小便"。

学生： 痰饮之证大意已明。苓桂剂见效之后，为何转投真武汤？盖痰饮之生，源于肾气虚弱，不能化水？真武汤亦是治疗水饮的主方之一，为何起病之初不与之？

老师：《素问·水热穴论》曰："肾者，至阴也，至阴者，盛水也。脾者，太阴也，少阴者，冬脉也，故其本在肾，其末在肺，皆积水也。"又曰："肾者，胃之关也，关门不利，故聚水而从其类也。上下溢于皮肤，故为胕肿。胕肿者，聚水而生病也。"由此可见，水气病包括痰饮病的产生，与肾关系密切。肾主水，肾气不足，阳气不能温化水液，必然导致水液内停，所以痰饮病的产生，根源在于肾气的不足。《伤寒论》治疗少阴水气病，肾阴不足的用猪苓汤，肾阳亏虚的则用真武汤，方中用附子温肾阳而化水饮。支饮一病，饮邪盘踞于中焦，此时应该用桂枝，通阳化气，辛散水饮。倘若此时用附子，水饮固结不能开，反致阳郁生热，水热胶结，则为坏病。前医曾蛮用补气之品，此与附子之意同。饮邪居内，气机早已不畅，此时行气开郁唯恐不及，又怎可补气，徒生郁火尔，有郁火结于中，胃气当降不降，气逆而上则呕恶频作。所以仲景在痰饮病治疗中，只要明确有痰饮未化的，宁可用细辛，亦不用附子。但痰饮消退以后，必用附子收功。"夫短气有微饮，当从小便去之，苓桂术甘汤主之，肾气丸亦主之"。唐宗海云："水饮重者，则兼有咳嗽等症，若但短气而小兼咳嗽等症者，为饮未甚，但有微饮而已。"所以微饮者，用肾气丸养阳气以化阴。

综上所述，关于痰饮病的治疗，首先应分析患者病机为何，病位所在，其次判断缓急轻重而采取相应治疗手段，最后则"治病必求于本"。

（本文为黄琰医师整理，原载《中国社区医生》2005 年第 23 卷）

急乳蛾高热不退，麻黄附子细辛温散而愈

患者，男，28岁，主因"发热伴咽痛2天"于2005年9月11日下午1时来诊。

患者于1天前因受凉而自觉咽中干痛、异物感，至夜则发热，体温38.9℃，伴恶寒无汗、身体肌肉关节疼痛、头痛等症，自服日夜百服宁后微汗出，诸症未得减轻，强忍至次日中午来就医。来诊时仍发热，38.9℃，精神不振，语声低弱，恶寒无汗，咽喉疼痛，头痛身痛，肢节疼痛，稍有咳嗽，无痰，纳差。查面色晦暗，皮肤灼热，舌质红，苔薄白，脉沉弦，咽部红肿，咽后壁淋巴滤泡增生，扁桃体II°肿大，上有脓头。血常规：WBC 12.9×10^9/L，NE% 78%。诊断：化脓性扁桃体炎。给予达力欣2.0mg，2次/日静滴以抗感染，阿沙吉尔0.9mg入壶。患者输入阿沙吉尔约20分钟后，恶寒加重，并伴寒战，无汗出，体温仍羁留于39℃。半小时后，寒战减轻，但仍恶寒，T 37.8℃。嘱其夜间继服巴米尔以退热。

次日复诊，自诉夜间体温又升至38.5℃，口服巴米尔后虽得汗出，但恶寒未减，身覆重被，蜷卧于床，仍无汗，身体疼痛，咽痛，扁桃体肿大如核，上有脓头，求教于师。

师诊为急乳蛾，辨证为少阴寒凝而致，以麻黄附子细辛汤加味治疗。

处方：生麻黄15g，制附片10g，细辛10g，清半夏10g，生石膏30g（先煎），桔梗15g，生甘草10g。3剂，由医院代煎。次日患者来诊，自诉昨日服用2剂，遍身汗出津津，沾湿衣被，自觉精神倍爽，诸症若失，惟咽痛较昨日为甚。导师将处方调整为小柴胡加石膏汤，嘱其继服而愈。

学生：化脓性扁桃体炎，人多以为肺热，用大剂苦寒清热解毒，为何老师用麻黄附子细辛汤？

老师：中医称化脓性扁桃体炎为"乳蛾"，历史记载其治疗方法不计其数，清热解毒仅是其中一类。治病必求于本，从患者发病的症状、体征，不难判断其为少阴病。患者始得病时，其为寒邪外束之伤寒表实证，虽得西药开腠理以取

汗，但寒邪不能尽去，更伤其阳气。阿沙吉尔为取汗之峻剂，却仍不能得大汗出，反致寒战，可见寒邪郁闭之深，阳气失御之重。故其身覆重被，蜷缩一团仍不知温暖，此仲景所谓"少阴之为病，脉微细，但欲寐"。仲景又曰："少阴病，始得之，反发热，脉沉者，麻黄附子细辛汤主之。"故处方麻黄附子细辛汤内温其阳，外散其寒。

学生：麻黄附子细辛汤为温阳之剂，为何加入石膏，寒热并行？

老师：咽喉为肺之门户，肺经郁热则咽喉作痛，法当清散其热。但究其病机，其人受凉于先，寒邪外束肌腠，肺合皮毛，故而肺气闭郁，郁而化热，发为乳蛾。添入石膏之意，《本经》谓石膏"辛，小寒"，因其寒，故能清散郁热，其味辛，故能散肺气之闭郁，助麻黄、细辛开表散寒。

学生：方药又合桔梗汤，但加入半夏是何意？

老师：仲景治疗少阴病咽痛时，用桔梗汤，又曰："少阴病，咽中伤生疮，不能言语，声不出者，苦酒汤主之。"以及"少阴病，咽中痛，半夏散及汤主之"，皆取半夏以散结利咽，《本经》谓"半夏味辛平，主治伤寒寒热，心下坚，下气，喉咽肿痛，头眩胸胀，呃逆肠鸣，止汗"，即此谓也。

学生：患者几日内的病机是否有变化？请讲解一下它的发展过程。

老师：事实上，病人几日内的病机不尽相同。发病之初，患者外受寒邪，故恶寒无汗，身体疼痛，而咽中疼痛，已有郁热，虽恶寒，但不至于寒战，不至于覆被不减，麻黄加石膏汤可谓中的。然因失治或误治，而且寒邪太甚，西药不能取汗，反更伤阳气，故而病渐入少阴，此太阳少阴并病，治疗则内温少阴之阳，外散太阳之寒。其咽喉疼痛是因肺经郁热，肺经郁热是由寒邪外束引起，故服麻黄附子细辛汤后，寒邪已散，但稍清其热即可。

学生：前日曾有一年轻女子患急性化脓性扁桃体炎，发热 38.5℃，恶寒不甚重，且微汗出，咽中干痛，口中作苦，舌质淡红，苔薄，脉细浮，给予柴胡桂枝汤治疗而无效，请老师指正。

老师：闻所诉之症状，即与前例患者不同，其人恶寒不甚重，且汗出，说明寒邪束表不重，其人口苦咽干，脉细，可仿小柴胡汤例，但咽痛为郁热所致，用桂枝反助其热，不若少加石膏清散郁热。仲景云"伤寒六七日，发热，微恶寒，支节疼烦，微呕，心下支结，外证未去者，柴胡桂枝汤主之"。此为太阳少阳合病，合桂枝汤以充卫阳滋营阴，解肌祛风，与此病人则不甚合拍。

（本文为黄琰医师整理，原载《中国社区医生》2005 年第 23 卷）

附录——急乳蛾误治之反思

病因

中医学之病因多出于推测，有的并不确定为病因。此处仍从旧例述之。

患者两周写了两篇论文，写作时日夜兼程，思虑耗伤心脾，易致阳气上浮。又连着两顿食肉，进食之量倍于平常。随即出现咽部及右侧智齿疼痛。

症状及体征

患者以牙龈疼痛为主，望诊局部微肿，不红。右扁桃体 II° 肿大，可见几处脓点。起初并未在意，一天后出现咽东西疼痛，牙龈疼痛也加重，伴见恶寒、疲乏、心慌、手凉。最高体温为 37.5℃。

望其舌质淡暗，舌体偏胖，舌尖部素有瘀点，诊双脉数，108 次 / 分，右寸部浮滑，余部沉细。

（体温每升高 1℃，脉率增加 10 次 / 分，37.5℃ 的体温，脉率至多在 80 次 / 分。故此处单用体温升高来解释脉数、心慌，显然牵强）

辨治经过

患者素体阳气偏弱，此刻见恶寒、神疲欲睡、手凉，脉虽数却不实、不大，牙龈虽痛却不红。证似"少阴之为病，脉微细，但欲寐"，方拟麻黄附子细辛汤合桔梗汤。

如此辨证用方的一个重要原因是，用少阴方治疗咽痛有相关报道；而且导师早年有一则医话，我先后读过两遍，记忆中也是用麻黄附子细辛汤合桔梗汤治愈的；况且最近一次门诊的时候，导师给一位小孩治疗扁桃体肿大使用了大黄附子细辛汤，效果不错，而且对我讲，如果发热可以用麻黄附子细辛汤，不发热用大黄附子细辛汤。

方药及服药后反应

生麻黄 10g，制附片 12g，细辛 6g，桔梗 40g，生甘草 30g。

诸药未先煎或后下，煎好后一口口服下，约 10 分钟，即觉周身温暖舒适，齿龈及咽部之疼痛完全消除。此次服用之药量仅四分之一，嘱夜间再服一次，余下晨起服用。

结果，夜间痛醒，继续服药，竟然无效。晨起后右面颊肿大，右侧牙龈也较昨日肿大，右侧扁桃体较前无变化，咽喉壁可见一黄豆大出血点，双脉数细如故，舌苔白腻，不欲进食，每顿只喝粥一碗。

第二次辨治处方及服药结果

面颊肿大（右侧面部几乎成了方形），牙龈疼痛有增无减，遂查阅书籍，以参考历代名家对于急乳蛾之论治。最终选用张赞臣先生之经验，予：

连翘 6g，山豆根 10g，牛蒡子 10g，桔梗 12g，生甘草 6g，黄芩 6g，夏枯草 10g，浙贝母 10g。

中午服用第一煎，午睡前即不觉疼痛，而睡醒肿痛如故。

至医院就诊

是夜，至中日友好医院发热门诊就诊。

血常规：WBC 16.8×10^9/L，NE# 86.8，LY% 6%。

因告知医生服用头孢地尼胶囊无效，实习医生遂予左氧氟沙星静脉点滴，共开了三天的药。

当晚输了一瓶左氧氟沙星，口服扑热息痛一片，疼痛明显缓解，夜间安然入睡。但半夜还是痛醒，晨起肿痛如故（原来临时起效的是扑热息痛）。

上午去医院输了第二瓶左氧氟沙星。下午还是肿痛如故。

向导师求援

导师诊脉细数，再望其舌，说热毒很盛，遂提笔书方：

银花 30g，青连翘 60g，牛蒡子 15g，赤芍 15g，地丁 30g，茯苓 30g，荆芥 10g，防风 10g，生大黄 10g。

服导师处方的经过

当夜煎药，一剂药竟煎出 2000mL，煎药时大黄未后下。因药味较苦，患者服药困难，第一次总共服下 200mL。服药后 4 小时，已是凌晨 00：30，仍未大便（考虑药店的大黄质量有问题，因第二剂药大黄后下，服用后也没有丝毫通下作用）。遂令患者取出 200mL 药汁，兑入芒硝 10g，顿服之。药下咽 10 分钟，即排正常大便一次。夜间又排便一次，第二次服药。晨起排稀便一次。

服导师处方的效果

晨起，颊肿较前消退一半，牙龈疼痛已止，扁桃体恢复正常。双脉缓和。胃口渐开，中午即可正常进食。病势由此顿挫，先买了两剂药，因为煎出的药汁比较多，两剂药总共服用了 4 天，已近痊愈，惟余阵发齿痛牵引颞部，针刺三次而愈。

误治的反思

脏腑如能语，医师面如土。

初诊处方时，也曾犹豫是否加入大黄或者石膏。而最终只是备了一两生石膏，并没有使用。在服用初诊方之后病势转剧，虽然口头说是误治了，但是内心深处并不太认同。在请导师诊治之前，又找出来导师早年那篇医话读了一遍，逐字逐句读之，深悔自己读书不细，一知半解，用药孟浪误人。下文逐条反思。

1. 咽喉肿痛，因于火热者十居其九，何以断为少阴？

因见肿痛不红，神疲欲睡，口淡不渴，畏寒无热，肢冷，舌淡苔白。且化脓性扁桃体炎多为链球菌感染，此菌毒素可引起心脏损害，因见其心慌，有所疑虑，这种疑虑必须得亲眼见过链球菌毒素引起远隔脏器损害，才能释然。麻黄附子细辛汤，多少有点预防这个的意思。

期间曾至书店，偶然再次翻阅李翰卿之《伤寒论113方》，见其于四逆汤条下，详列适应证及禁忌证，其云：外感初起、麻疹初起，恶寒肢冷，无热不渴，脉沉者禁用，此为火郁于内，或阳气一时为寒邪所遏，非真寒，误用之祸不旋踵。若我不经此乳蛾误治，读李氏之文，必笑其杞人忧天，表证时火郁于内，阳气被遏，谁人不知，怎会误用四逆辈？而我这次是活生生的误用了。

2. 疏方之时，心中有所犹豫，故备了生石膏，何不加入一起煎煮？

备生石膏是怕细辛、附子中毒，一旦中毒可以用生石膏或者黄连等解毒，而黄连价格昂贵，所以备了生石膏。此时，只从现代药理角度考虑，附子、细辛久煎之后毒性全失，何不想想，从中医角度来说，附子、细辛之所以有毒，乃因其性热，若寒盛之人服之，又何毒之有？此时不肯讲生石膏加入的最深层心理，应该是追求处方之艺术性。

3. 既然是误治，那么为何服药 10 分钟疼痛全止，周身舒适？

这个问题我思考过很久，起初认为疗效缘于细辛良好的止痛作用。然而进一步又想到，为何夜间第二次服用同样的药物，怎么没有止痛效果呢？可见，用细辛的止痛作用来解释，并不合理。

想起刘完素《素问玄机原病式》一书，常言及热药之误，其中有云：服热药而病势得减者，乃辛热走窜，暂开气机，郁热得泻，误以为服药见效守方再进，热邪得热药之助，病势更甚，至死不悟。服药 10 分钟能迅速见效，应该是这个原因了。

朱丹溪在《局方发挥》中论述止疝气疼痛之法，他说单用温热之品疗效不佳，盖疝气暴痛虽因寒客，而寒郁之内多兼火热、湿热，用乌头配伍栀子，一开寒闭，一宣郁热，止痛之效方佳。再想想张仲景的大黄附子细辛汤，治疗脉沉、身热、胁下偏痛，亦是寒热相伍，辛热开泄气机，苦寒清其郁热，二者配伍，止痛之力更强。

经此一事，于"火郁发之""诸禁鼓栗，如丧神守，皆属于火"的体会更加深刻。因思之，日后再治火郁之证，除栀子、石膏、银花、连翘之类轻清宣透除热之品，还可配伍上辛温药物少许。如京城温病大家张菊人所说：大抵石膏用一两，麻黄用一分即可（张氏的说法代表了一大批温病学家的看法，我不经此事，绝想不明白，麻黄用一分有什么用）。

如再治急乳蛾初期火郁于内，仍可用麻黄、附子、细辛，只不过配伍上大黄、石膏、地丁之类，而麻黄用 1g，细辛用 1g，附子用 1g，效果也许更加明显（一定是先要取决于临床验证的）。想到此处，真有必要再研究一下张仲景、祝味菊等在热病中用热药的配伍方法。

4. 导师那则医话到底是怎么使用麻黄附子细辛汤的？

医话中的患者也是扁桃体 II° 肿大，可见脓点。

但患者是起病就用麻黄附子细辛汤吗？不是！

那么，该患者就是单纯用麻黄附子细辛汤合桔梗汤治愈的吗？更不是！

只是当时就没有仔细读，或者时间冲淡了记忆，只记住了其中一部分。

该患者是先在急诊输液（头孢呋辛），输液期间出现了寒战，又用过几次解热镇痛药，服药后只能出汗少许，体温略降。经过了抗生素治疗和几次"误汗"（从中医角度看，退热西药当属误汗），正气受损，阳气不那么充沛，欲外达而不能（所以见寒战）。在这种38.5℃发热不退，病人表现为严重恶寒的情况下，导师使用了麻黄附子细辛汤，更重要的是导师在方中加了生石膏30g。

病人服药后的反应呢？汗出热退，周身舒适，但咽部疼痛明显加重。由此可知，这里的麻黄附子细辛汤只是改善了"周身违和"这么一个整体状态，对于"乳蛾"这么一个局部的"痈脓"（热盛则肉腐，肉腐则成脓）并没有治疗作用，而且，即使在配伍了桔梗、生甘草、生石膏这些寒凉利咽药物的情况下，仍然加剧了局部的疼痛。导师接着予小柴胡汤加生石膏2剂，病人服后诸症遂愈。

通过这则医话，临证时应该去思考这些问题：哪些药物是调整全身状态的，哪些药物是针对病灶去的。有的时候，我们只用了针对全身的药物，并未加针对病灶的特效药物，结果整体状态调治好之后，局部病也好了；还有一些时候，我们只用了针对局部病灶的药物，并没有去关注或处理全身的状态，结果，随着局部症状的消除，全身状态也随之好转了。前一种情况，在中医学里很受推崇，后一种情况，在西药治疗中更多一些。

能够主动去追求这两种境界者，以后可以成为良工；能够准确地达到这种效果，就已经是良工了。在临床中，更多的医者是将两者结合起来的，这样也更符合临床实际，更能在保证安全的前提下提高疗效。

据我的粗浅临床体会，有一部分属于局部病灶，但进行了许多不恰当的治疗，损伤了人体正常的气血阴阳，进而出现周身违和的一系列症状，这时先针对整体去用药，能取得满意的疗效。

能不能有一个标准，何时针对整体去用药，何时针对局部去用药，何时二者并用，以便于我们临床更好地把握呢？

有。那就是《内经》所说的"甚则独行，间则并行"。"甚"是指病情很重，不及时治疗会危及生命，在这种情况下去"独行"，像《伤寒论·少阴篇》"三急下"，像 29～30 条先用甘草干姜汤回阳。除了这种情况以外，都以"并行"为宜。我们门诊遇到的患者，十之八九都应该选择"并行"。

5. 对导师处方有何感悟

导师的处方即"并行"之义，"并行"并不意味着药味多，"并行"也应该是少而精的，让方中的每个药物都代表治疗的一个方向。导师的处方，至少包含了汗、清、下三法。

荆芥、防风开表郁，属于汗法范畴；银花、连翘、地丁，属于清法范畴；生大黄属于下法范畴。茯苓是针对苔白腻而去，局部出现了化脓是"毒"的层面了，这就不仅是在气分，已经由气分波及血分，针对这一层病机用赤芍凉血解毒。牛蒡子是去利咽喉。

全方算是以银翘散为底的，有方、有法、有度，药物的用量也是有主有次，我很是钦佩。所以，当时拿到处方的感觉是，这张方子应该一剂知二剂已。

6. 我在第二次辨治时既已意识到治疗失误，转用寒凉何故无效?

主要是因为盲目套用张赞臣先生之方，却无张先生的精准辨证，况且中药之效力较张赞臣先生的年代也是有下降的，再用小剂量疗效肯定会有折扣。所以患者服药后出现了疼痛缓解，但一觉醒来疼痛如故。

我觉得还有更重要的一层原因，是没有提炼好主诉，虽然从查体上来看，扁桃体化脓肿大比较要紧，但患者最痛苦的是牙龈的疼痛，我用药只顾着针对少阴经去了，没有去兼顾阳明经。对于齿龈之疼痛，大可使用桃核承气汤以清泻阳明（在去医院就诊前一刻，已经意识到了这一失误，打算用此方了，但是患者已经不再信任。所备的芒硝 10g，也是在这个时候买的）。

7. 对于体温、心率、热毒关系的思考

从西医生理学角度来看，单用 37.5℃的体温是无法解释 108～110 次/分的心率的。而化脓性扁桃体炎链球菌为主要致病菌，可以引起心、肾等器官的损害。我因为没有见到过链球菌感染导致心脏损害的病人，不知道会有哪些临床

表现，以为病人自觉有心慌，体温不高而脉率很快，就担心是否出现了心脏的损害。

从中医学角度来讲，我们判断热毒盛否，从来不根据体温，因为以前没有体温计，现在有了体温计，我们应该很好地借用，但对于体温值与中医"热邪""热毒"的关系，我还没有很好地把握。

中医是根据舌、脉、症来判定的。

症见肿、痛、脓，阳证的可能性十居其七，阴证的可能性十居其三；而该患者刚刚起病，非久病屡治不愈，故可断定阳热证无疑。

对于脉数，十之六主热，十之二主阴阳脱竭，十之二主其他，如紧张、奔跑等生理性的阳气变动。该患者之脉数，首先可以排除阳气之变动，因为连续两天多次数心率，都是 108 ~ 110bpm。而阴阳脱竭的数脉，多是浮大无根的（如果临床遇到过，就很容易鉴别了），这都是久病重病之危症状态才能见到，在门诊是不可能遇到的（这种状态下，若没有先进的支持治疗，很容易就死掉了，哪里有机会来门诊就诊）。该患者起病才三天，每日虽然只喝 3 碗粥，但仍可正常生活，只是疼痛有些影响生活质量而已。使用这种最笨的排除法，也可以知道数脉此处是主热啊！

8. 结语——过度思考者

读书既多，思考便多，顾虑亦多，对于常见病反而会因为过度思考出现认知偏差。有人说这是读书过多，心无定见，反受其乱。我不这样认为。这不是读书过多之害，而是用思不精之害，即孔子所说的"学而不思则罔"。而一旦出了问题再回头去反思，又是千言万语，思想无穷，活脱脱一个过度思考者的表现。

思想无穷的最终结果，用一句话概括——看山还是山，看水还是水。人们又会说，初生的小孩本来——看山就是山，看水就是水，你岂不是做了一圈无用功？

不，小孩的山水是自然境界，而思考者的山水，已然是天地境界了。

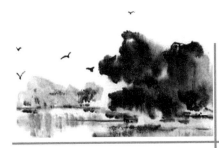

方药杂谈

fang yao za tan

中西药杂谈

胰岛素：胰岛素先伤气阳，再引起血瘀。可以把用胰岛素前后的舌象拍下来，就能观察到胰岛素的属性了。

紫草：煎服的话气味很难闻。其功效相当于大青叶加生地黄、薏米。曾治一例轻型的白癜风，主要的药物为黄芪、紫草、熟地黄、黑豆，治疗一段时间后好转。

透析：伤阳气，透析完之后的病人，舌质多淡紫，用温脾汤。中药对于肾衰透析的病人，目的在于调理透析后的病人整体状况，而不在于减少透析次数。虽然可以做到减少透析次数，但风险是非常大的。肌酐到 700 时，脉肯定出现滑兼硬象，即真脏脉。

呼吸机：其作用相当于人参，迅速补充人的中气。对于呼吸机依赖，脱机困难的，应该使用补中益气汤补充中气，中气充足，自然可以脱机。一般外邪内闭者，看似脱机容易，实际上往往预后不良，对于老年虚证，整体状况较差，看似预后不良，使用中药之后，反而可以慢慢脱机。

抗结核药物：性苦寒。结核病在未用抗结核药之前，属于中医阴虚内热的表现。使用抗结核药物后，虚热退去，表现出气阳不足，出现耐药，可以使用补中益气汤。

激素：先伤阴，再伤气伤阳。服激素后，面如月，脉细滑数，当用金匮肾气丸，而不当用六味地黄汤。使用激素后舌质红，有的舌边尖会有红点，少苔，可用血府逐瘀汤加肉桂，肉桂可以引火归原，防止进一步伤及阳气。

藏红花：性寒，生在高原寒冷地带，是唯一一个性寒的活血药物，有很强的解毒作用，比金银花还强。草红花则性温而通经。1g 西红花装在 10 枚大枣里，麻绳包裹烧熟吃，可以治疗慢性咽炎，现在放微波炉里热几分钟也可以。上等西红花含在嘴里会很快化掉，很少有渣，上等大黄也是如此，掰开后赤白相间，口含即化。医生要能鉴别中药，经常去药房看看，我经常去药房，每进一批药都会去看看、尝尝，比如常用的附子、细辛、大黄。

附子：一进修医师提到，北京这边的附子掰开里面是黄的，家里（山东）那边的掰开都是黑的，效力肯定不行。老师说，你看到的北京的是黄附片，家里的是黑附片，炮制不同，功效也略有区别。黄附片温阳之力强，黑附片炮制时用了黑豆，略有补肝肾的作用。

烟油：有很好的解毒镇痛作用，民间治疗带状疱疹有用烟油涂于局部的。《景岳全书》论烟叶很精彩。古代有用洋金花卷烟吸来定喘的。

黄芪：中医外科好用黄芪，当邪恋而不能补或正陷而不能升时，用此。而黄芪健脾的功能，乃根据其结果推断出来的。所以本草难学，要从《本经》学起，《本经》所记载的黄芪是针对痈疮的，没有说补脾胃。常用量60g、90g、120g、150g、200g、300g。200g以上之用量，多在于危症抢救时。

人参：补元气最速，红参偏温热，回阳固脱时适宜。生晒参偏甘凉，屡进补气者出现虚火上炎时适宜。常用量15g、30g、100g、200g、300g不等。100g以上多用于危症抢救。

鹅管石：就是钟乳石的一种，可以温阳纳气平喘。

鹿角片、鹿角霜、鹿角胶：鹿角霜有散结之效，鹿角胶补肾填精之力强，而无散结之效，鹿角片则二者兼备。治疗甲状腺结节、乳腺结节等需要散结的疾病时，多用鹿角霜。慢性病填补肾精时用鹿角胶。常用量为30g。

仙灵脾：可加速癌细胞的凋亡，癌，有的耗气伤阴，有的耗气伤阳。常用量30g。

雄黄：不溶于水，导师水煎服最大用量6g，《金匮》升麻鳖甲汤之雄黄即水煎服。雄黄溶于酒，治疗带状疱疹，外用雄黄酒调敷。买雄黄困难，则用六神丸一次一袋化于高度白酒中，外涂。

皂角刺：可以稀释痰液。

生大黄：大便不通，可用生大黄3g放入鸡蛋内，蒸熟食之。甘肃产的大黄属道地药材，一般不会引起明显的腹部绞痛。

益母草：若取其活血利水之功效，当大剂量使用，30g以内只能调经，30g以上才有活血利水作用。

天花粉：功效同石膏，但其兼有化痰作用。

干姜、生姜、炮姜：表寒用生姜，温中用干姜，走血分用炮姜。生姜温化寒饮，常用量为30g、60g、90g。干姜温中阳，常用量为30～60g。姜量大时很辣，多用大枣30g佐治调味。

代赭石：治疗多种气逆之症，包括呃逆、呕吐、喘促、胃食道反流、颅压升高等，兼有养血之效。用于治疗胃肠病如呃逆、呕吐、食道反流时，用量多为15g，用于治疗喘促、颅压升高时，用量多为30～60g。

清半夏：用于止咳，止呕，常用量为30g。且常与附子同用于一方。病情较重时，常用至60g。

杏仁：常用量30g，治疗咳嗽。杏仁含有氢氰酸，但煎煮后氢氰酸会分解。

仙鹤草：补虚抗癌止血。常用量为60～120g。

熟地黄：养血填精，常用量为30～120g不等，病重舌裂纹多而深时用量大，病轻舌裂纹少而浅者用量小。

金银花：清热解毒透邪，常用量为15～120g。热毒炽盛时大量使用，比如带状疱疹时。而用于一些肺部的感染，往往是在补中气的基础上，少量使用，因现在之肺部感染多存在过用抗生素现象。

当归：养血活血通脉，用量15～120g不等，大剂量使用时取其活血通脉之功效。

玄参：30～90g不等，大量使用时，多在于四妙勇安汤方中，用以治疗热毒闭阻血脉之证。

毛冬青：为治疗血脉病变特效药，常用量60～120g不等。内服的同时，可以水煎外洗或足浴。

忍冬藤：常用量30～60g，用于治疗肢体的红肿疼痛。对于经济能力有限的患者，常用此物替代金银花。外洗可治疗皮疹瘙痒色偏红者。

夜交藤：常用量30～60g，用于治疗肢体疼痛偏虚证者。对于经济能力有限的患者，常用此替代酸枣仁以养血安神。水煎外洗治疗老年人皮肤干燥瘙痒。

淡豆豉：清宣郁热解虚烦，常用量为30g。

枣仁：常用量为30～120g不等。对于失眠较重者常大量使用。对于抑郁焦虑状态等兴奋与抑制兼有的疾病，常生枣仁与炒枣仁合用。

升麻:用于李东垣补中气升阳诸方中，无论补气药量多大，此药常用 6 ~ 9g。若用至 15 ~ 30g，多取其解毒之效。

全瓜蒌：常用量 30 ~ 90g 不等，对于心衰喘促舌苔黄腻大便干燥者，常大剂量使用。

细辛：常用量为 10g。多用于温化痰饮止咳，或者辛温走窜止痛。

茯苓：常用量为 30 ~ 100g，用于舌体胖大满口，齿痕明显时，多大剂量使用。对于脱发而见此类舌者，多使用至 100g。

苍术：常用量为 30 ~ 60g，使用指征为舌体胖嫩而齿痕不明显。

川芎：常用量 15 ~ 90g 不等。治疗偏头痛、三叉神经痛时，用于散偏汤中的剂量往往为 45 ~ 90g。

丹参：用于内分泌失调引起的顽固闭经时，常用至 120 ~ 150g。

老鹳草：常用于面瘫一月以上者，用量多为 90 ~ 120g。

香附：用于理气治疗严重疼痛时，用量为 45 ~ 60g。一般理气调经时，常用量为 10 ~ 12g。

制马钱子粉：用于重症肌无力、运动神经元病等疾病，常从 0.3g 分冲用起，最大量可至 1.6g 分冲。

生麻黄：最小用量为 1 ~ 3g，1g 时多用于提壶揭盖，3g 时多用于阳和汤中以宣散气血。

灵磁石：常用量为 30 ~ 60g。病势较重，比如心衰喘剧时多用 60g，此时常和制附片、枣仁配伍使用，此为上海祝味菊先生之经验。

生地黄：常用量 30 ~ 90g，对于血小板减少、过敏性紫癜等血热之证明显时常大量使用。

水牛角：常用量 30 ~ 120g，对于血小板减少等症属热入营血时常大剂量使用。

黄芩：用于治疗发热黄痰咳血者，常用至 30 ~ 60g，尤其适宜肺部肿瘤见咳血者。

百合：常用量 30 ~ 120g 不等，病情重时常大剂量使用，比如肝昏迷患者。

葛根：常用量 30 ~ 90g 不等，用于升阳止泻常用 30g，用于治疗肌肉僵痛常用 60 ~ 90g。

桔梗：用于止咳常用量为 30g，如患者出现恶心等胃部不适症状，常令其改为饭后服药。

炒槟榔：最大用量为 60g，用于心衰腹胀者。

葶苈子：常用量 30 ~ 60g，心衰急性发作者，常用至 60g。

生牡蛎：无论用于何种疾病，常用量为 60 ~ 90g。

土茯苓：常用量为 60g，用于降尿酸复方中，与威灵仙、川萆薢、白僵蚕配伍使用。

赤芍：用于活血解毒保肝时常用量为 30 ~ 60g。

地骨皮：用于糖尿病患者之常用量为 45 ~ 60g。

天麻：相当于白术、半夏、钩藤、茯苓功效的综合。

❖ **方剂杂谈** ❖

ICU 经验方

按语：导师于临床一线救治急诊危重症患者二十余年，积累了丰富的临床经验，并且针对危重症病人容易出现的一些危重状态拟定了专方。这些专方都是在谨守传统方剂配伍理论的基础上，结合临床经验和一些西医学知识而拟定的。学生在东直门医院 ICU 实习期间得窥这些专方，如获至宝。遂将这些专方之组成、功效及服用法编成方歌，以便于记诵。若细读此编医案，不难发现医案部分中已经包含了这些专方的使用。

1. 低血压状态或休克——脱证（气脱阳衰阴伤证）

红参30g，黑附片15 ~ 30g，山萸肉30 ~ 60g，红花15g。

浓煎频服，每2小时服一次，每次20mL。

说明：病情轻、早期小剂量，病情重大剂量。

方歌：低压休克古称脱，益气回阳防阴涸。

　　　　参附红花山萸肉，浓煎频服时一合。

2. 低容量休克（出血性）——脱证（气随血脱证）

红参60g，生甘草15g，三七块15g。

浓煎频服，每2小时服一次，每次20mL。

方歌：出血低容致休克，古称元气随血脱，

　　　　红参二两三七草，浓煎频服时一合。

3.DIC（高凝期）——瘀血证

红参 30g，三七块 15g，高热加生大黄 15g。

浓煎频服，每 2 小时服一次，每次 20mL。

方歌：DIC 在高凝期，证属瘀血君莫急，

　　　　高热要将大黄入，一两红参五钱七。

4. 胃肠功能障碍——阳明病

生大黄 15g，芒硝 15 ~ 30g，枳实 15g，厚朴 15g。

合并休克者合方 1、方 2，合并 DIC 者合方 3。

浓煎频服，每 2 小时服一次，每次 20mL。

方歌：胃肠功能障碍方，先辨阴阳心须明。

　　　　若属便结阳明证，方可慎用承气汤。

　　　　不幸休克 DIC，对症合入急救方。

5. 重症感染高热方：太少合病

柴胡 15g，黄芩 30g，生石膏 60 ~ 90g，半夏 15g，麻黄 10g，杏仁 10g，青蒿 30g，生姜 30g，大枣 15g。

大便秘结者，合胃肠功能障碍方。

方歌：重症感染高热方，太少二阳合病呈。

　　　　小柴胡汤去参草，麻杏石里加青蒿。

　　　　调动枢机将邪透，便秘再合承气汤。

6. 急性肾功能障碍：关格证

口服：党参 30g，炒白术 15g，生大黄 15g，茯苓 30g，制附片 15g，当归 15g，生黄芪 30g，生甘草 10g，益母草 30g。

灌肠：生大黄 30g，桂枝 30g，生牡蛎 30g，地榆炭 60g，蒲公英 30g。浓煎 100mL，直肠点滴，日行一次。

方歌：关格今名急肾衰，口服灌肠一起来。

口服补血四君子，黄附益母将毒排，

黄桂蛎榆公英点，中西汇通门径开。

7. 消化道大出血

三七粉 5g，生大黄粉 3 ~ 10g，白及粉 10g。水调服。出现休克时合并低容量休克方，用量叠加。

方歌：胃肠出血病势急，三七大黄粉白及。

低容休克加参草，最妙研粉水调齐。

8. 急性心衰（肺水肿）

葶苈子 30g，大枣 15g，红参 15g，制附片 15 ~ 30g，灵磁石 30 ~ 60g$^{（先煎）}$，桂枝 10g，茯苓 30g，炒白术 15g。

合并肺部感染者加生麻黄 9g，生石膏 40g，炒杏仁 15g。

方歌：心衰参附苈枣汤，苓桂术里磁石忙。

救急若夹肺感染，麻杏石并一方从。

9. 耐药菌感染发热方

生黄芪 60 ~ 120g，当归 15 ~ 30g，银花 15 ~ 30g，青蒿 15 ~ 30g，虎杖 10 ~ 15g。

感染加发热者，可合方 5。

方歌：耐药菌属造化奇，芪归银蒿虎杖集。

感染高热合方 5，解毒扶正透邪急。

10. 骨科术后（髋关节置换术后）

生黄芪 60g，党参 30g，玄参 30g，当归 30g，银花 30g，川牛膝 30g，丹参 15g，三七块 15g，生甘草 6g。

方歌：术后蕴毒气血伤，三七四妙丹膝从，

大剂参芪为扶正，益气活血解毒忙。

专病专方

1. 冠心病心绞痛

红参、生晒参、川芎、丹参、三七。

2. 肺间质纤维化起病初期

膈下逐瘀汤。

3. 肺间质纤维化激素治疗

血府逐瘀汤加苍术、肉桂。

4. 肺间质纤维化一般调治

补中益气汤合方，后期合紫河车研粉服。

5. 特发性肺动脉高压症

当归四逆汤合桃核承气汤。

6. 呼吸机依赖

补中益气汤。

7. 食道裂孔疝

旋覆代赭汤合枳术丸。

8. 反复口腔溃疡

补脾胃泻阴火升阳方，缓解期服肾气丸。

9. 肾衰透析

温脾汤加味。

10. 反复泌尿系感染耐药

补中益气汤合附子理中丸。

11. 亚急性甲状腺炎

柴胡桂枝干姜汤。

12. 甲状腺结节、乳腺增生

阳和汤加生牡蛎。

13. 不孕

血府逐瘀汤与少腹逐瘀汤交替服用。

14. 偏头痛、三叉神经痛

用陈士铎的散偏汤（白芍五钱，川芎一两，郁李仁一钱，柴胡一钱，白芥子三钱，香附二钱，甘草一钱，白芷五分）最好。川芎最大量可用到 90g，因为川芎升散，故有牛膝引气血下行，白芍酸敛以制衡。解放初北京有一兽医，乃军队医马者，程砚秋偏头痛久治不效，此人用蜈蚣 100 条治愈。

15. 抑郁焦虑状态

柴胡桂枝干姜汤合酸枣仁汤。

16. 强直性脊柱炎

桂枝芍药知母汤，痛甚合乌头汤，巩固用阳和汤。

17. 带状疱疹急性期

五神汤加玳瑁、羚羊角粉、水牛角片。

18. 带状疱疹后遗神经痛

黄芪赤风汤或补阳还五汤合止痉散。

19. 动静脉病变

四妙勇安汤加毛冬青。

20. 组织间红肿热痛

五神汤。

21. 手术伤及淋巴管致肢体象皮肿

四妙勇安汤合阳和汤加土鳖虫。

22. 股骨头坏死

阳和汤加苏木、自然铜。

23. 甲状腺功能亢进

风引汤。

成方简释

1. 血府逐瘀汤

是通过调和肝脾来活血的，服后会泻3日，有的日泻8次。

2. 附子理中

吃完附子理中，出现低血糖是正常现象，出现肠鸣音亢进也是正常现象。因为中焦的郁滞借药力打开了。

3. 凉血地黄汤

痔疮发作时，老师曾处李东垣之凉血地黄汤。

4. 吴茱萸汤

胃胀、打嗝，若见舌淡而水润，单用旋覆代赭汤不够，应合吴茱萸汤。

5. 补脾胃泻阴火升阳方

气虚和湿热相裹挟，可用此方。东垣的"阴火"更多的指脾气虚弱，运化不及后产生的湿热。

6. 百合固金汤

可用于未服用抗痨药物的结核患者，如果已经使用抗痨药物，证型会发生变化，不宜再用此方。

7. 桃核承气汤

不寒也不热，若欲温则桂枝加量，若欲清则芒硝加量。治疗子宫癌会先用一段，调经有时也用，因芒硝味咸可以软坚散结。芒硝6g，以知为度，应日泻5～6次都可以，连续泻5～6天，如果大便次数未减，逐渐减芒硝量，因为每个人体质不同。银屑病见于太阳经部位，且有血瘀征象者可用。

8. 治水饮方

体内出现积液时，使用攻逐水饮之法如十枣汤、葶苈大枣泻肺汤、己椒苈黄丸等，都是不得已而为之，应中病即止，进一步要用真武汤、理中汤、肾气丸。

9. 龟鹿二仙胶

熬制法，人参、枸杞熬到欲化为止，适应证：考虑与遗传有关的一些疾病，如运动神经元病；慢性的虚损病，如白细胞减少症、再生障碍性贫血等；一些复杂的难治性疾病，多在"精"的层面，辨证治疗一段时间之后，可以使用。一般秋冬之际服用，时令秋收冬藏，且天凉便于保存。

10. 阳和汤

治疗股骨头坏死，加苏木、自然铜、三七粉。14剂之后，疼痛会减轻，不痛就可以了，进展慢了就行了。还用于甲状腺结节、乳腺增生、哮喘。

11. 四妙勇安汤

热毒闭于血脉用此方。

12. 五神汤

热毒在组织间隙，用此方。糖尿病足和脉管炎是中阳不足，热毒闭在指端局部，先用麻黄附子细辛开闭，再用补中益气合附子理中合四妙勇安汤或合阳和汤。

13. 黄芪赤风汤

黄芪赤风汤＋葛根或苍术、羌独活治疗肩周炎，有时候也治疗白癜风。此方用于病载于皮表，桂芍知母汤用于病在于经脉，层次不同。

14. 乌药散

对于寒热虚实不明显者，常用此调经。

15. 颠倒散

出自《医宗金鉴·外科心法要诀》，原治疗皮肤痤疮。导师加入雄黄，用来内服治疗脑部的良恶性肿瘤，大黄：雄黄为30∶1。

16. 三甲散

河南中医学院儿科郑氏用三甲散治疗小儿疳积：鳖甲60g，龟板60g，穿山甲60g，鸡内金60g，银花15g，番泻叶6g，砂仁10g，研散，服一月。

17. 倾倒散与牛黄散

河南中医学院，郑氏有倾倒散，乃牵牛子、大黄二味，每次服用3～5g，若富人来求治，此药名叫"牛黄散"，一块大洋一小瓶，盖劫富济贫之法。老先生死后，遗体捐献给学院，然而师生未解剖之，每当上课，先向老先生的遗体鞠躬。（按语：最早见《中藏经》）

18. 降尿酸方

土茯苓、威灵仙、白僵蚕、鬼箭羽。阳虚合附子理中汤，水饮合苓桂术甘汤，气虚血瘀合补阳还五汤或黄芪桂枝五物汤。不需要配合降尿酸西药。

19. 消尿潜血方

尿里有红细胞，可用西瓜皮、冬瓜皮、绿豆煮水喝。

20. 下肢神经损伤足浴方

毛冬青 60g，鸡血藤 30g，桑枝 60g。煮水泡脚。下肢血管病足浴方（下肢动脉硬化）：毛冬青 30g，川芎 30g，牛膝 30g，加内服药渣，煮后泡脚。

21. 三两三

三两三古方可以研究一下，是一种配伍思路。

22. 川贝花椒梨

有时用川贝，有时用花椒，有时二者都用。此法《肘后》即有记载。

23. 二仙汤

叶天士《临证指南医案》里即有此方。治疗更年期雌激素下降者效佳，然此方补脾之力太弱，服用一段后常合四君子汤。

24. 小柴胡汤

和解少阳之力有余，而化湿之力不足，故常合平胃散。

25. 参赭培气汤

此方加利水药治疗心肺功能不全者效佳。

26. 镇肝息风汤

柳宝诒医案里即有此方之原型。张锡纯用此治疗中风，即使诸症缓解，也要三五日服用一剂，防止复发。

27. 人参养荣汤

与十全大补汤思路不同，此方是在补中的基础上来补气养血的。

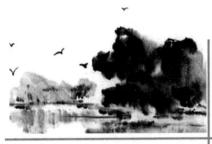

医案选录

yi an xuan lu

❖ 呼吸系统疾病 ❖

特发性肺动脉高压

小引：特发性肺动脉高压是不明原因导致的，以肺血管阻力进行性升高为特征的肺血管疾病，最终导致右心衰竭和死亡。未经特异性靶向治疗的患者自然预后差，中位生存时间仅2.8年。现用于治疗肺动脉高压的药物——波生坦，是一种内皮素受体拮抗剂，2006年在国内上市。患者自3月19日起服用此药。

周某，女，35岁。

2013-3-26 初诊

患者诉自小活动量较同龄人小，2013年2月每步行约100米后，出现胸闷憋气、乏力，伴头晕、视物模糊，双下肢水肿，咳嗽，夜间不能平卧。患者于2013年3月12日就诊于阜外医院，确诊为：特发性肺动脉高压；慢性肺源性心脏病，心脏扩大，心功能Ⅲ级。予强心、利尿、改善肺动脉高压等对症治疗。患者于2013年3月21日出院。出院带药为：托拉塞米、螺内酯、地高辛、波生坦等。因症状缓解不明显，来寻求中医治疗。

症见：口唇及爪甲紫绀，双手鱼际色紫暗。活动量减小，爬楼梯则喘促，四肢冰冷，双足水肿不能穿鞋。舌色紫暗，脉沉细弱略数。

生黄芪90g，当归45g，桂枝30g，赤芍15g，细辛15g，通草3g，炙甘草15g，毛冬青60g，猪苓30g，茯苓30g。7剂，浓煎100mL。

按语：四肢厥冷乃寒凝肝脉之征，动则喘促乃气虚不固之象。气虚血行不畅，故见口唇爪甲紫绀，舌质紫暗；血不利则为水，故见双下肢水肿。方用当归四逆汤加大剂黄芪温通肝脉、益气活血以治本，茯苓、猪苓利水以治标，毛冬青二两，乃取其通脉特效，临床常用此药治疗血脉病。患者须严格控制饮水量，故将中药浓煎。

2013-4-2 二诊

服药第二天即来月经，一口气爬二楼来诊室就诊，仅见轻微喘促，手足凉已较前改善，鱼际色仍青。舌质紫暗，苔薄白，脉沉。

当归45g，桂枝15g，赤芍15g，细辛10g，炙甘草15g，生黄芪100g，毛冬青60g，泽泻15g，泽兰30g，茯苓30g，益母草60g。7剂，浓煎100mL。

按语：患者至诊室第一件事是向导师鞠躬致谢。服药既效，守方再进。生黄芪加量至100g，以加强益气活血之力，并加入泽兰、益母草二味活血利水之品，以血水同治。

2013-4-9 三诊

诸症好转，夜间可平卧，双下肢水肿较前减轻，口唇爪甲及鱼际紫绀，舌色仍紫暗。

当归60g，桂枝15g，赤芍15g，细辛10g，通草3g，炙甘草15g，生黄芪100g，毛冬青60g，泽兰20g，益母草60g，红花30g。14剂，浓煎服。

按语：三诊时诸症好转，守方加红花一两以增加活血力量。使用益母草调经时量在30g以内，若以之利水，必用30g以上。

2013-4-23 四诊

诸症进一步好转，双鱼际及舌色仍暗，月经量少。口干，因要控制水的摄入，故不敢恣意饮水。

当归60g，桂枝10g，赤芍15g，细辛10g，通草3g，炙甘草15g，生黄芪60g，毛冬青60g，泽兰20g，益母草20g，红花30g，生石膏30g。14剂，浓煎服。

按语：加入生石膏一两，乃针对口干。

2013-5-7 五诊

双手鱼际颜色仅较平常人深，双下肢轻微水肿。

当归60g，桂枝10g，赤芍15g，细辛10g，通草3g，炙甘草15g，生黄芪60g，毛冬青60g，红花30g，生石膏30g，桂枝15g，生大黄10g，元明粉

$6g^{(分冲)}$。14 剂，水煎服。

按语： 患者开始服用利尿西药，故中药专以益气温通血脉为主，方用当归四逆汤合桃核承气汤。

2012-7-2 六诊

双手鱼际之颜色及口唇颜色已经完全正常。舌质仍紫暗，脉沉略滑。

当归 60g，桂枝 10g，赤芍 15g，细辛 10g，通草 3g，炙甘草 15g，生黄芪 120g，生晒参 15g，毛冬青 60g，红花 30g，生石膏 30g，桂枝 15g，生大黄 10g，元明粉 $6g^{(分冲)}$。14 剂，水煎服。

按语： 五诊后因导师停诊，患者自行守方服用 28 剂，遵医嘱黄芪逐渐加量至 120g。导师以前治过内蒙古一女孩，先心病合并肺动脉高压，较此例更严重，预计寿命 18 岁，初用方用当归四逆汤，再用桃核承气汤。因家境贫寒，患者只来就诊两次，结果未知。

咳嗽性晕厥

杨某，男，73岁。

2012-9-18 初诊

咳嗽剧烈时出现呕吐，晕厥，曾在马路上因咳嗽而晕厥不省人事。面色无华，汗出较多。脉虚数。

生黄芪90g，党参30g，熟地黄60g，天麻30g，清半夏30g，白芍15g，黄柏10g，蔓荆子10g，葛根60g，升麻3g，柴胡3g，炙甘草15g，砂仁6g^{（后下）}。14剂，水煎服。

按语： 晕厥一证，有因痰浊上蒙者，有因肝阳化风者，有因清阳不能上奉者。患者古稀之年，面色无华，动则汗出，气虚之征已明。《内经》云"五气之病，肺为咳"，骤然剧咳则肺气耗伤，不能宣清阳以上奉头目，故致晕厥。咳甚呕吐者，乃因肺气之上逆引动阳明痰浊。其之治也，当益气升阳为本，降泄痰浊为标，故予益气聪明汤合半夏白术天麻汤之义。

2012-10-16 二诊

未再出现晕厥。

生黄芪120g，党参30g，熟地黄60g，天麻30g，清半夏30g，白芍15g，蔓荆子10g，葛根60g，升麻6g，柴胡6g，炙甘草15g，当归15g，黄柏10g，炒白术15g。14剂，水煎服。

2012-12-1 三诊

咳嗽咳痰，痰色白质黏，乏力，劳累时有喘息。舌体胖，舌质暗红，舌中间有裂纹，少苔。

熟地黄60g，当归30g，茯苓30g，清半夏30g，陈皮10g，炙甘草15g，山萸肉 15g，生山药 30g，炒杜仲 10g，怀牛膝 15g。14 剂，水煎服。

按语：药已中的，二诊守方再进。三诊时晕厥已止，咳嗽未平。古稀之年，白黏痰与裂纹舌并见，乃肾气不足，精化为痰。方用张景岳之金水六君煎合左归丸。

2013-3-5 四诊

服药后未再晕厥，偶有一过性头昏眩晕。晨起眼睑肿，双下肢无力。有飞蚊症。舌体胖大，多裂纹，脉沉弦。

生黄芪 60g，党参 30g，白芍 30g，熟地黄 30g，升麻 3g，柴胡 3g，葛根 60g，黄柏 10g，炙甘草 10g，炒白术 15g，茯苓 15g。14 剂，水煎服。

2013-3-26 五诊

飞蚊消失，头昏好转，双下肢力量增加。觉颈部不适。舌淡胖少苔，裂纹，大便调。予益气聪明汤加填精之品：

生黄芪 60g，党参 30g，白术 15g，熟地黄 30g，升麻 6g，柴胡 6g，葛根 60g，黄柏 10g，炙甘草 10g，茯苓 15g，知母 10g，炙龟板 30g。14 剂，水煎服。

按语：患者四诊时咳止痰化，诸症向安。晨起目肿，下肢无力，乃气虚不能温运；目有飞蚊，舌见裂痕，乃肝肾精血不能滋养。故予益气聪明汤加熟地黄，益气升阳与养血填精并进。五诊时将养血填精药由四诊的一味熟地黄进而为大补阴丸合方了。该患者咳嗽经年，每年入冬即作，某年，其老妻为之制胎盘一具服之，当年之咳喘未作。由此，于填精固本止咳法之疗效，可见一斑了。

肺癌术后、7 枚支架置入术后调治脉案

小引：这位患者只是导师门诊众多病人中普通的一位，在内伤病的调治中，不在于追求奇效，而在于坚持。患者至今仍来门诊就诊，已经三年过去了。病情平稳时，可以爬二层楼而气息仍平；病情加重时，动辄喘促，下肢水肿，甚则夜间不能平卧。治疗过程中，曾考虑肺癌复发肝脏转移，但患者年事已高，只是通过服用中药保守治疗。如果细心阅读，你会发现在三十次诊疗中有多次病情的跌宕起伏。

刘某，女，1938 年生。

2009-8-26 初诊

肺癌术后，元气渐伤，疲乏喘促，腹泻时作。舌质淡暗，舌体胖，舌苔白腻，脉沉细。

党参 30g，茯苓 30g，炮姜 10g，炒白术 30g，炙甘草 10g，白扁豆 30g，生山药 30g，炒薏仁 30g，生黄芪 30g，桔梗 10g，莲子肉 15g。14 剂，水煎服。

按语：此肺病及脾，子盗母气，故用参苓白术散加炮姜以培土生金。健脾方中多有参、术、草，若加炮姜一味，即成理中丸。此患者舌质淡暗，已由脾气虚而累及脾阳虚，故加炮姜以温运脾阳。

2009-9-23 二诊

近日精神状态好，腹泻已止，舌质暗，舌体胖大，苔薄腻，脉沉细。

党参 30g，炒白术 15g，茯苓 30g，白扁豆 15g，生山药 30g，莲子肉 15g，陈皮 10g，砂仁 6g，桔梗 10g，炙甘草 10g，生薏米 30g，当归 15g，生黄芪 30g。14 剂，水煎服。

按语：服药匝月，脾阳健运，元气渐复，故去炮姜而加当归，当归与黄芪相伍乃当归补血汤，以冀气血同调。初诊方未刻意用化湿之品，而白腻苔已转薄白。内伤病重舌神、舌态之诊察，而不受舌苔之迷惑，脾胃健运，则湿浊自散，腻苔自退。

2009-11-11 三诊

舌体胖大，舌色淡红偏暗，苔腻，脉沉。

藿香 10g，川朴 10g，党参 30g，生黄芪 60g，当归 15g，炒白术 15g，陈皮 10g，苍术 15g，滑石 30g，生甘草 10g，茯苓 25g。14 剂，水煎服。

按语：湿邪之生，或由于饮食不节，或由于外邪内侵，方用补中益气汤合藿朴夏苓汤之义，与初诊"温脾益气而腻苔自去"之治法有别。

2009-12-23 四诊

肺癌术后，舌质淡，苔水滑，脉沉滑。上方加丹参 15g。14 剂，水煎服。

2010-2-2 五诊

活动后气短，心悸乏力，面色无华。舌质淡暗，苔薄，脉沉细。

党参 30g，生黄芪 30g，三七块 10g，当归 15g，清半夏 30g，制南星 10g，制附片 10g，炒白术 15g，茯苓 15g，丹参 15g，川芎 15g，炙甘草 10g，柴胡 6g。30 剂，水煎服。

按语：半夏、南星、附子三味生用即三生饮，此处制用，取其化痰散结抗癌之效。三七块、丹参、川芎乃针对冠脉供血不足而设。

2010-4-1 六诊

肺癌术后半年，气短。舌质淡暗苔白，脉沉弱。

党参 30g，生黄芪 90g，炒白术 15g，清半夏 30g，生半夏 10g^{（先煎）}，仙鹤草 90g，制附片 15g，赤芍 30g，细辛 10g，乌梅 15g，川椒 10g，半边莲 30g，炙甘草 10g。7 剂，水煎服。

按语：考虑癌症有复发转移，扶正祛邪并用。方用参、芪、术合乌梅丸加减。癌症为病，寒热错杂，可用乌梅丸方。并加入仙鹤草补虚以抗癌，生半夏散结蚀疮以抗癌，半边莲清热解毒以抗癌。

2010-4-8 七诊

建议肝脏增强 CT 复查（肝内有肿块），舌淡苔白。上方加当归 15g，干姜 30g。14 剂，水煎服。

2010-5-27 八诊

肺癌术后，活动后喘促，舌质淡暗，苔薄，脉沉迟。

党参 60g，生代赭石 40g^(先煎)，仙鹤草 100g，乌梅 10g，炒白术 30g，茯苓 15g，川椒 6g，干姜 10g，炙甘草 10g，红花 10g，半边莲 30g。30 剂，水煎服。

按语： 手术、化疗之法治癌疗效固佳，然于正气损耗颇重。患者古稀之年，正气虚衰，两相权衡，当服中药保守治疗。参、赭合用，乃张锡纯参赭培气汤之义，此方治肺气亏虚，喘促气浮。主方仍守乌梅丸。

2010-7-22 九诊

肺癌术后，近因心肌梗死行支架置入术后，左侧面肌抽动，面色萎黄。脉沉。

党参 60g，三七粉 3g^(分冲)，丹参 30g，川芎 15g，炒白术 15g，茯苓 30g，生山药 30g，白扁豆 15g，桔梗 10g，生黄芪 60g，炙甘草 15g。15 剂，水煎服。

另予愈风宁心片、散风通络丸、参苓白术丸口服。

按语： 至此，患者共置入七枚支架。主方予参苓白术散培土生金。党参、三七、丹参、川芎四药合用，益气通心脉，为导师常用方，气虚甚时予红参，病情较缓时研粉长期服用。

2010-8-26 十诊

肺癌术后，心肌梗死置入支架术后。舌体胖，舌质瘀暗苔薄，脉弦虚。

红参 15g，丹参 30g，川芎 15g，三七块 15g，生山楂 30g，炒白术 15g，生黄芪 60g，银花 15g。14 剂，水煎服。

按语： 舌质瘀暗，乃血脉瘀阻使然。急则治其标，故用红参、丹参、川芎、三七块四味为主，益气以通心脉。重用生山楂一两，取其活血降脂特效；黄芪与银花配伍乃益气透邪解毒之法，此针对支架术后冠脉炎症反应而设。

2010-9-30 十一诊

肺癌术后，心梗支架置入术后。面赤，气短，舌淡瘀暗，苔薄润，脉沉滑。

红参 15g，丹参 15g，川芎 10g，生黄芪 30g，三七块 10g，赤芍 15g，防风 10g，银花 15g。14 剂，水煎服。同时服用香砂六君子 3 次 / 日。

按语：患者胃肠不适，故去山楂加入赤芍、防风，此二味与黄芪相伍乃王清任黄芪赤风汤，此处用之益气活血通脉。

2010-10-4 十二诊

饮食不慎而致呕吐，呕吐为胃内容物，脉弦，舌质淡，苔白腻。

柴胡 30g，黄芩 15g，清半夏 30g，党参 30g，苍术 15g，陈皮 10g，川朴 15g，炙甘草 15g，生姜 30g，大枣 30g。5 剂，水煎服。

按语：饮食失节，而致呕吐，呕而脉弦，小柴胡汤主之。方中半夏、生姜皆重用至一两，取其止呕特效。然小柴胡汤和解止呕有余，而祛湿之力不足，苔白腻乃湿盛之象，故合入平胃散。

2010-11-4 十三诊

症状减轻。舌质淡瘀暗苔薄腻，脉沉弱。

党参 30g，生黄芪 60g，炒白术 15g，川芎 15g，三七块 15g，茯苓 30g，猪苓 15g，泽兰 15g，苏叶 10g，黄连 6g，炙甘草 10g。14 剂，水煎服。

按语：服柴平汤后，呕吐虽渐止，然脾胃之气尚未复原。方用参、芪、术、芎、三七益气通脉以治本；再合以四苓散、苏叶黄连饮健脾渗湿和胃。苏叶黄连饮为止呕呃特效配伍，法出薛生白《湿热条辨》。

2010-12-9 十四诊

党参 30g，炒白术 15g，当归 10g，陈皮 10g，生黄芪 60g，升麻 6g，柴胡 6g，茯苓 15g，炙甘草 15g，清半夏 10g，灵芝 15g，红景天 30g。14 剂，水煎服。

按语：胃肠不适渐安，转予补中益气汤合六君子汤从本论治。

2011-1 十五诊

肺癌术后，心脏支架术后，头痛胀，CT：左侧侧脑室旁腔梗灶。脉沉弦虚。

生晒参 15g，茯苓 30g，炒白术 15g，炙甘草 15g，川芎 15g，葛根 30g，细辛 10g，苍术 15g，菖蒲 15g，柴胡 10g，炒香附 15g。14 剂，水煎服。

按语：古稀之年，元气既衰，百病乃生。前症未平，今又添头部胀痛，方用四君子汤补气从本论治，另加入葛根、细辛、菖蒲，升阳通窍止痛以治标。此处不用党参而用生晒参者，乃取其补气之速效也。

2011-2-24 十六诊

肺癌术后，心脏支架术后，头昏沉，疼痛，舌淡暗，苔白腻。

党参 30g，炒白术 15g，茯苓 60g，陈皮 10g，清半夏 15g，丹参 30g，红参 15g，檀香 6g，砂仁 15g，葛根 60g，炙甘草 15g，木香 3g。14 剂，水煎服。

按语：诸病交织，从本论治，方用香砂六君子汤合丹参饮。

2011-3-31 十七诊

舌质紫暗，尖红，苔白腻，脉虚细。

党参 30g，炒白术 15g，茯苓 60g，陈皮 10g，清半夏 15g，丹参 30g，檀香 6g，砂仁 15g，葛根 60g，炙甘草 15g，木香 3g，生山药 30g。14 剂，水煎服。

2011-4-28 十八诊

腰痛，手指麻木，舌质暗，苔白，脉沉细。

党参 30g，生黄芪 30g，炒白术 15g，茯苓 30g，炙甘草 15g，白扁豆 15g，生薏米 60g，莲子肉 15g，桔梗 15g，黄柏 10g，生山药 30g。14 剂，水煎服。

按语：补气日久，易生虚火，十七诊舌尖转红，于方中加入生山药一两，益阴以敛阳气。十八诊再加入黄柏苦寒坚阴，反佐诸药防止虚火上炎。

2011-5-19 十九诊

党参 30g，生黄芪 30g，炒白术 15g，茯苓 30g，炙甘草 15g，白扁豆 15g，生薏米 60g，莲子肉 15g，桔梗 15g，黄柏 10g，生山药 30g，砂仁 10g。14 剂，水煎服。

2011-11-16 二十诊

近日在协和医院注射肉毒素后，面瘫加重。

生黄芪 60g，党参 30g，炒白术 15g，炙甘草 15g，陈皮 10g，当归 10g，柴胡 6g，升麻 6g，葛根 60g，防风 10g，干姜 30g。14 剂。

2011-7-7 廿一诊

舌淡胖，苔白腻。

生黄芪 60g，党参 30g，炒白术 30g，陈皮 10g，当归 15g，柴胡 6g，升麻 6g，炙甘草 15g，干姜 30g，制附子 15g。14 剂。

2011-9-8 廿二诊

气短乏力，舌紫暗。

党参 30g，生黄芪 90g，炒白术 15g，当归 15g，陈皮 10g，升麻 6g，柴胡 6g，干姜 30g，制附子 15g，茯苓 60g，炙甘草 15g。28 剂。

按语：廿一诊至廿二诊，方用补中益气汤合附子理中丸，从本论治。

2011-11-3 廿三诊

气短，乏力，憋闷，大便可，眠差。脉沉弦结代，舌淡暗。

红参 15g，炒白术 15g，生黄芪 90g，干姜 30g，制附子 15g，当归 15g，陈皮 10g，升麻 6g，柴胡 6g，桂枝 30g，炙甘草 30g，生龙牡各 30g，炒枣仁 60g。14 剂。

按语：患者脉结代，乃心气不足之象，故用红参大补元气，并合入桂枝甘草龙骨牡蛎汤以安神定悸。加入炒枣仁二两以补心血，使全方气血同调，阴阳维系。

2011-11-18 廿四诊

上方加山药 30g。14 剂，水煎服。

2011-12-29 廿五诊

肺癌术后，活动后咳喘，痰少，舌胖暗，苔白腻，脉沉缓。

方一：党参 30g，生代赭石 15g^(先煎)，生山药 60g，炒白术 15g，牛蒡子 15g，炙甘草 10g，天冬 15g，仙鹤草 60g，清半夏 60g，茯苓 60g。14 剂，水煎服。

方二：苏木 15g，毛冬青 30g，青风藤 60g，制草乌 15g，怀牛膝 30g，生麻黄 15g。7 剂，水煎外洗。

按语：冬至前后，节气变换，咳喘又作。方取参赭培气汤降敛肺气，滋养肺阴。加入茯苓二两，即合入四君子汤；加入半夏二两，协助赭石降肺之逆气；加入仙鹤草二两，取其补虚抗癌。参赭培气汤出自张锡纯之《医学衷中参西录》，原组成为：潞党参（六钱）、天门冬（四钱）、生赭石（八钱，轧细）、清半夏（三钱）、淡苁蓉（四钱）、知母（五钱）、当归身（三钱）、柿霜饼（五钱，服药后含化徐徐咽之）。然导师使用此方时的固定组成为：人参、代赭石、生白术、生山药、牛蒡子、天冬。

2012-2-2 廿六诊

咳喘，白黏痰，难咯，胸闷，坐位轻。舌淡胖有齿痕。

全瓜蒌60g，薤白15g，清半夏60g，桂枝15g，生麻黄10g，炒杏仁10g，桔梗30g，炒牛蒡子15g，山药60g。7剂。

按语： 寒邪外客，痰浊内阻，肺气不降，故见咳喘胸闷，痰黏难咯。方取《金匮》瓜蒌薤白半夏汤以解胸膈间之痰凝气滞，合入三拗汤以散寒平喘。因痰黏难出，故佐以牛蒡子、山药，以养肺阴而利咽喉，此二味之配伍乃出自张锡纯之《医学衷中参西录》，张氏认为"牛蒡子山药并用最善"。

2012-2-3 廿七诊

党参30g，生黄芪100g，炒白术15g，当归10g，陈皮10g，柴胡6g，升麻6g，制附子15g，干姜30g，清半夏60g，茯苓30g，生姜30g，大枣30g，生山药30g。14剂，水煎服。

2012-3-27 廿八诊

生黄芪100g，党参30g，炒白术15g，当归15g，陈皮10g，炙甘草15g，柴胡6g，升麻6g，生姜30g，大枣30g，生山药30g，砂仁10g^(后下)，干姜30g，黑附子15g，清半夏60g，茯苓30g。14剂，水煎服。

2012-4-17 廿九诊

生黄芪100g，党参30g，炒白术15g，当归30g，陈皮10g，炙甘草15g，柴胡6g，升麻6g，生姜30g，大枣30g，生山药30g，砂仁10g，清半夏60g，炒枣仁60g，川芎10g，茯苓30g。14剂，水煎服。

2012-6-5 三十诊

党参60g，生黄芪60g，生代赭石30g^(先煎)，生山药60g，炒白术15g，天冬15g，仙鹤草100g，牛蒡子10g，红花6g，炙甘草10g，当归15g。14剂，水煎服。

2012-8-7 三十一诊

劳累后憋气，喘促。脉沉弦。

党参60g，生晒参10g，生山药60g，生代赭石15g^(先煎)，天冬15g，炒白术

15g，牛蒡子 10g，仙鹤草 100g，清半夏 15g，炙甘草 6g。14 剂，水煎服。

按语： 虚证于补气之后，应注重养阴以敛气，故在廿五诊至廿七诊屡用补中益气汤合附子理中汤之后，廿八至廿九诊即改予参赭培气汤气阴同治。

2012-8-28 三十二诊

熟地黄 30g，鹿角霜 30g，炮姜 15g，肉桂 10g，生麻黄 3g，白芥子 15g，炙甘草 10g。14 剂，水煎服。

按语： 此诊方用阳和汤温阳填精化痰散结，较之气阴双补更进一层。

慢性阻塞性肺病

王某，男，70 岁。

2013-2-26 初诊

咳喘，小便频，舌嫩红，少苔。

熟地黄 60g，生山药 30g，山萸肉 15g，泽泻 10g，茯苓 15g，丹皮 10g，五味子 10g，制附片 15g，肉桂 10g，怀牛膝 15g，麦冬 15g，党参 30g。14 剂，水煎服。

2013-3-12 二诊

咳喘好转，口干。

熟地黄 60g，生山药 30g，山萸肉 15g，泽泻 10g，茯苓 15g，丹皮 10g，五味子 10g，制附片 15g，肉桂 10g，怀牛膝 15g，麦冬 15g，党参 30g，盐知母 6g。14 剂，水煎服。

2013-3-26 三诊

咳喘好转，面色苍黄，腰腿疼痛。舌胖嫩略红，中有裂纹，脉沉细。

熟地黄 60g，山萸肉 15g，生山药 60g，丹皮 10g，泽泻 10g，茯苓 15g，肉桂 10g，制附片 15g，玄参 30g，生黄芪 30g，当归 15g，炒白术 15g。14 剂，水煎服。

2013-4-9 四诊

熟地黄 60g，山萸肉 15g，生山药 60g，丹皮 10g，泽泻 10g，茯苓 15g，肉桂 10g，制附片 15g，玄参 30g，生黄芪 30g，当归 15g，炒白术 15g，蛤蚧 1 对。14 剂，水煎服。

按语： 初诊时咳喘伴见小便频，乃肺气久虚及肾，当金水同治，方用肾气丸合生脉饮。加入牛膝一味，引气血至下焦，乃上病下取之义。二诊时，肺肾之气渐充，咳喘好转，因虚火上炎出现口干，故临时用盐知母6g以治标。三诊时去麦、味而加芪、术，是由补肺肾转而补脾肾。四诊时诸症进一步好转，于三诊方中加蛤蚧一对以补肾填精纳气，则治疗之层次由补气血渐进一步至填精了。

AECOPD 致呼吸衰竭呼吸机依赖

小引：老先生于 2012 年 12 月 31 日 COPD 急性发作，出现咳嗽喘憋，神志不清，送往 306 医院，经急诊收住呼吸科 ICU 病房，行气管插管、呼吸机辅助通气、吸痰、平喘抗感染等治疗。生命体征平稳后，曾配合服用清热化痰、纳气平喘中药一月。经系统治疗至 4 月初，全身状况好转，予以脱机拔管，改行无创呼吸机辅助通气。一周后血氧不能维持正常水平，再次插管上机，并于 4 月中旬再次诊断肺部感染。为求早日康复出院，老先生的一位学生遂搜集其症状、舌脉及用药情况，来导师门诊求治。患者之面色、舌象皆根据照片资料。

李某，男，86 岁。

2013-4-23 初诊

鼻饲饮食，神志时明时昧。腹胀，大便稀溏，日行 3 ~ 4 次。每日可吸出大量白稀痰。西药主要予美罗培南抗感染。舌质淡紫，少苔，舌面水润。

生黄芪 120g，炒白术 15g，陈皮 18g，升麻 3g，柴胡 3g，当归 20g，炙甘草 15g，干姜 15g，西洋参 30g，红参 15g，山萸肉 30g。14 剂，水煎鼻饲。

按语：宗气由自然界之清气与中焦上奉之水谷精微化合而成，积于胸中，走息道而行呼吸。今中气大虚，无力上奉水谷精微，宗气生化无源，故致呼吸衰竭；中气之虚已累及中阳，故见腹胀便溏，舌质淡紫。方用大剂补中益气合附子理中峻补中气，温运脾阳。加入山萸肉一两，取其温酸收敛元气，盖因病重之时，峻补其气虽能令气骤复，不能使气久留，故加入山萸肉防止已回之气再次散脱。

2013-5-7 二诊

服药后精神好转，痰量减少，腹胀缓解，大便仍稀溏，日行 3 ~ 4 次。呼吸机支持力度下调，西药仍予美罗培南抗感染。

生黄芪 120g，炒白术 15g，陈皮 18g，升麻 3g，柴胡 3g，当归 20g，炙甘草 15g，干姜 15g，西洋参 30g，红参 15g，山萸肉 30g，黄连 6g，葛根 30g，黄芩 15g。7 剂，水煎鼻饲。

按语： 中阳渐复，温化有力，故痰量减少，腹胀缓解；中气渐增，运化有权，能奉水谷精微上养宗气，故呼吸功能改善，机械通气力度下调。惟腹泻不减，故于原方合入葛根芩连汤以成反治之法。

2013-5-16 三诊

服药后腹泻渐止，痰量仍偏多。呼吸机模式调整为 SIMV。

红参 30g，西洋参 30g，生黄芪 120g，炒白术 15g，制附片 15g，山萸肉 30g，当归 15g，炮姜 15g，苍术 15g，柴胡 6g，升麻 6g，皂角刺 10g，炙甘草 10g。14 剂，水煎鼻饲。

按语： 服药后腹泻已止，呼吸功能继续改善，皆为佳象。因痰量仍多，故加皂角刺一味以化痰。

2013-7-2 四诊

服药后精神好转，体力增加，痰量减少。6 月 19 日行气管切开，呼吸机辅助通气。

红参 15g，生晒参 15g，生黄芪 150g，炒白术 15g，制附片 15g，山萸肉 30g，当归 15g，干姜 15g，苍术 15g，柴胡 6g，升麻 6g，金银花 15g，炙甘草 10g。14 剂，水煎鼻饲。

按语： 5 月 16 日所处 14 剂汤药未遵医嘱日服一剂，而是一月服完。服药后出现虚火上炎之象，有医者予数剂清热化痰纳气平喘中药服用。此诊仍予大剂补中益气汤合附子理中丸，惟加入银花一味，既能反佐诸药以防虚火上炎，又能协助抗感染治疗。

2013-7-23 五诊

服药后，诸症好转，于 7 月 18 日脱机。

红人参 30g，生黄芪 150g，炒白术 15g，制附片 15g，山萸肉 30g，鹅管石 30g^{（先煎）}，干姜 15g，茯苓 30g，柴胡 6g，升麻 6g，炙甘草 10g，知母 6g。14 剂。

按语： 脱机后守方去银花加知母再进，以巩固疗效。本案初诊时，学生曾睹病者资料试写一方于纸上，其方为补中益气汤合枳术丸加银花、青蒿，生黄芪量为 90g；因导师治疗老年肺部感染及呼吸功能不佳者，常用大剂补中益气汤；而门诊就诊之腹胀患者，导师常用枳术丸；加青蒿、银花二味，是导师常用的补中益气汤加减法。

然导师径用补中益气汤合附子理中丸，不掺一味寒凉之品。理中丸运脾在阳的层面，而枳术丸运脾仅在于气的层面。我只见舌色淡暗，未识其暗中有紫；我只知舌色不红舌面不干是无热象，而未识舌面水润乃阳不化气之征。且太阴为病腹满而泻，《伤寒》已有明训，此处对于腹胀又何须拘拘于枳术丸？

二诊时诸症已好，惟腹泻不止，百思不得其解。当时诊务繁忙，导师未再问诊，只见其不假思索，提笔于上方加写葛根、黄芩、黄连三味，就诊过程不足一分钟。至此困惑愈增，只因见导师书方时胸有成竹，乃认定导师救治危重症多年，经验老到，知此时当用此法，或许并无理论依据。又经多日揣摩，终于领悟：此乃反治之法。患者之面色、舌、脉、便质，未见任何热象，证属脾阳虚弱无疑。然辨证准确，用药合拍，服后竟无寸效，此时当反其道而行，治之以寒药。《内经》所谓之反治法即此一类。此为临床偶发事件，干祖望、裴沛然二先生在其著作中皆有提及，为医者不可不知。

过敏性哮喘

桂某，女，52 岁。

2011-5-5 初诊

过敏性哮喘。

生黄芪 60g，党参 30g，炒白术 15g，当归 10g，陈皮 10g，炙甘草 15g，柴胡 3g，升麻 3g，干姜 30g，麦冬 30g，五味子 10g，鹅管石 30g，茯苓 30g。14 剂，水煎服。

按语：过敏之患，多以虚为本。从本论治，方用补中益气、附子理中、生脉饮三方相合。鹅管石为钟乳石之一种，性温可纳气平喘。

2011-5-26 二诊

过敏性哮喘，夜间重。

熟地黄 60g，山萸肉 15g，生山药 60g，茯苓 30g，丹皮 10g，泽泻 10g，五味子 10g，肉桂 10g，鹅管石 30g，制附片 15g，当归 15g，炒白术 15g。14 剂，水煎服。

孟鲁斯特钠 3 盒。

按语：咳喘白日缓解，夜间仍作，病属阴分，从本论治，方用肾气丸。加入五味子，即都气丸之义，取之酸敛肺气；另加当归、白术二味理脾，以期脾肾同治。

2011-6-9 三诊

过敏性哮喘。上方熟地黄减为 30g，加砂仁 15g。14 剂，水煎服。

2011-7-7 四诊

熟地黄 30g，山萸肉 15g，生山药 60g，茯苓 60g，丹皮 10g，泽泻 10g，五

味子 10g, 肉桂 10g, 鹅管石 10g, 制附子 15g, 当归 30g, 炒白术 15g。5 剂,
水煎服。

按语: 服药后胃纳呆钝, 此脾虚不运之象。熟地黄甘温, 为养血填精之良品,
然于脾胃虚弱者常有碍胃之弊, 故此诊熟地黄量减半, 并加入砂仁以芳香醒脾开
胃。昔贤用熟地黄, 多取砂仁拌打, 南方医家崇尚轻灵, 尤其如此。今此炮制法
不存, 故师其义, 加砂仁于汤剂中。

2011-7-14 五诊

咳喘渐平, 晚间双下肢肿胀不适, 少量黄痰。舌淡嫩, 脉沉细。

上方肉桂加至 15g, 去炒白术, 加黄芩 10g。7 剂, 水煎服。

2011-8-2 六诊

近日喘息减轻, 腿肿减轻, 舌质淡暗, 体胖有齿痕, 苔黄腻。

车前子 15g, 怀牛膝 30g, 熟地黄 30g, 山药 60g, 山萸肉 15g, 泽泻 15g,
茯苓 30g, 丹皮 10g, 鹅管石 30g, 制附子 15g, 肉桂 10g。14 剂, 水煎服。

2011-8-16 七诊

熟地黄 30g, 茯苓 30g, 山药 60g, 山萸肉 15g, 丹皮 10g, 泽泻 10g, 黑附
子 15g, 肉桂 10g, 车前子 15g, 五味子 10g, 怀牛膝 15g, 鹅管石 30g。14 剂,
水煎服。

参苓白术丸。

2011-8-30 八诊

守方 14 剂。

2011-9-13 九诊

守方 14 剂。

2011-9-29 十诊

咳喘好转, 睡眠不实, 易早醒, 日间困倦, 双下肢不肿。上方去车前子, 加
灵磁石 30g。14 剂, 水煎服。

2011-10-18 十一诊

舌淡暗, 苔白腻, 喘未作。

熟地黄 30g, 山萸肉 15g, 生山药 60g, 丹皮 10g, 茯苓 60g, 泽泻 15g, 五

味子 10g，肉桂 10g，黑附子 15g，鹅管石 30g，砂仁 15g。14 剂，水煎服。

2011-11-1 十二诊

干咳，无痰。上方去砂仁加炙紫菀 10g。14 剂，水煎服。

按语：天气转寒，宿疾欲作，于方中加入紫菀一味止咳嗽，以冀标本同治。

2011-12-6 十三诊

哮喘。

当归 30g，生地黄 30g，熟地黄 30g，清半夏 30g，茯苓 60g，陈皮 10g，炙甘草 15g，苍术 30g，干姜 15g。14 剂，水煎服。

按语：予金水六君煎标本同治，加入苍术、干姜二味，与熟地黄相配及黑地黄丸之义，此方补气养血填精，以增强扶正固本之效。

2012-6-6 十四诊

乏力，困倦，活动后喘闷。

党参 30g，生黄芪 30g，炒白术 15g，陈皮 10g，升麻 6g，柴胡 6g，当归 15g，麦冬 15g，五味子 10g，熟地黄 15g。14 剂，水煎服。

按语：此诊已是半年之后。过敏性哮喘易在季节交替、花粉盛行时发作。然去岁冬令之寒，今春阳气初升、花粉之盛，病情皆未反复。刻诊时值入夏，火热升散，易耗气伤津，故见乏力困倦，劳累后喘闷。予补中益气汤合生脉饮益气养阴从本调治。

2012-6-26 十五诊

近期症状缓解。上方加苍术 15g，厚朴 10g。

2012-7-31 十六诊

感冒一周，咳嗽，咽痒。舌淡苔白腻，脉沉缓。

桂枝 10g，厚朴 10g，杏仁 10g，生石膏 30g^{（先煎）}，炙甘草 10g，赤芍 10g，生姜 30g，大枣 30g。7 剂，水煎服。

2012-8-7 十七诊

咳喘未作，遇空调不适。

熟地黄 30g，苍术 30g，生麻黄 3g，桂枝 15g，赤芍 15g，茯苓 30g。4 剂，水煎服。

2012-8-21 十八诊

守方再进。

2012-9-11 十九诊

咳喘未作，憋气，脉细。

当归 30g，熟地黄 30g，清半夏 30g，茯苓 30g，陈皮 10g，党参 30g，炒白术 15g，苍术 15g，生麻黄 3g。14 剂，水煎服。

按语： 时值秋令花粉盛季，咳喘未作，仅见憋气，方用金水六君煎合许公岩苍麻丸之义以巩固疗效。患者此后间断来门诊调治，最近一次就诊为 2013 年 11 月 12 日，因冬令已至故来调方巩固，以期安然过冬。

肺结节病

2013-4-23 初诊

2010 年协和诊断肺结节病。现劳累后胸痛，气短，舌质淡嫩，脉沉弦滑。

熟地黄 30g，苍术 15g，生姜 30g，大枣 30g，五味子 10g，陈皮 10g，清半夏 30g，茯苓 30g，炙甘草 10g，川芎 10g。14 剂，水煎服。

按语： 劳则气耗，劳累后胸痛、气短者，气虚血行不畅使然。脾气虚则痰湿内生。用黑地黄丸气血双调，合二陈汤以祛痰浊。

2013-5-7 二诊

劳累后胸痛，舌淡暗。

桃仁 10g，红花 10g，生地黄 15g，赤芍 15g，当归 15g，川芎 10g，柴胡 10g，炒枳壳 10g，炙甘草 6g，清半夏 15g，桔梗 15g，怀牛膝 15g。14 剂，水煎服。

按语： 服药后，舌质由淡嫩转淡暗，从血分调治，用血府逐瘀汤。

2013-5-28 三诊

胸部不适，偶有胸痛，劳累后加重。舌质嫩，舌色淡暗，苔白。脉沉。

红人参 10g，生晒参 15g，丹参 30g，三七粉 3g^(分冲)，川芎 15g，赤芍 15g，炒白术 15g，茯苓 30g，干姜 15g，炙甘草 10g，黑豆 30g，桑椹 15g，白及 10g。28 剂，水煎服。

按语： 服药后诸症渐缓，用益气通脉方合理中丸从本论治。

❖ 循环系统疾病 ❖

经年喘证（顽固性心衰）

龙某，男，68岁。

2008-1-2 初诊

肢节酸痛，咳喘痰黏，自汗乏力，舌质淡暗，苔白腻，脉滑数。

生麻黄10g，炒杏仁10g，生石膏45g^(先煎)，生甘草10g，全瓜蒌60g，清半夏15g，川连10g，火麻仁30g，生大黄10g，旋覆花15g，牛蒡子10g。5剂，水煎服。

按语：外邪犯肺，痰浊内阻，故用麻杏石甘汤合小陷胸汤宣肺清热以涤痰热。患者形体壮实，大便干结，故用火麻仁、生大黄以涤热通腑。

2008-1-7 二诊

咳嗽喘促，痰多黏不易咯出，舌质淡暗苔腻，脉弦滑、重取无力。

熟地黄30g，当归30g，陈皮10g，清半夏15g，茯苓30g，生麻黄9g，炒杏仁10g，全瓜蒌50g，川连6g，苏子10g，白芥子10g，莱菔子30g，麻黄根10g，浮小麦30g。7剂，水煎服。

按语：方用金水六君煎合小陷胸汤与三子养亲汤。

2008-1-18 三诊

口干咽燥疼痛，咳喘轻，舌质淡暗，苔薄白，脉沉。

生麻黄10g，生石膏40g^(先煎)，炒杏仁10g，生甘草10g，知母10g，浙贝母10g，牛蒡子10g，桔梗15g，山豆根15g，青礞石30g^(先煎)，川军15g，沉香粉3g^(分冲)。7剂，水煎服。

按语：方用麻杏石甘汤合二贝宁嗽合礞石滚痰丸。

2008-1-21 四诊

胁痛胀满，舌质淡暗，苔白腻，脉沉滑。

柴胡 15g，炒枳实 15g，黄芩 15g，清半夏 15g，生白芍 30g，全瓜蒌 40g，黄连 6g，川金钱草 30g，广郁金 10g，生麻黄 3g，生甘草 6g，陈皮 10g，苍术 15g，川朴 10g。7 剂，水煎服。

按语：大柴胡汤合小陷胸汤。

2012-1-3 五诊

咯痰喘闷，痰不易出。

全瓜蒌 90g，薤白 30g，桂枝 30g，炙甘草 15g，生龙牡各 30g$^{（先煎）}$，清半夏 60g，桔梗 30g，黄连 10g，炒枳实 15g，砂仁 6g$^{（后下）}$。7 剂，水煎服。

按语：枳实薤白桂枝汤合小陷胸汤合桂枝甘草龙骨牡蛎汤。

2012-1-10 六诊

全瓜蒌 90g，薤白 30g，桂枝 30g，炙甘草 15g，生龙牡各 30g$^{（先煎）}$，清半夏 60g，桔梗 30g，黄连 10g，炒枳实 15g，砂仁 6g$^{（后下）}$，生地黄 30g，大黄 15g，当归 30g。7 剂，水煎服。

按语：守上方加入生地黄、大黄、当归以通便。

2012-1-17 七诊

全瓜蒌 90g，薤白 30g，桂枝 30g，炙甘草 15g，生龙牡各 30g$^{（先煎）}$，清半夏 60g，桔梗 30g，黄连 10g，炒枳实 15g，砂仁 6g$^{（后下）}$，山药 30g，牛蒡子 15g。14 剂，水煎服。

按语：大便已通，去归地、大黄，加入山药一两以养肺脾肾三脏之阴，牛蒡子乃利咽之用，山药与牛蒡子相配，养阴利咽使痰易于咯出。

2012-1-31 八诊

喘重，痰少。

党参 30g，山药 60g，炒白术 15g，牛蒡子 30g，生赭石 10g$^{（先煎）}$，炙甘草 15g，天冬 30g，生黄芪 90g，当归 15g，鹅管石 30g$^{（先煎）}$。7 剂，水煎服。

按语：方用参赭培气汤合当归补血汤，鹅管石为钟乳石之一种，性温可化痰纳气平喘。

2012-2-7 九诊

喘，动则喘甚，脉结，弦硬，重取无力。党参30g，生山药60g，炒白术15g，牛蒡子30g，生赭石10g，炙甘草15g，天冬30g，生黄芪90g，当归15g，鹅管石30g，桂枝10g，生晒参15g。7剂，水煎服。

按语： 守上方加桔梗、生晒参以益气通阳。

2012-2-23 十诊

喘闷，舌质淡暗，苔腻。

生黄芪90g，党参30g，生白术60g，炙甘草15g，柴胡15g，升麻6g，当归30g，陈皮10g，熟地黄30g，山药30g，枳实15g，牛蒡子15g，酒大黄6g。14剂，水煎服。

按语： 方用补中益气汤。

2012-3-8 十一诊

上方黄芪加至120g，酒大黄9g，荆芥10g，防风10g。14剂，水煎服。

2012-3-27 十二诊

咳嗽，黄痰，心悸。

生黄芪60g，党参30g，炒白术15g，茯苓30g，炙甘草10g，当归30g，生地黄30g，清半夏30g，陈皮10g，苏子10g，莱菔子10g，白芥子10g。14剂，水煎服。

按语： 方用四君子汤合金水六君煎合三子养亲汤。

2012-4-10 十三诊

生黄芪60g，党参30g，炒白术15g，茯苓30g，炙甘草10g，当归30g，生地黄30g，清半夏30g，陈皮10g，苏子10g，莱菔子10g，白芥子10g，牛蒡子10g，生山药30g，仙鹤草60g。14剂，水煎服。

按语： 守方再进，仙鹤草可以补虚。

2012-4-24 十四诊

生黄芪90g，党参30g，生石膏30g$^{（先煎）}$，炒白术15g，茯苓30g，生甘草10g，当归30g，生地黄30g，清半夏30g，陈皮10g，苏子10g，莱菔子10g，白芥子10g，牛蒡子10g，生山药30g，仙鹤草60g，薤白15g。14剂，水煎服。

2012-5-15 十五诊

近日喘憋加重，动则喘剧。舌质淡红，苔腻。

黄连 10g，清半夏 60g，全瓜蒌 100g，生麻黄 10g，生石膏 60g^{（先煎）}，苦杏仁 10g，炙甘草 10g，苏子 10g，灵磁石 30g^{（先煎）}。14 剂，水煎服。

按语：小陷胸汤合麻杏石甘汤，苏子以降气消痰，灵磁石以降气平喘。患者形体壮实，屡用通便之品，而大便仍干结。瓜蒌大剂使用，涤痰热、通便一举两得。

2012-6-5 十六诊

浑身乏力，舌体胖大苔薄腻。

党参 30g，生黄芪 60g，炒白术 15g，升麻 6g，柴胡 5g，羌活 6g，黄连 6g，黄柏 10g，生石膏 10g^{（先煎）}，黄芩 10g，炙甘草 10g，苍术 15g，酒大黄 6g。14 剂，水煎服。

按语：病势趋于平稳，方用补脾胃泻阴火升阳方。

2012-6-19 十七诊

血糖正常，大便 2 日一行，气促。

生黄芪 90g，党参 30g，苍术 15g，当归 30g，炒白术 30g，升麻 6g，柴胡 10g，羌活 6g，黄连 6g，黄柏 10g，黄芩 10g，清半夏 15g，酒大黄 6g。14 剂，水煎服。

按语：守方用补脾胃泻阴火升阳方。

2012-7-3 十八诊

喘憋，动则加剧。

上方黄芪加至 120g，加生白术 30g。14 剂，水煎服。

2012-7-31 十九诊

咳嗽，有黄痰，咳不出。脉弦大，舌淡苔白腻。

清半夏 30g，陈皮 10g，党参 30g，生白术 30g，炒白术 30g，茯苓 60g，炙甘草 10g，升麻 15g，生麻黄 10g，知母 6g，黄芩 15g，制附片 10g，桂枝 10g。14 剂，水煎服。

按语：六君子汤合麻黄升麻汤之义。麻黄升麻汤由 14 味药组成，为《伤寒论》中药物最多的方子，临床用此方者较少，然此方解毒散邪、滋阴养血与温化寒饮并用，可用于治疗老年性肺部感染病势较缓时。

2012-8-28 二十诊

近日咳喘，房颤，下肢浮肿，舌嫩红，苔腻，脉结。

生地黄 60g，熟地黄 60g，炙甘草 45g，麦冬 15g，阿胶 10g（烊化），火麻仁 30g，红参 30g（另煎），生姜 30g，桂枝 30g，生龙牡各 30g（先煎）。7 剂，水煎服。

按语：此次就诊，心房纤颤，主症为心动悸，脉结代。故用炙甘草汤合桂枝甘草龙骨牡蛎汤，温心阳，养心血。患者顽固心衰，急性发作时常伴见心律失常，而见结脉或促脉。

2012-9-4 廿一诊

近日咳喘加剧，乏力，上实下虚。

生黄芪 60g，制附片 30g，灵磁石 30g（先煎），炒枣仁 60g，红参 30g（另煎），生地黄 60g，熟地黄 60g，炙甘草 15g，麦冬 15g，阿胶 10g，火麻仁 30g，生姜 30g，桂枝 30g，生龙牡各 30g。7 剂，水煎服。

按语：病势渐进，出现咳喘增剧。故于上方加参、附、磁石大补元气，温潜心阳。凡病势加剧，见正气不足，导师恒用人参峻补元气以救急。

2012-9-11 廿二诊

生黄芪 120g，制附片 30g，灵磁石 30g（先煎），炒枣仁 60g，红参 30g（另煎），生地黄 60g，熟地黄 60g，炙甘草 15g，麦冬 15g，阿胶 10g（烊化），火麻仁 30g，生姜 30g，桂枝 30g，生龙牡各 30g（先煎），杏仁 30g。7 剂，水煎服。

2012-9-18 廿三诊

大便不畅。上方加酒大黄 6g。14 剂，水煎服。

2012-10-6 廿四诊

南北沙参各 100g，麦冬 30g，红人参 15g，五味子 10g，制附片 15g，生石膏 30g（先煎），葶苈子 60g，生麻黄 10g，杏仁 30g，泽泻 60g，炒麦芽 15g，生黄芪 60g，生大黄 10g，山萸肉 30g。7 剂。

按语：近日心衰急性发作，收入北京中医医院急诊留观，中西医结合治疗。

虚实夹杂，易成内闭外脱之势，故用生脉饮合参附汤加黄芪、山萸肉补气补阴补阳以固脱，合以麻杏石甘汤加葶苈子、泽泻泻肺喘以平水气。肺与大肠相表里，阳明之气不降，则肺之肃降亦受影响。大便干结，故加生大黄以通降阳明。

2012-10-11 廿五诊

神疲乏力，口干，喘，舌质暗，苔白，脉大弦。

制附片15g，炒枣仁60g，灵磁石30g，南北沙参各100g，山萸肉30g，生黄芪90g，苍术15g，葶苈子60g，杏仁15g，生山药30g，牛蒡子10g，生大黄10g，炙麻黄6g，炙甘草10g。7剂，水煎服。

按语： 服药后，病势稍缓，然脉见弦大，正气仍有外散之势，故仍宗前法，调气再进。

2012-10-15 廿六诊

喘重，双下肢水肿轻，苔腻质暗，脉弦大。

生黄芪120g，党参30g，红人参15g，山萸肉30g，麦冬30g，五味子10g，炒白术15g，苍术30g，川朴10g，生大黄10g，制附片15g，炙甘草10g，生代赭石30g^{（先煎）}。7剂，水煎服。

按语： 仍以温阳益气固脱为主，降阳明之气为辅。

2012-10-27 廿七诊

喘轻，面浮肿，尿少，纳食少，舌质暗苔腻，脉沉涩。

红人参15g，生黄芪120g，生麻黄6g，茯苓30g，葶苈子60g，木防己30g，桂枝15g，赤芍15g，制附片15g，杏仁10g，炒白术15g，山萸肉30g，麦冬15g，炙甘草10g，大枣30g。7剂，水煎服。

按语： 诸症见缓，脉见沉涩，脉症相应，当属佳象。

2012-11-2 廿八诊

憋闷呼吸困难，面浮轻，苔腻，脉沉。

红人参15g，生黄芪120g，葶苈子60g，生麻黄6g，山萸肉30g，木防己30g，桂枝30g，苍术30g，干姜15g，泽兰30g，黄连10g，炙甘草15g。7剂，水煎服。

按语： 经中西医结合调治后，患者病情平稳出院，继续服用中药。

2012-11-8 廿九诊

睡眠差，夜间呼吸困难减轻，舌质暗苔腻。

生晒参15g，生黄芪120g，山萸肉30g，葶苈子60g，制附片30g，炒枣仁60g，生山药60g，木防己30g，炙麻黄10g，泽兰30g，炙甘草10g。7剂，水煎服。

2012-11-25 三十诊

夜眠差。

生晒参15g，红人参15g，生黄芪120g，山萸肉30g，生山药60g，葶苈子60g，炒枣仁90g，茯苓30g，制附片30g，生龙牡各60g，炒麦芽15g，炙甘草15g。10剂，水煎服。

按语： 以上数诊，乃病者心衰急性发作，在北京中医医院急诊留观时导师诊治，病案皆老师亲手书写。患者住在东直门医院附近，常年在东直门就诊，服导师药物延命至今。病加剧即追随导师至北京中医医院就诊。

2012年12月11 三十一诊

端坐呼吸，喘促。

生黄芪120g，生晒参15g，红参15g，制附片30g，炒白术30g，山萸肉30g，生山药60g，葶苈子60g，木防己30g，灵磁石30g^{（先煎）}，炒枣仁60g，生大黄10g，火麻仁30g。14剂。

按语： 气候转冷，诸症大作，心内科无人收治，只有服用中药。方用参附汤加芪、术、山药、山萸肉补气补阴补阳以固脱。用己椒苈黄丸合苓桂术甘汤以泻水气平喘。此方为导师治疗肺水肿的基本方。

2012-12-25 三十二诊

喘促，脉大、结代。

生黄芪120g，生晒参15g，红参15g，制附片30g^{（先煎）}，山萸肉30g，生山药60g，葶苈子60g，木防己30g，灵磁石30g^{（先煎）}，炒枣仁60g，生大黄10g，火麻仁30g，生石膏30g^{（先煎）}。14剂，水煎服。

2013-1-7 三十三诊

舌淡暗胖，苔白，脉沉细。

生黄芪 120g，红人参 15g，炒白术 15g，干姜 30g，制附片 30g，山萸肉 30g，生山药 30g，葶苈子 60g，木防己 30g，生大黄 6g，茯苓 30g，炙甘草 10g，桂枝 15g。14 剂，水煎服。

2013-1-21 三十四诊

时有喘促，痰少，夜可平卧，脉弦虚。

红人参 30g，制附片 30g，炒白术 15g，炒枣仁 60g，山萸肉 30g，灵磁石 30g，茯苓 30g，桂枝 15g，葶苈子 60g，大枣 30g，生黄芪 90g，干姜 30g。14 剂，水煎服。

2013-2-6 三十五诊

大便干，喘，肿，动则喘息。

防己 30g，川椒目 10g，葶苈子 60g，生大黄 15g，桂枝 30g，茯苓 60g，炒白术 15g，炙甘草 10g，大枣 30g，炒槟榔 60g。7 剂，水煎服。

按语：炒槟榔二两，乃去其两胁胀满不适。

2013-2-26 三十六诊

喘息，双下肢水肿。

生麻黄 15g，杏仁 30g，生石膏 30g^{（先煎）}，炙甘草 10g，防己 30g，川椒 6g，黄连 10g，全瓜蒌 90g，清半夏 30g，大黄 10g，炒槟榔 60g，五味子 10g。7 剂，水煎服。

按语：服药后疲劳稍缓，方用麻杏石甘汤合己椒苈黄丸合小陷胸汤以祛三焦水饮，加大黄、槟榔肃降肺阳明之气。

2013-3-5 三十七诊

腿肿好转，双下肢无力，大便尚可。

生麻黄 15g，杏仁 30g，生石膏 30g^{（先煎）}，炙甘草 10g，防己 30g，黄连 10g，全瓜蒌 90g，清半夏 30g，大黄 10g，炒槟榔 60g，五味子 10g，生黄芪 30g，山药 30g，山萸肉 30g。7 剂，水煎服。

按语：服药后病势减轻，守方再进。

2013-3-12 三十八诊

舌质暗，苔腻。

黄连 10g，清半夏 30g，全瓜蒌 90g，生麻黄 6g，杏仁 30g，生石膏 60g$^{（先煎）}$，炙甘草 10g，青蒿 30g，炒槟榔 60g，生大黄 15g，生山药 30g，山萸肉 15g。7 剂，水煎服。

2013-3-26 三十九诊

汗多，喘息明显，腹胀，不能平卧，舌质暗红，苔薄润。

生麻黄 10g，杏仁 30g，生石膏 30g$^{（先煎）}$，炙甘草 10g，半夏 15g，全瓜蒌 60g，柴胡 10g，黄芩 15g，细辛 10g，生姜 30g，大枣 30g。7 剂，水煎服。

2013-4-2 四十诊

近日喘息加重，夜间不能平卧。上方加炒槟榔 60g，浮小麦 60g。7 剂，水煎服。

按语： 患者多病夹杂，心衰时有急性发作。病势急时，喘息汗出不能平卧，脉大而促，言语不续；病情缓解时，可挂杖自一楼步至二楼诊室就诊，近期调护得当，病情平稳。

急性心肌梗死

姜某，男，81 岁。

1998 年 3 月 5 日 11 时 40 分初诊。

主诉：上腹部不适一天，加重 30 分钟。

查体：神志清楚。Bp 120/70mmHg，P 75 次 / 分，R 20 次 / 分。心肺听诊未见异常。

辅助检查：心电图示：I、aVL 导联 ST 段弓背向上抬高 0.2mV，V2 ~ V6 导联 ST 段弓背向上抬高 0.1-0.35mV。

初步诊断：冠心病；急性广泛前壁心肌梗死；高侧壁心肌梗死。

1998 年 3 月 5 日 11 时 50 分：

检查时患者突然意识丧失，紫绀，呈叹气样呼吸。急查心音消失。即行胸外按压，电击除颤，气管插管，呼吸机控制呼吸，使用肾上腺素。

1998 年 3 月 5 日 11 时 50 分：

心音恢复，心电图示窦性心律，短阵室速。血压恢复至 147/80mmHg，继而自主呼吸恢复，但呼吸浅而慢，遂将呼吸机模式改为 SIMV+PSV。此时神志仍不清，躁动，随后汗出，血压逐渐下降。

1998 年 3 月 5 日 12 时 40 分：

Bp 85/51mmHg。考虑复苏后血压上升与应用肾上腺素有关，此时血压下降可能为大面积心肌梗死引起的泵衰竭。予：

参麦注射液 20mL。静脉注射。

5% 葡萄糖液 250mL+ 参麦注射液 90mL，持续静脉点滴，以益气固脱救急。使用参麦注射液时，血压能维持在 110/70mmHg 左右。

1998 年 3 月 5 日 13 时 25 分：

予溶栓治疗：5% 葡萄糖液 100mL+ 链激酶 100 万 U，45 分钟内静脉泵入。

1998 年 3 月 5 日 14 时 30 分：

患者间断出现频发室早及室上性早搏，静注利多卡因 100mg，继续观察心电示波半小时，显示窦性心率，未再出现室性心率失常。

溶栓结果：2 小时内 ST 段 V2 ~ V5 下降幅度 >50％，8 小时内 CK-MB 浓度达峰值，出凝血时间及凝血酶原活动度均在正常范围。仅在溶栓后 8 小时，由胃引出咖啡色胃内容物，潜血试验阳性，但不排除猝死后应激性溃疡所致的消化道出血。患者于心肺复苏 10 小时后神志转清，精神状态如常，定向能力、认知能力均良好，未再发生泵衰竭，只发生室上性心动过速 2 次，经用心律平 70mg 静脉注射后得到复律，亦未再出现任何与溶栓相关的其他并发症。

后续治疗：每天静脉注射参麦注射液 100mL，EICU 观察三周后转病房调理，两个月后出院，生活完全自理。

按语： 急性心肌梗死是急诊的常见病，每个急诊医师都应该处理得游刃有余。读者有在校就读的中医学生，有非急诊专业的临床医师，有临床经验多年，但仅限于中医中药临床的医师，这些人群参与急危症抢救的机会较少，选入此案是希望大家对危急症的抢救有一个直观的认识，对中西医结合在临床中的优势互补有一个客观的评价。读者还需注意的是 1998 年至今已经 15 年了，急救技术已经有了大量的改进，急救能力也大幅提高了。本病例之救治中药制剂参麦注射液虽然起了重要作用，但能使患者"死而复生"的核心是现代医学的急救技术。

神经系统疾病

辨证救治脑出血（中风阳闭重症）3 例

小引：此文原载于《中国医药学报》1996 年 11 卷 1 期，是导师早年所写。由此三则医案，对于导师治疗脑出血急症之用药经验可见一斑。

病案 1

张某，男，76 岁，病案号 67796。

1993-11-29　10 时初诊

病史：以左侧肢体瘫痪，嗜睡 1 天入院。颅 CT 检查示：右颞顶血肿 135mL。既往有高血压病史 10 年。入院症见：神识昏蒙，时有躁动，呕吐呃逆频作，面红目赤，肢体拘急，两目天吊，左侧肢体瘫痪；小便失禁，大便 3 日未行。

舌脉：舌体上卷，质暗红，舌苔未见；左脉沉细，右脉弦滑且大。

辨证：此属心肝火旺，血热风动，扰蒙清窍之证。

治法：治以清肝息风开窍、凉血清心醒神。

方药：方用风火醒神煎，日煎 2 剂，分 4 次鼻饲。

1993-12-4 二诊

病史：治疗 5 天后，神识转为恍惚，呼之能应，躁动之象消失，无呕吐呃逆，面红目赤减。服药期间，大便每日 5～6 次，量多味臭。

舌脉：舌体已能平伸，苔黄腻而干燥；六脉均现细弦之象。

辨证：病已伤及阴液。

方药：急用风火醒神煎合育阴通络煎，日服 2 剂。

1993-12-14 三诊

病史：调理 15 天后，神识转清，语言清晰，对答切题，饮水不呛而拔除胃管，双目活动灵活。

舌脉：舌质暗红，舌苔薄白而少；六脉均沉细略弦。

辨证：此乃风息火静，阴精耗伤，瘀血阻络。

方药：继以育阴通络煎合活血通络煎调治。

1993-12-26 四诊

调治 27 天，复查 CT 示：颞顶叶血肿吸收期，出血量约 27mL。病情大有转归，后以上方案治疗并配合康复月余，临床明显好转出院。

病案 2

娄某，男，46 岁，病案号 676960。

1993-9-7 初诊

病史：以右侧肢体瘫痪、神昏 4 小时入院。颅 CT 显示：脑干出血 5.4mL，左基底节出血 1mL，右基底节脑梗塞。高血压病史 5 ~ 6 年。症见：右侧肢体瘫痪，神昏，面红目赤，呼吸急促，肢体拘急；小便失禁，大便未行。

舌脉：舌质红，苔薄黄；六脉皆弦大。

辨证：此系心肝火旺，血热风动，蒙闭清窍之证。

治法：治以清肝息风开窍、凉血清心醒神。

方药：方用风火醒神煎，日煎两剂，分 4 次鼻饲。

1993-9-9 二诊

病史：治疗 2 天后神识转为昏蒙，药后大便每日 7 ~ 8 次。诸症皆减。舌脉：舌质红，有紫气；六脉弦大，神窍渐开。

1993-9-13 三诊

病史：治疗 6 天后神清，语言低微，含糊不清，唇舌干燥，肢体松软。舌脉：舌质暗红而少苔，脉皆弦细。

辨证：此时证属风静火息，阴伤瘀阻。

方药：治以育阴通络煎，日服 1 剂。

1993-9-27 四诊

病史：治疗 20 天后复查 CT 显示：脑干出血，左基底节出血吸收期，右基底节脑梗塞。

辨证：此时阴液渐复，出现气阴两虚，瘀血阻络。

方药：以育阴通络煎合补阳还五汤调治。

调治月余，右侧肢肌力由 0 级增至 IV 级，能在搀扶下行走，言语较清，思维敏捷。后以上方加减治疗近 3 个月，治愈出院。

病案 3

孙某，男，64 岁，病案号 68324。

1993-11-2　10 时初诊

病史：以左侧肢体无力，神识恍惚 36 小时入院。颅 CT 检查显示：右顶枕叶血肿约 54mL。高血压史 20 年。症见：神识恍惚，躁动不宁，面红目赤，呼吸急促，呕吐，肢体拘急，大便未行。呕吐物潜血试验呈强阳性。

舌脉：舌质红，苔薄腻微黄，六脉皆弦大有力。

辨证：此系心肝火旺，血热风动，上扰清窍之证。

治法：治以清肝息风开窍，凉血清心醒神。

方药：方用风火醒神煎，日 2 剂，分 4 次口服。

结果：药后大便日 10 余次，量多味臭，继而稀便。

1993-11-7 二诊

病史：治疗 5 天后神清，语言低微沙哑，唇口干燥。

舌脉：舌质红，少苔，六脉沉细，无弦大之象。

辨证：此乃火息风静、阴伤瘀阻之象日盛。

方药：以育阴通络煎调治。

1993-12-1 三诊

28 天，头颅 CT 复查显示：血肿已基本吸收。肢体功能如常，神清，表情略有呆滞，健忘。以育阴通络煎加补肾益智之品，调理月余，临床治愈出院。

按语： 中风阳闭有神昏、面红（面红目赤或满面通红）、舌红、脉大（弦数大、沉弦大）、肢体瘫痪、拘急或抽搐、便闭等七大症状，发病迅猛，从而形成了中风阳闭证的证候特征。该证的病机特点复杂且多变，急性期以心肝火旺、血热风动，扰、蒙、闭窍为中心；演变期以阴液耗伤、瘀血阻络、风火未静为特点；恢复期以阴液渐复、瘀血阻络为特征。若失治误治极易风火相煽，风动血热妄行，忽然暴脱而亡。层层演变，互相掺杂，主中有次，次中有主，故而拟定辨证论治分层治疗大法。在临床中发现：发病在 72 小时之内，极少有痰浊内闭之证。其因在于，中风阳闭证的病机为风火内闭、气机逆乱、血热风动。若顺治，风静火息气机渐复，不易致津运失司、聚津火灼为痰；若误治失治，则气机逆乱日盛，津液停聚，火灼为痰，阻滞气机，更助风火之势，使病情进一步恶化。因此，痰是中风痰阻闭证病机演变中产生的一种病理产物，是加重病情的一个重要因素，而非中风阳闭证的发病病因。

根据中风阳闭证的病机和病程的演变特点，拟定了清肝息风、开窍凉血、清心醒神之风火醒神煎；育阴息风、活血通络之育阴通络煎；化瘀破血通络之化瘀通络煎。其中的风火醒神煎，方取羚角钩藤汤、犀角地黄汤、三化汤，有醒神"三宝"之义。药用羚羊角粉清肝息风，水牛角、生地黄、生玳瑁清心凉血开窍，生石决明镇肝息风，全蝎止痉息风通络，生大黄泻火息风，牛黄醒神开窍，冰片醒神。紧扣"风火"二因，速折上腾之风火，使气机调畅，以达窍开神醒之效。育阴通络煎，方取地黄饮子、生血起废汤之义。药用玉竹、生地黄益阴凉血为君；当归、赤芍活血通络为臣；更佐以全蝎、蜈蚣虫类通络搜剔之品，以加重通络之力；桑枝、牛膝引药上通下达为使。化瘀通络煎以水蛭、当归活血破瘀通络为主；赤芍、川芎、豨莶草、威灵仙加强活血宣通经脉之效；佐以蜈蚣、蕲蛇虫类通络，片姜黄活血通络引经为使。

以上三方在临证使用中，可一方为主，或合方而用，当随病之演变灵活运用。总之，中风阳闭乃危重病证，非一方一法治之，当随其所变，动中有静，静中有动，守中有变，变中有守，充分发挥中医学之辨证观、衡动观，方可提高疗效。

脑梗死急性期之治疗及后续调理

王某，女，生于 1946 年 3 月。

2006-8-14 初诊

舌根发硬，头晕三天，走路不稳。舌质暗苔腻白，脉沉弦，重取无力。BP：140/80mmHg。

生代赭石 30g（先煎），怀牛膝 30g，生龙牡各 30g（先煎），天麦冬各 15g，炙龟板 15g，炒川楝子 10g，生白芍 30g，菊花 15g，炒麦芽 10g，肉桂 6g，生甘草 6g。5 剂，水煎服。

同时每晚服用拜阿司匹林肠溶片 300mg。

按语： 中风初起，上盛下虚，方用镇肝息风汤潜镇息风。加入肉桂者，引火归元，使阳气不致随肝风上腾。

2006-8-17 二诊

仍舌根发硬，头晕轻，走路较稳。舌质暗苔薄白，脉沉弦。

羚羊角粉 1.5g（冲），生代赭石 30g（先煎），生石决明 30g（先煎），钩藤 30g，怀牛膝 15g，制豨莶草 15g，威灵仙 15g，全蝎 10g，水蛭 10g，当归 30g，生大黄 10g，枳实 10g，生甘草 6g。5 剂，水煎服。

同时予：0.9%盐水 250mL+ 川芎嗪注射液 80mg ivgtt×5 天，每天 1 次；牛黄清心丸 10 丸 ×1 盒，2 次 / 日。

按语： 肝风渐平，上盛下虚之象已缓，故头晕转轻，走路较稳。经脉瘀滞，机窍不灵，故见舌暗，舌根发硬。潜镇肝风方中，加入活血通络之品。当归一两，活血以通络，又可助大黄、枳实通降阳明，使肺金行肃杀之令，以监制肝木。

2006-8-23 三诊

言语不利，乏力，倦怠，行走欠稳，舌质淡暗苔黏，脉沉细。气虚之象甚。

生黄芪45g，当归15g，赤芍15g，川芎15g，广地龙30g，制豨莶草30g，威灵仙15g，制南星6g，天竺黄6g，生甘草6g，全蝎10g，羌活6g。7剂，水煎服。

按语：病势稍进展，脉象由弦转细，皆是佳兆。乏力倦怠，言语不能，责之气虚，痰瘀阻络，故用补阳还五汤加通络化瘀之品。

2006-8-31 四诊

仍感乏力，行走不稳，舌质瘀暗，苔薄腻黏，脉虚。

生黄芪60g，当归15g，赤白芍各15g，川芎15g，广地龙30g，水蛭10g，制豨莶草30g，威灵仙15g，天竺黄6g，全蝎10g，羌活6g，蜈蚣3条，生大黄10g，生甘草6g。7剂，水煎服。

按语：病势平稳，守方再进。三诊、四诊之补阳还五汤中不用桃仁、红花，而用全蝎、蜈蚣、水蛭等，因虫类药搜剔通络之力远胜于桃红。

2006-9-7 五诊

倦怠乏力，神疲，动则尤甚，右侧无力，言语较前流利，舌质暗淡，苔白腻而厚，脉沉。补阳还五汤治之。

生黄芪90g，赤芍15g，当归15g，川芎15g，广地龙30g，桃仁10g，红花10g，茯苓20g，炒白术10g，生龙牡各30g^(先煎)，生甘草6g，天竺黄10g，白僵蚕15g。7剂，水煎服。

2006-9-14 六诊

时头晕，饭后重，四肢乏力，言语较前流利，舌质淡暗苔白黏，脉沉。

生黄芪90g，赤芍15g，当归15g，川芎15g，广地龙30g，桃仁10g，红花10g，茯苓30g，石菖蒲15g，生龙牡各30g^(先煎)，天竺黄10g，白僵蚕15g，全蝎10g，怀牛膝15g，生甘草6g。7剂，水煎服。

按语：五诊六诊，络脉之瘀滞渐开，机窍渐灵，语音转流利。故减虫类搜剔之品，用补阳还五汤原方。六诊诉头晕饭后加重，则已显中气不足，清阳不升之象。

2006-9-21 七诊

乏力神疲，舌质淡暗，苔薄白，脉沉细弱。

生黄芪 120g，当归 10g，赤芍 10g，川芎 10g，广地龙 30g，桃仁 10g，红花 10g，桂枝 10g，茯苓 30g，石菖蒲 15g，全蝎 10g，生甘草 6g。7 剂，水煎服。

2006-9-28 八诊

诸症均轻，午后神疲乏力重，阵汗出，舌质淡紫，苔白薄，脉沉弦，重取无力。

生黄芪 120g，当归 10g，川芎 10g，赤白芍各 15g，广地龙 30g，桃仁 10g，红花 10g，制附片 15g，桂枝 10g，茯苓 30g，石菖蒲 15g，全蝎 10g，生甘草 6g，党参 15g，升麻 6g。14 剂，水煎服

按语：七诊时于前方加入桂枝、茯苓，辛甘化阳，淡渗利湿，已有调运中焦之义。八诊时，于七诊方加附片，是加强运脾之功。

2006-10-17 九诊

精神好，行走较前有力，言语尚流利，舌质暗淡苔薄白，脉沉细。

生黄芪 120g，当归 10g，川芎 10g，赤白芍各 15g，桃仁 10g，红花 10g，广地龙 30g，桂枝 10g，苏木 10g，羌活 6g，土鳖虫 6g，生甘草 6g，党参 30g，升麻 6g。14 剂，水煎服。

2006-11-2 十诊

行走有力，腰痛酸软，言语较前流利，舌质暗淡，苔薄，脉沉。

生黄芪 120g，当归 15g，川芎 10g，赤白芍各 15g，桃仁 10g，红花 10g，广地龙 30g，炒杜仲 15g，羌活 6g，土鳖虫 6g，狗脊 10g，党参 30g，升麻 6g，炒白术 15g，陈皮 10g。14 剂，水煎服。

按语：八诊至九诊时，方中加入党参、升麻，至十诊又加入炒白术、陈皮，则已渐渐合入补中益气之义。十诊诉腰痛酸软，故加入杜仲、狗脊，补肾通督以强腰膝。

2006-11-16 十一诊

行走有力，精神状态佳，手足不温。舌质淡暗，苔薄白，脉沉。

生黄芪 120g，当归 10g，赤白芍各 10g，川芎 10g，桃仁 10g，红花 10g，炒

杜仲 15g，狗脊 10g，川断 30g，寄生 30g，羌活 6g，广地龙 15g，党参 30g，石菖蒲 15g，生龙牡各 30g^{（先煎）}。14 剂，水煎服。

2006-11-30 十二诊

精神好，活动有力，时有脑鸣耳鸣，头部血管跳动感，舌质淡暗，苔白腻，脉沉弦细，用益气活血之品后，有郁热内生之象。

松龄血脉康胶囊 6 盒，2 片，3 次/日。

脑安胶囊 6 盒，2 片，3 次/日。

复方川芎胶囊 6 盒，2 片，2 次/日。

按语： 该患者之中风治疗，就此告一段落，病历未记载当时的西医检查结果（也许未做检查）。然由病例可知，患者之治疗用药，除初诊时用了阿司匹林负荷剂量治疗，二诊用的中药静脉制剂川芎嗪外，余皆服用汤剂。患者此后又因过敏、胃肠不好、糖尿病、眼底出血等问题，先后求治于导师门诊，往后所用方剂以补阳还五汤加减为多。患者至今仍偶尔来门诊调方。此册病历承蒙患者慷慨相借，乃得整理如上。

病毒性脑炎后遗癫痫

小引：病毒性脑炎指病毒直接侵犯脑实质而引起的原发性脑炎，只要及时治疗预后是良好的。若病情危重又不及时来医院抢救，可导致死亡或留有严重的后遗症，癫痫就是一个常见的后遗症。由于此类癫痫是脑部功能失调引起，所以治疗起来需要一个较长的过程。此案自 2011 年 2 月 13 日初诊，至 2013 年 1 月 22 日末诊，共计 28 诊，历时 2 年。《金匮要略》风引汤贯穿治疗始终。

王某，女，19 岁。

2011-2-17 初诊

2008 年患病毒性脑炎，刻下后遗癫痫反复发作，脉沉弦。病属风淫、热瘫痫一类。予风引汤去干姜：

桂枝 15g，炙甘草 10g，生大黄 10g，生龙牡各 30g^{（先煎）}，生石膏 30g^{（先煎）}，紫石英 30g^{（先煎）}，赤石脂 30g^{（先煎）}，寒水石 30g^{（先煎）}，滑石 30g^{（先煎）}。14 剂。另安宫牛黄丸 1/4 丸，每日 1 次。

2011-3-17 二诊

服上药后大便溏，日 3 次，上方生大黄减至 6g。

2011-3-24 三诊

癫痫发作次数减少。予风引汤加炒白术 30g（按：此诊所用之风引汤，方中干姜为 30g，余药剂量同初诊），14 剂。

2011-5-5 四诊

予风引汤去生石膏、寒水石，加紫贝齿、炒白术、葛根、天麻：

桂枝 15g，炙甘草 15g，干姜 60g，生大黄 10g，生龙牡各 30g^{（先煎）}，紫石英

30g^{（先煎）}，赤石脂 30g^{（先煎）}，滑石 15g^{（先煎）}，紫贝齿 30g^{（先煎）}，炒白术 30g，葛根 30g，天麻 30g。14 剂。

2011-5-26 五诊

病毒性脑炎后，继发癫痫。舌质暗，苔白，脉沉细。导师停诊，故请其他医师抄方，药物略有调整：

桂枝 15g，炙甘草 15g，干姜 30g，生大黄 6g，生龙牡各 30g^{（先煎）}，紫石英 30g^{（先煎）}，赤石脂 30g^{（先煎）}，滑石 15g^{（先煎）}，紫贝齿 30g^{（先煎）}，炒白术 30g，葛根 30g，天麻 30g，桃仁 10g，赤芍 15g。7 剂。

2011-6-2 六诊

仍抄方，调整如下：

桂枝 15g，炙甘草 15g，干姜 30g，生大黄 6g，生龙牡各 30g^{（先煎）}，紫石英 30g^{（先煎）}，赤石脂 30g^{（先煎）}，滑石 15g^{（先煎）}，紫贝齿 30g^{（先煎）}，炒白术 30g，葛根 30g，天麻 30g，赤芍 15g，蔓荆子 10g。7 剂。

2011-6-9 七诊

服药期间癫痫小发作 4 次，无大发作。精神好，舌质淡胖苔薄，脉沉细无力。予风引汤去滑石，加天麻 30g、川芎 15g、细辛 10g（笔者按：方中用酒大黄 10g，紫石英为 60g。余药剂量同三诊），14 剂。

2011-7-29 八诊

近期无大发作，时有小发作，畏寒，手心热，大便可。舌淡暗胖大齿痕，苔薄白腻。上方去寒水石、川芎、细辛。14 剂。

2011-8-23 九诊

近一个月无发作，小腹偶痛，眠可，大便可，舌淡暗苔白腻。予风引汤加减：

桂枝 30g，炙甘草 15g，干姜 30g，生大黄 10g，生龙牡各 30g^{（先煎）}，紫石英 30g^{（先煎）}，赤石脂 30g^{（先煎）}，滑石 15g^{（先煎）}，紫贝齿 30g^{（先煎）}，天麻 15g，炒白术 15g，苏叶 10g。14 剂。

2011-9-20 十诊

近期发作 1 次，时间短于 1 分钟，纳眠可。上方去紫贝齿、滑石，加寒水石

30g。14 剂。

2011-10-13 十一诊

国庆期间小发作几次，发作前善太息，语言清晰。风引汤合四逆散。

桂枝 30g，炙甘草 15g，干姜 30g，生大黄 10g，生龙牡各 30g^{（先煎）}，紫石英 30g^{（先煎）}，赤石脂 30g^{（先煎）}，寒水石 30g^{（先煎）}，滑石 30g^{（先煎）}，柴胡 10g，赤芍 10g，炒枳实 6g。14 剂。

2011-11-1 十二诊

期间小发作 1 次，偶有嗳气，腹不适。上方去寒水石，加紫贝齿 30g。14 剂。

2011-11-15 十三诊

癫痫未发作，月经量少。上方加当归 30g。14 剂。

2011-11-22 十四诊

小发作 2 次，恶心，睡眠不安，脉虚细，舌质淡，苔白腻。

清半夏 60g，炒枣仁 60g，茯苓 30g，干姜 30g，生龙齿 30g，珍珠母 30g，黄连 3g，当归 30g，怀牛膝 15g。14 剂。

2012-1-6 十五诊

近日癫痫未发作。上方加制附片 15g，灵磁石 30g。14 剂。

2012-1-19 十六诊

上诊方加桂枝 10g。14 剂。

2012-2-23 十七诊

癫痫未发作。继服十五诊方。14 剂。

2012-3-27 十八诊

癫痫小发作 2 次，脉沉弱。

桂枝 15g，炙甘草 15g，干姜 30g，生大黄 10g，生龙牡各 30g^{（先煎）}，生石膏 30g^{（先煎）}，紫石英 30g^{（先煎）}，赤石脂 30g^{（先煎）}，寒水石 30g^{（先煎）}，滑石块 30g^{（先煎）}，紫贝齿 30g^{（先煎）}，党参 60g，鹿角胶 10g^{（烊化）}。14 剂。

2012-4-10 十九诊

守上诊方续服 14 剂。

2012-4-24 二十诊

近两周发作 1 次。予小柴胡汤加味：

柴胡 10g，黄芩 10g，清半夏 15g，党参 30g，炙甘草 15g，生姜 30g，大枣 30g，生龙牡各 30g^{（先煎）}，石菖蒲 30g，郁金 10g，远志 15g。14 剂。

2012-5-15 廿一诊

上周发作 1 次。予柴胡桂枝干姜汤合附子理中汤加减：

柴胡 15g，桂枝 15g，干姜 30g，黄芩 15g，生牡蛎 60g^{（先煎）}，炙甘草 10g，制附片 15g，炒白术 30g，党参 30g，远志 15g，石菖蒲 30g。14 剂。

2012-6-12 廿二诊

失神小发作 1 次，神清不疲，自我感觉良好。予柴胡桂枝干姜汤合六君子汤加菖蒲、远志：

柴胡 15g，黄芩 15g，桂枝 15g，干姜 30g，生牡蛎 30g^{（先煎）}，天花粉 15g，炙甘草 15g，党参 30g，清半夏 15g，陈皮 10g，炒白术 15g，茯苓 30g，菖蒲 30g，远志 15g。14 剂。

2012-9-4 廿三诊

上月发作 2 次，5 秒 / 次，发作前恶心。神疲，失眠。予风引汤原方。

桂枝 15g，炙甘草 10g，干姜 15g，生大黄 6g，生龙牡各 30g，生石膏 30g^{（先煎）}，紫石英 30g^{（先煎）}，赤石脂 30g^{（先煎）}，寒水石 15g^{（先煎）}，滑石块 15g^{（先煎）}。14 剂。另服安宫牛黄丸，1 丸分 5 次服。

2012-9-18 廿四诊

服药半月期间未发作。舌仍紫暗，乃阳气不振。上方改干姜为 30g，加川芎 10g。14 剂。

2012-10-9 廿五诊

咽痛，记忆力下降。予廿三诊风引汤方，干姜减为 15g。牛黄清心丸 1 丸，日 1 次。

2012-10-23 廿六诊

乏力，疲倦，睡眠好转。予圣愈汤、风引汤交替服用。

方一：当归 15g，生地黄 30g，熟地黄 30g，川芎 15g，赤芍 15g，党参 30g，生黄芪60g，黄柏10g。14剂。

方二：干姜15g，生大黄10g，桂枝15g，炙甘草10g，滑石块30g^{（先煎）}，生石膏30g^{（先煎）}，生龙牡各30g^{（先煎）}，紫石英30g^{（先煎）}，赤石脂30g^{（先煎）}，生寒水石30g^{（先煎）}。14剂。

2012-12-11 廿七诊

11月21日癫痫发作2次，之后出现食欲不振，恶心呕吐。面萎黄，月经已来而量不多。有划痕症。舌淡嫩暗，齿痕，苔薄腻，脉沉弱。予人参养荣汤。

2013-1-22 廿八诊

2012年12月11日至今未再癫痫发作。现神情愉悦，双目有神，体型较前略瘦（笔者注：以前是一种病态的胖），可以读书。服药期间行经，无痛经，血量较少，舌淡红，齿痕，苔薄略腻。双脉沉弱，予归脾汤加熟地黄、紫河车。

按语： 风引汤为导师临证常用经方之一，其认为初起使用风引汤应以泻为度，生大黄可用10～30g，身体壮实者，日泻七八次亦在所不忌；病势既减，乃缓其泻；病势再减，则减生石膏、寒水石、滑石寒凉之品，而代之以咸平或温潜；病势若衰，则逐渐加入扶正之品，由补气渐及于补血，由补血渐及于填精。

本案初诊用生大黄10g，且去掉干姜之辛温，即为了取泻以顿挫病势。服药一月后，患者大便日行3次且质地稀溏，故仅就原方减生大黄为6g，缓其泻下之力。再服7剂后三诊，癫痫发作次数已减，乃加入干姜30g成为风引汤原剂，风引汤除了大黄泻下之外，尚有8种介石类药物，寒性者居多，易伤脾胃，故同时加入炒白术30g，以协同干姜顾护脾阳。四诊时去生石膏、寒水石之寒凉，改予紫贝齿咸平潜降，十四诊虽已脱离风引汤，然制附片与灵磁石相伍，即转入温潜之法，温潜方服至十八诊，乃予风引汤加入党参、鹿角胶各10g，是由温潜镇摄缓缓向益气血填精息风过度。风引汤小其制则近似经方中的柴胡桂枝干姜汤，故廿一、廿二诊，服用柴胡桂枝干姜汤加减长达5个月。廿六诊予风引汤和圣愈汤交替服用，是向补益气血的大步跨进。廿七诊予人参养荣汤大补气血，廿八诊予归脾汤加熟地黄、紫河车，则由补气血而兼及填精了。

综观全案二十八诊，方药转换，次序井然。前贤云"用药如用兵"，必胸有韬略，方能"运筹于帷幄之中，决胜于千里之外"。后学者当以之为楷模！

先天性脊柱裂致脑积水治疗脉案

引言： 脊柱裂（spinal bifida）又称椎管闭合不全，一种常见的先天畸形。是胚胎发育过程中，椎管闭合不全而引起。可从较小的畸形如棘突缺如和椎板闭合不全，到严重的畸形。造成脊柱裂畸形的病因尚不明确。有学者认为与妊娠早期胚胎受到化学性或物理性的损伤有关。80%～90%脊髓脊膜膨出患儿可出现脑积水，腰骶部脊髓畸形合并脑积水发病率较低。此例患者因中学参加体能测试跑步时不慎摔倒，脊髓脊膜膨出导致脑积水。经调治后，患者正常工作，从事文学创作，偶尔会来导师门诊调治。

获得这则病案，还有一个插曲。本例患者之母亲董某，病寰枢关节半脱位。常常一家三口皆来诊病，得知其子曾患脑积水，经长期治疗后，现在每天可上班半天。遂向董某借历年病历，董或借口已经搬家遗失，或借口难以低头翻箱倒柜去寻找。我意其后条理由属实，因病能仰不能俯，时时震颤，最近一次，导师用桂枝加葛根汤合桃核承气汤，病势顿减。再次就诊时，董带来历年病案，乃得整理如下：

2001-12-5：

柴胡15g，黄芩15g，菊花10g，苍耳子10g，半夏10g，辛夷10g，生石膏35g^{（先煎）}，生甘草6g，银花10g，连翘15g。3剂。

按语： 患者因鼻窦炎，易感风热出现咽痛。历次诊治有方无案，因未亲眼见到患者就诊之时表现，故只就方药略佐阐述。方用小柴胡加生石膏汤合银翘之义。

2001-12-7：

上方加白芷10g。5剂。

2002-5-30：

湿热下注。

柴胡 15g，黄芩 15g，生地黄 25g，龙胆草 6g，泽泻 15g，地肤子 15g，白鲜皮 15g，土茯苓 30g，生甘草 6g，白芥子 6g。7 剂。

2002-6-3：

上方加葛根 15g，怀牛膝 30g，珍珠母 30g。7 剂。

2002-6-10：

柴胡 10g，黄芩 10g，生地黄 15g，胆草 5g，泽泻 15g，地肤子 15g，白鲜皮 15g，土茯苓 30g，桂枝 10g，葛根 15g，怀牛膝 30g，珍珠粉 3g^{（分冲）}。7 剂。

按语：患者易有下肢皮肤之感染，此后亦有反复。在导师门诊亦曾遇到皮肤感染反复之时。当时方用荆防败毒散，由方药分析，此诊当以下肢皮肤感染为主症。

2003-1-8：

颈痛，头部不适。

柴胡 15g，黄芩 25g，半夏 10g，葛根 15g，白芍 30g，生甘草 10g，生龙牡各 30g^{（先煎）}，怀牛膝 30g，天麻 10g，苏木 6g，生白术 10g。7 剂。

按语：此诊当因颅压升高来诊。方用小柴胡汤合半夏白术天麻汤，调畅三焦，降阳明之痰浊。龙牡所以潜镇，怀牛膝所以引气血下行。

2003-1-20：

桂枝 10g，白芍 10g，杏仁 10g，葛根 25g，羌活 6g，柴胡 10g，苏木 10g，吴茱萸 10g，川连 3g，鹅不食草 10g。7 剂。

按语：桂枝加葛根汤合左金丸，鹅不食草辛散通窍，乃治鼻渊药物。

2003-1-29：

鼻塞不通，颈部不适，舌质淡红，苔腻，脉沉弦。

桂枝 10g，生白芍 10g，杏仁 10g，葛根 30g，羌活 10g，辛夷 10g，白芷 10g，吴茱萸 10g，川连 6g，生甘草 6g，藁本 10g。7 剂。

2003-2-7：

颈部发紧，颈痛不适。

柴胡 15g，黄芩 25g，半夏 10g，葛根 15g，制首乌 15g，白芍 30g，生甘草 10g，当归 15g，川芎 10g，桂枝 10g，羌活 6g。7 剂。

2003-2-24：

精神状态好，颈部无发紧之象，舌质暗，脉沉。

柴胡 15g，黄芩 25g，半夏 10g，葛根 15g，制首乌 15g，白芍 30g，生甘草 10g，当归 15g，川芎 10g，合欢皮 15g，桂枝 10g，生甘草 6g。7 剂。

2003-3-3：

柴胡 15g，黄芩 25g，半夏 10g，葛根 15g，制首乌 15g，川连 3g，吴茱萸 15g，桂枝 10g，白芍 15g，生甘草 6g，生龙牡各 30g（先煎）。7 剂。

按语： 柴胡桂枝汤合四物汤加葛根，营卫与三焦同调。

2003-3-9：

头痛目胀，颈部不适，前两天腰部受伤，舌质暗，苔白，脉沉。

桂枝 10g，白芍 10g，生龙牡各 30g（先煎），川连 3g，吴茱萸 10g，茯苓 30g，猪苓 15g，葛根 15g，生甘草 10g。7 剂。

按语： 外伤后，诸症加剧，方用桂枝加葛根汤、龙骨牡蛎汤。左金丸乃调胃之品。茯苓、猪苓利水以冀降颅压。

2003-3-17：

柴胡 10g，黄芩 25g，桂枝 10g，白芍 10g，生龙牡各 30g（先煎），川连 3g，吴茱萸 10g，茯苓 30g，猪苓 15g，葛根 15g，生甘草 10g，连翘 15g。6 剂。

5% 葡萄糖注射液＋生脉注射液 30mL，ivgtt qd。

2003-3-26：

柴胡 10g，黄芩 25g，怀牛膝 15g，桂枝 10g，葛根 15g，吴茱萸 10g，川连 3g，猪苓 30g，茯苓 30g，连翘 15g，苍术 10g，生甘草 6g。7 剂。

2003-6-15：

桂枝 10g，生白芍 30g，葛根 30g，生龙牡各 30g（先煎），乌贼骨 30g，赤芍 15g，丹皮 10g，吴茱萸 3g，川连 5g，苍术 10g。7 剂。

2003-6-23：

桂枝 10g，生白芍 30g，葛根 30g，生龙牡各 30g（先煎），白芥子 10g，赤芍

15g，吴茱萸 3g，川连 6g，乌贼骨 20g^{（先煎）}，生石膏 40g^{（先煎）}，生甘草 6g。7 剂。

按语： 以上三诊，治法相类。左金丸合乌贼骨止酸和胃。

2003-7-3：

颈部活动时左侧疼痛，胃部不适，舌质淡红，苔腻，脉沉。

干藿香 10g，佩兰 10g，杏仁 10g，白蔻仁 15g，生薏米 30g，滑石 30g，川朴 10g，桂枝 6g，白芍 10g，吴茱萸 6g，川连 3g，生甘草 10g。7 剂。

按语： 三仁汤合桂枝汤合左金丸。

2003-7-9：

颈部疼痛，汗黏有味，舌质淡夹红，脉沉细。

生麻黄 6g，青连翘 15g，赤小豆 10g，杏仁 10g，白芷 10g，辛夷花 10g，干藿香 10g，佩兰 10g，滑石 30g，生甘草 10g。7 剂。

按语： 方用麻黄连翘赤小豆汤加减。

2003-7-16：

生麻黄 6g，杏仁 15g，青连翘 15g，赤小豆 30g，白芷 10g，吴茱萸 10g，鹅不食草 20g，滑石 30g，生甘草 10g，桂枝 10g。7 剂。

2003-7-28：

生麻黄 6g，青连翘 20g，赤小豆 15g，杏仁 10g，香白芷 10g，辛夷花 10g，干藿香 10g，佩兰 10g，生甘草 10g，鹅不食草 10g，川连 3g。7 剂。

2003-8-4：

上方加郁金 10g。

2003-8-12：

舌暗尖红，苔白腻。

葛根 30g，桂枝 10g，白芍 10g，明天麻 15g，茯苓 30g，生石决明 30g，怀牛膝 15g，淡竹叶 6g，生甘草 10g，白芷 10g，辛夷 10g。7 剂。

2003-8-28：

头痛，舌质红。

上方加羌活 10g。7 剂。

2003-9-4：

近日咽痒，头痛好转。

上方加生石膏 30g。7 剂。

2003-9-11：

咽痒，头痛。

桑叶 10g，菊花 15g，炒山栀 6g，川贝 10g，杏仁 10g，桔梗 10g，芦根 20g，生甘草 10g，银花 10g，轻马勃 6g，北沙参 10g。7 剂。

按语：桑菊饮加利咽之品。

2003-9-22：

咽痒，胃胀，失眠。

桑叶 10g，南北沙参各 15g，川贝 10g，炒山栀 6g，生石膏 30g^(先煎)，桔梗 10g，芦根 30g，生甘草 6g，羌活 3g。6 剂。

按语：桑菊饮之义。

2003-9-30：

胃酸，咽痒。

党参 15g，茯苓 30g，炒白术 10g，川连 3g，马勃 10g，吴茱萸 3g，桔梗 10g，生甘草 6g，陈皮 10g。7 剂。

2003-10-7：

柴胡 12g，黄芩 15g，半夏 15g，党参 15g，茯苓 30g，炒白术 15g，川连 3g，吴茱萸 6g，干姜 10g，炒枳壳 10g，生甘草 6g，葛根 30g。7 剂。

按语：小柴胡汤合左金丸。

2003-10-15：

头顶及右肩背疼痛，咽痒，舌边尖红。

川芎 15g，白芥子 6g，赤芍 15g，怀牛膝 30g，茯苓 30g，桔梗 10g，生甘草 6g，吴茱萸 6g，川连 3g。7 剂。

易思清口服液。

按语：方用陈士铎之散偏汤。患者平日口服易思清（即异山梨醇口服液，用于治疗脑积水及青光眼），病势较急时，则配合输甘露醇以迅速脱水降颅压。

2003-10-30：

头痛，腹泻。

天麻 10g，葛根 30g，茯苓 30g，炒白术 15g，川芎 15g，白芥子 6g，牛膝 30g，吴茱萸 6g，黄连 3g，生甘草 6g，制首乌 15g，虎杖 10g。7 剂。

2003-11-10：

头痛，先天性脊柱裂。

天麻 15g，葛根 30g，生白芍 30g，生甘草 10g，羌活 6g，川芎 15g，蔓荆子 10g，茯苓 30g，桂枝 10g，怀牛膝 15g，制首乌 15g。7 剂。

2003-11-21：

头痛，先天性脊柱裂。

上方加天冬 10g，麦冬 10g。7 剂。

2003-11-24：

20％甘露醇 250mL，125mL ivgtt qid。

2003-12-1：

先天性脊柱裂。

生代赭石 30g^{（先煎）}，生白芍 60g，银花 10g，怀牛膝 30g，生龙牡各 30g^{（先煎）}，葛根 30g，羌活 10g，蔓荆子 10g，茯苓 30g，桂枝 10g，炙甘草 10g，炒山楂 6g，淡豆豉 10g。7 剂。

2003-12-11：

近日右侧头痛，右眼睑不适，咽部不舒，舌红苔白，脉沉。

柴胡 15g，黄芩 15g，清半夏 15g，桔梗 10g，川芎 15g，蔓荆子 10g，羌活 10g，炒山栀 10g，夏枯草 15g，葛根 30g，生甘草 10g，茯苓 30g。7 剂。

2003-12-23：

近日头痛呈跳动感，右侧加重，舌质暗尖红苔腻。脉沉细。

川芎 45g，珍珠母 30g^{（先煎）}，香白芷 10g，赤芍 15g，怀牛膝 30g，蔓荆子 10g，白芥子 10g，葛根 30g，生甘草 10g，炒山栀 6g。7 剂。

按语：方用散偏汤。

2004-1-2：

头痛开始缓解，时有小作。舌质暗淡尖红苔白腻，脉沉细。

川芎 50g，珍珠母 30g（先煎），香白芷 10g，茯苓 30g，炒白术 10g，半夏 10g，干姜 6g，川连 3g，白芥子 6g，葛根 30g，生甘草 6g。7 剂。

2004-1-12：

头痛。上方白芷加至 15g。

2004-1-19：

头痛。

川芎 30g，珍珠母 30g（先煎），生白芍 45g，生甘草 10g，川木瓜 10g，炒白术 15g，半夏 10g，干姜 10g，葛根 30g，生甘草 10g。7 剂。

易思清。

2004-2-4：

头痛缓解，易怒情绪不稳。舌质淡苔白，脉沉弦。

川芎 30g，珍珠母 30g（先煎），生白芍 45g，合欢皮 15g，川木瓜 15g，炒白术 15g，半夏 15g，干姜 6g，川连 3g，葛根 15g，生甘草 6g。7 剂。

2004-2-17：

颈部不适、跳动，睡眠实。舌质淡暗苔白，脉沉细。

珍珠母 30g（先煎），柴胡 15g，当归 15g，白芍 25g，葛根 25g，桂枝 10g，广郁金 10g，茯苓 30g，炒枳壳 10g，川连 3g，生甘草 3g。7 剂。

2004-2-22：

近日失眠，睡不实，舌尖红，脉弦。

川连 3g，生地黄 30g，珍珠母 30g（先煎），生代赭石 30g（先煎），怀牛膝 30g，生酸枣仁 60g，炒酸枣仁 60g，葛根 30g，白芷 10g，肉桂 6g，生甘草 6g。7 剂。

2004-3-8：

银花 15g，青连翘 30g，羌活 10g，柴胡 15g，黄芩 15g，淡豆豉 10g，菊花 10g，桔梗 10g，生甘草 10g，桂枝 10g，白芍 10g，葛根 15g。

2004-4-13：

脑积水，先天性脊柱裂。

金匮肾气丸；诺迪康胶囊。

2004-4-29：

金匮肾气丸；诺迪康胶囊；香砂平胃冲剂。

2004-6-1：

脑积水。

柴胡 15g，黄芩 15g，半夏 15g，桂枝 10g，白芍 10g，生石膏 30g^{（先煎）}，怀牛膝 15g，泽泻 25g，龙胆草 3g，生甘草 10g。7 剂。

2004-6-8：

茯苓 30g，炒白术 15g，桂枝 10g，炙甘草 10g，柴胡 15g，黄芩 15g，怀牛膝 30g，川芎 15g，白芷 10g，生甘草 10g。7 剂。

按语： 苓桂术甘汤加柴芩加散偏汤之义。

2004-6-21：

葛根 30g，茯苓 30g，炒白术 15g，猪苓 30g，泽泻 15g，桂枝 10g，柴胡 15g，黄芩 15g，生甘草 10g，夏枯草 15g。7 剂。

按语： 五苓散加柴芩葛根。

2004-6-29：

柴胡 10g，当归 15g，川芎 10g，赤芍 10g，枳壳 10g，桔梗 10g，怀牛膝 15g，桃仁 6g，红花 6g，生甘草 1g，桂枝 6g，炙甘草 10g。7 剂。

2004-7-15：

柴胡 10g，当归 15g，川芎 15g，赤芍 10g，枳壳 10g，桔梗 10g，怀牛膝 15g，桃仁 6g，红花 6g，生甘草 10g，桂枝 10g，生枣仁 30g，炒枣仁 30g。14 剂。

按语： 血府逐瘀汤加生、炒枣仁。

2004-7-23：

时有胸闷，舌质暗红，苔腻，脉弦。

柴胡 10g，当归 15g，川芎 15g，赤芍 10g，枳壳 10g，桔梗 10g，怀牛膝 15g，桃仁 6g，红花 6g，生甘草 5g，桂枝 10g，生龙牡各 30g^{（先煎）}。14 剂。

按语： 血府逐瘀汤。

2004-8-23：

先天性脊柱裂，肝气不舒。

柴胡 10g，白芍 10g，炒枳壳 10g，茯苓 25g，炒白术 10g，丹皮 10g，炒山栀 10g，怀牛膝 15g，夏枯草 15g。7 剂。

按语： 丹栀逍遥散。

2004-8-30：

脊柱裂，肝气不舒。

生代赭石 30g$^{(先煎)}$，白芷 6g，柴胡 10g，白芍 10g，炒枳壳 10g，茯苓 25g，炒白术 10g，丹皮 10g，炒山栀 10g，怀牛膝 15g，夏枯草 15g。7 剂。

2004-9-6：

柴胡 10g，当归 15g，生白芍 25g，广郁金 10g，合欢皮 15g，茯苓 30g，炒山栀 6g，丹皮 10g，炒枳壳 10g，夏枯草 15g，珍珠母 30g$^{(先煎)}$，生甘草 10g。7 剂。

2004-9-10：

外感三天，头痛，咽部不适，舌质淡，脉沉滑。

菊花 10g，桑白皮 15g，柴胡 15g，黄芩 15g，蔓荆子 10g，竹茹 10g，生石膏 30g，生甘草 10g，羌活 6g。5 剂。

2004-9-19：

左眼睑不适，视物发花，舌质红，苔白，脉沉。

菊花 15g，夏枯草 15g，柴胡 15g，黄芩 15g，蔓荆子 10g，葛根 30g，桂枝 10g，羌活 6g，炙甘草 10g。7 剂。

2004-9-30：

视物不清，舌质红，苔薄，脉沉。

菊花 10g，枸杞 10g，夏枯草 15g，夜明砂 10g，柴胡 10g，黄芩 15g，蔓荆子 10g，羌活 3g，生甘草 6g。8 剂。

2004-10-4：

近日来因季节转变而发头痛，脉弦滑，舌质红，苔薄。

柴胡 10g，黄芩 10g，半夏 15g，桂枝 10g，白芍 10g，川芎 10g，防风 6g，

羌活 10g，生甘草 6g，茯苓 30g，泽泻 10g，炒白术 10g。10 剂。

2004-10-14：

头痛未减，舌质红，苔黄，脉弦滑。

上方加葛根 15g。5 剂。

2004-10-19：

旋覆花 15g，生代赭石 30g^{（先煎）}，党参 15g，半夏 15g，生姜 6 片，大枣 5 枚，柴胡 10g，黄芩 10g，葛根 30g，香附 10g。7 剂。

按语： 旋覆代赭汤加柴芩，降阳明逆气，透少阳邪热。

2004-10-28：

头痛。上方加牛膝 15g，全瓜蒌 30g。

2004-11-4：

头痛。上方加桂枝 10g，白芍 10g。7 剂。

2004-11-11：

头痛。

旋覆花 15g，生代赭石 10g^{（先煎）}，党参 6g，半夏 15g，柴胡 10g，黄芩 10g，葛根 15g，怀牛膝 15g，桂枝 15g，白芍 15g，生姜 6 片，大枣 5 枚。7 剂。

按语： 以上两诊用旋覆代赭汤合桂枝汤义。

2004-11-16：

头痛，失眠，便干。舌红苔黄厚。

天麻 15g，半夏 10g，生白术 20g，陈皮 10g，茯苓 15g，泽泻 10g，怀牛膝 30g，龙胆草 3g，葛根 15g，生大黄 10g，生甘草 6g，炒山栀 6g。6 剂。

按语： 东垣半夏白术天麻汤。

2004-11-25：

失眠。

炒枣仁 30g，茯苓 30g，盐知母 6g，生甘草 6g，川芎 10g，生龙牡各 30g，葛根 10g，酒大黄 6g。7 剂。

2004-11-30：

颈部不适、跳动，睡眠差，舌质红，苔薄，脉沉。

炒枣仁 30g, 茯苓 30g, 盐知母 10g, 桂枝 10g, 生白芍 30g, 川芎 10g, 生龙牡各 30g, 葛根 30g, 生甘草 6g。7 剂。

按语: 酸枣仁汤合桂枝加龙牡葛根汤, 由养肝血安神合入镇静安神。

2004-12-9:

胸闷, 颈部不适。

柴胡 10g, 黄芩 15g, 半夏 15g, 桂枝 10g, 白芍 15g, 葛根 15g, 炙甘草 10g, 生龙牡 30g。7 剂。

按语: 柴胡桂枝汤加龙牡、葛根。

2004-12-16:

胸闷。

上方加生石膏 40g, 玄参 15g, 酒大黄 10g。7 剂。

2004-12-23:

牙痛。

生石膏 30g^(先煎), 玄参 15g, 知母 6g, 怀牛膝 15g, 细辛 10g, 麦冬 10g, 生甘草 3g。5 剂。

按语: 玉女煎之义, 细辛反佐, 治齿痛特效。

2004-12-30:

牙痛减, 恶心易吐, 舌质红, 脉数。

生石膏 45g^(先煎), 玄参 15g, 盐知母 6g, 怀牛膝 30g, 细辛 12g, 白芷 10g, 干藿香 10g, 麦冬 15g, 生甘草 10g。5 剂。

按语: 玉女煎加化湿之品。

2005-1-6:

头痛, 颈部跳痛, 恶心欲吐, 脉弦。

桂枝 15g, 白芍 10g, 当归 15g, 茯苓 30g, 炒白术 15g, 炙甘草 10g, 生龙牡各 30g, 淡竹叶 6g, 生代赭石 10g^(先煎)。7 剂。

按语: 苓桂术甘汤加归芍, 降水饮之冲逆, 再加龙牡、代赭石潜阳降逆。

2005-1-14：

头晕头痛，颈部发跳，活动加重。

桂枝 20g，白芍 10g，当归 15g，茯苓 30g，白术 15g，炙甘草 10g，砂仁 6g，生龙牡各 30g，生代赭石 30g。7 剂。

2005-1-20：

头颈痛一次。

桂枝 25g，炒白芍 10g，生龙牡各 30g，当归 10g，茯苓 30g，白术 10g，炙甘草 10g，砂仁 6g，生代赭石 10g^{（先煎）}，旋覆花 10g。7 剂。

2005-1-27：

头痛突作。

桂枝 25g，炒白芍 10g，川芎 15g，生龙牡各 30g，旋覆花 10g，生代赭石 15g^{（先煎）}，炒白术 10g，茯苓 15g，生甘草 6g。7 剂。

2005-2-3：

头痛。上方加川牛膝 15g。7 剂。

2005-2-8：

头痛。上方加黄芩 15g。7 剂。

2005-2-17：

头痛。上方加菊花 10g。7 剂。

2005-2-22：

头痛。守方再服 7 剂。

2005-3-10：

咽痛流涕，声嘶。

柴胡 15g，黄芩 15g，生麻黄 10g，杏仁 10g，生甘草 10g，桔梗 15g，射干 10g，牛蒡子 15g。7 剂。

按语：柴芩麻杏石甘之义。

2005-3-17：

上呼吸道感染。

上方加生石膏 30g，玄参 15g。7 剂。

2005-3-24：

上呼吸道感染。

上方加辛夷 10g，苍耳子 10g。

2005-3-30：

上呼吸道感染。

守 3 月 17 日方，7 剂。

2005-4-7：

牙痛甚。

麦冬 15g，生地黄 30g，生石膏 45g（先煎），知母 10g，川牛膝 30g，玄参 15g，白芷 10g，细辛 9g，生甘草 6g。7 剂。

按语： 方用玉女煎。

2005-4-14：

药后腹泻，牙痛轻。

麦冬 10g，生地黄 10g，生石膏 30g（先煎），知母 10g，川牛膝 15g，细辛 10g，玄参 15g，白芷 10g，生甘草 6g。7 剂。

2005-4-21：

腹泻，原因待查。

柴胡 9g，当归 15g，炒白芍 15g，茯苓 15g，炒枳壳 10g，郁金 15g，夜交藤 15g，怀牛膝 15g，吴茱萸 10g，黄连 3g，煅瓦楞子 30g。7 剂。

2005-4-28：

醋柴胡 6g，当归 10g，炒白芍 10g，茯苓 15g，炒枳壳 10g，郁金 10g，怀牛膝 15g，吴茱萸 10g，黄连 3g，煅瓦楞子 30g，龙胆草 6g，葛根 15g。7 剂。

按语： 方用逍遥散合左金丸。

2005-5-12：

上呼吸道感染。

柴胡 15g，黄芩 15g，生麻黄 6g，杏仁 10g，生甘草 10g，桔梗 15g，射干 10g，牛蒡子 10g，生石膏 30g（先煎），玄参 15g。7 剂。

2005-5-19：

柴胡 10g，黄芩 30g，生麻黄 6g，杏仁 10g，甘草 6g，桔梗 10g，射干 10g，牛蒡子 10g，生石膏 30g$^{（先煎）}$。7 剂。

2005-5-26：

上方加龙胆草 6g。7 剂。

按语：以上三诊，方用柴芩麻杏石甘汤，当为外感而设。

2005-10-23：

头痛，腹泻，颈背及眼眶周围痛。

天麻 10g，葛根 30g，茯苓 30g，炒白术 15g，川芎 15g，白芥子 6g，牛膝 30g，吴茱萸 6g，黄连 3g，生甘草 6g。7 剂。

2009-4-20：

腹痛。

桂枝 15g，赤芍 15g，生姜 60g，大枣 15g，葛根 30g，黄连 10g，黄芩 10g，炙甘草 15g，生麻黄 10g。7 剂。

按语：桂枝汤合葛根芩连汤。

2009-5-25：

柴胡 15g，黄芩 15g，清半夏 10g，葛根 30g，生姜 30g，大枣 15g，炙甘草 15g，党参 10g，桂枝 10g，赤芍 10g。7 剂。

按语：小柴胡汤合桂枝加葛根汤。

脊髓空洞症

小引：吸取了以前的经验教训，我开始在叫号的时候先翻阅一下患者的病历，对历年就诊记录有一个初步了解。如果不是这样做，我很难从简短的脉案和患者轻描淡写的主诉中，得知她曾是症状很重的脊髓空洞患者。这位患者的主诉多是"肩膀还是有点不舒服，容易感冒，感冒后肩膀有点疼"。以至于有一次，跟诊的一位医师发现她那轻微的主诉总是不能消除的时候，开始和导师分享他读书时看到的从肝郁气滞论治颈肩疼痛……

赵某，女，43岁。

2011-11-24 初诊

肩背时痛，劳累时加重。舌质淡暗，苔薄白，脉沉。

生黄芪 120g，党参 30g，炒白术 30g，制川乌 25g^{（先煎）}，制附片 60g^{（先煎）}，清半夏 30g，桂枝 30g，葛根 90g，当归 15g，炙甘草 15g。14 剂，水煎服。

按语： 患者因肩背疼痛至某医院就诊，行颈椎 MRI 检查后确诊为脊髓空洞症，遂来寻求中医治疗。因肩膀疼痛于劳累时加重，知病性属虚，由舌质淡暗，脉沉，可知其为气虚及阳。方用补中益气汤加附子以补气温阳。另用制川乌散寒温经止痛，用桂枝、葛根走颈肩以缓解肌肉僵痛。因感外邪，故用柴胡桂枝汤和四物汤义，养血以解表。

2011-12-13 二诊

怕风，肩关节痛，舌质淡暗苔白，脉沉弱。

柴胡 15g，胡黄连 10g，生地黄 60g，熟地黄 30g，当归 15g，川芎 15g，生白芍 15g，黄芩 15g，桂枝 15g，生姜 60g，大枣 60g。14 剂，水煎服。

2012-12-27 三诊

外感后左颈肩疼痛，头晕。

炒白术 30g，制附片 30g，葛根 90g，桂枝 15g，生黄芪 90g，制川乌 15g^{（先煎）}，赤芍 15g，炙甘草 15g，细辛 10g，防风 15g，当归 15g。14 剂，水煎服。

按语： 时隔一年，又因冬寒而疼痛发作，方用《金匮》术附子汤合乌头汤，温脾肾以止疼痛。与黄芪桂枝五物汤相合再加葛根、细辛、当归，温经散寒，益气活血通脉。

2012-1-10 四诊

左肩疼痛，得温则减，头晕，舌质暗苔白，脉细。术附子汤。

炒白术 30g，制附片 30g，制川乌 20g^{（先煎）}，赤芍 15g，生黄芪 60g，葛根 60g，川芎 15g，细辛 10g，炙甘草 10g，桂枝 15g，黄柏 10g。14 剂。

按语： 服药后症状缓解，守方再进，加入黄柏苦寒坚阴，防止温散过度引起虚火上炎。

2012-1-30 五诊

气短，舌质淡苔腻，脉沉弦。

生黄芪 120g，红人参 15g，炒白术 15g，苍术 15g，广木香 3g，羌活 10g，炙甘草 15g，当归 15g，陈皮 10g，柴胡 6g，升麻 6g。14 剂，水煎服。

按语： 服药后，颈肩疼痛消失。方用补中益气汤加羌活，益气疏风通络以巩固疗效。

2012-2-16 六诊

诉腰痛。上方加防风 20g，狗脊 30g。14 剂。

2012-3-6 七诊

咽中不适，腰痛，痛轻，舌质淡暗苔白，脉沉细。

生黄芪 120g，羌活 10g，独活 10g，炒白术 15g，黄连 10g，苍术 15g，黄柏 10g，防风 15g，当归 15g，陈皮 10g，党参 10g，柴胡 6g，升麻 6g。14 剂。

按语： 咽痛乃虚火所致，方用李东垣补脾胃泻阴火升阳方加减。

2012-4-1 八诊

易外感，腰痛，眼部干涩，颈部不适。舌质淡胖，齿痕，苔腻。

生黄芪 90g，党参 30g，炒白术 15g，炙甘草 10g，白芍 15g，黄柏 10g，葛根 90g，升麻 6g，柴胡 3g，蔓荆子 10g，川芎 15g，羌活 10g。14 剂，水煎服。

按语： 因诉目涩，转用东垣益气聪明汤，补气升阳兼以明目。

2012-4-17 九诊

脊髓空洞症。

生黄芪 90g，防风 15g，炒白术 15g，生麻黄 3g，熟地黄 30g，炙甘草 10g，炮姜 15g，鹿角胶 30g，白芥子 10g，肉桂 6g，葛根 60g，鹿角片 30g。14 剂，水煎服。

按语： 病情稳定，方予玉屏风散固表以防外感，合以阳和汤填精益髓以治本。

2012-5-15 十诊

脊髓空洞症。

生黄芪 120g，防风 15g，炒白术 15g，赤芍 15g，生麻黄 3g，熟地黄 30g，炙甘草 10g，炮姜 15g，鹿角胶 30g，白芥子 10g，肉桂 6g，葛根 60g，鹿角片 30g。14 剂，水煎服。

按语： 此次于九诊方加入赤芍一味，即合入王清任黄芪赤风汤法，以使活血通脉之力增强。

2012-6-19 十一诊

脊髓空洞症，左肩部疼痛。

生黄芪 120g，防风 15g，赤芍 60g，制川乌 15g$^{（先煎）}$，炙甘草 15g，生麻黄 10g，鹿角片 45g，鹿角胶 10g，桂枝 30g，葛根 90g，细辛 10g。14 剂，水煎服。

按语： 病情反复，方用《金匮》乌头汤合黄芪赤风汤加味，温经散寒，益气通脉止痛。

2012-9-4 十二诊

脊髓空洞症，肩颈疼痛。

生黄芪 150g，制川乌 15g$^{（先煎）}$，葛根 90g，桂枝 30g，赤芍 60g，生麻黄 10g，生姜 30g，大枣 30g，炙甘草 15g，细辛 15g，鹿角胶 30g，鹿角霜 30g。14 剂。

按语： 方予乌头汤合桂枝加葛根汤加味温经散寒，益气通脉止痛。加入细辛

15g，以增强温通走窜之力。鹿角胶、鹿角霜并用，仍是填精益髓从本论治。

2012-10-16 十三诊

口苦，咽干，颈肩疼痛。

柴胡 10g，黄芩 10g，清半夏 15g，党参 30g，生姜 30g，大枣 30g，炙甘草 15g，葛根 90g，生麻黄 10g，桂枝 15g，赤芍 15g。14 剂，水煎服。

按语： 屡用温散，疼痛虽缓，虚火升腾，方用小柴胡汤和桂枝加葛根汤调和表里上下。

2012-12-1 十四诊

脊髓空洞症。近日易外感，咽干、眼干，舌淡胖。予桂枝芍药知母汤加味：

桂枝 15g，赤芍 15g，知母 30g，生麻黄 10g，炒白术 50g，防风 15g，制附片 15g，薏米 30g，炙甘草 10g，生姜 60g，茯苓 30g，黄柏 10g。14 剂。

按语： 寒凝经脉与虚火上炎并见，方用桂芍知母汤，温散为主，清热为辅。

2013-1-5 十五诊

脊髓空洞症，舌质淡，脉沉缓。大补阴丸合术附子汤加味：

知母 10g，熟地黄 60g，黄柏 10g，炙龟板 30g，砂仁 10g，制附片 30g，炒白术 30g，桂枝 15g，葛根 60g，制川乌 10g^{（先煎）}，全蝎 15g，鹿茸粉 1g^{（分冲）}。14 剂，水煎服。

按语： 病情平稳，从本论治。方用大补阴丸补肾填精，合术附子汤加川乌、全蝎，温阳通脉。所以用大补阴丸填精而不用阳和汤，因近期虚火上炎之势明显。

2013-3-5 十六诊

近期反复感冒，外感后则觉肩痛反复发作，伴见脘腹疼痛。舌质淡嫩齿痕，脉沉弱。予补中益气汤加生石膏：

生黄芪 60g，党参 30g，炒白术 15g，炙甘草 10g，陈皮 10g，当归 10g，升麻 3g，柴胡 3g，生石膏 15g^{（先煎）}。14 剂，水煎服。

按语： 外邪入经，则经脉闭阻，故疼痛加剧，当补益中气，预防外感。方用补中益气汤加石膏。加石膏乃清除体内虚热，若内热不去，则腠理易于开泄，正气易于耗散，外邪易于内陷。相火为元气之贼，此之谓也。

2013-4-9 十七诊

已不再反复感冒，仍脘腹疼痛：

柴胡 15g，清半夏 10g，黄芩 15g，党参 15g，生姜 30g，大枣 30g，炙甘草 10g，桂枝 15g，赤芍 15g。14 剂，水煎服。

按语： 服药后，半年来外感次数明显减少，予柴胡桂枝汤表里上下同调。

2013-5-7 十八诊

诉全身关节疼痛，舌暗，脉沉：

桂枝 15g，赤芍 30g，炙甘草 15g，生姜 30g，大枣 30g，党参 30g。7 剂。

按语： 气虚不足之体，感外邪而致周身关节疼痛，《伤寒》桂枝加芍药生姜各一两人参三两新加汤最为合拍。

进行性肌营养不良症两则

小引：进行性肌营养不良症（progressive myodystrophy）是一组由遗传因素所致的原发性骨骼肌疾病，临床表现为缓慢进行的肌肉萎缩、肌无力及不同程度的运动障碍。现代医学对于本病目前尚无特效的治疗方法，只能采取对症疗法及一般支持疗法，积极预防和治疗呼吸道感染，对延长患者的存活时间是有价值的。本节的两例患者为亲兄弟，皆罹患进行性肌营养不良，所不同者，兄长体胖而面白，弟弟体瘦而面黑，故二人虽同服龟鹿二仙胶填肾精以补先天，但其口服汤药都不相同。

病案 1

赵某，男，24 岁。

2012-9-25 初诊

进行性肌营养不良，肌酶指标较前下降，体型瘦，舌质红，苔薄白。

方一：生黄芪 120g，苍术 30g，忍冬藤 30g，炒白术 15g，生地黄 30g，鹿角片 15g，生薏米 30g，土茯苓 60g，丹参 60g，制马钱子粉 0.6g$^{（分冲）}$，广地龙 15g，龟板胶 10g$^{（烊化）}$，炙甘草 10g。28 剂，水煎服。

方二：红人参 300g，枸杞子 600g，龟板胶 200g，鹿角胶 200g。熬制膏方，早晚空腹开水冲服一勺。

按语：进行性肌营养不良表现类痿证。《内经》云"治痿独取阳明"，此治痿证核心大法。阳明本为多气多血之经，该患者先天不足，经气亏虚，湿热流注经脉，而成此症。方用生黄芪、炒白术益气以治本；生地黄、忍冬藤、苍术、生薏米、土茯苓清热凉血利湿，养血填精以治其根。地龙、马钱子为龙马自来丹，原为王清任用以通络散结治痫症之方。此处与丹参合用，通络起痿废以为导向。

2012-12-11 二诊

诸症同前，下楼时仍有腿软。

方一：生黄芪 90g，党参 30g，炒白术 60g，生地黄 30g，熟地黄 30g，山萸肉 15g，生山药 30g，菟丝子 30g，制首乌 15g，鹿角胶 15g^{（烊化）}，龟板胶 15g^{（烊化）}，枸杞 15g，制附片 15g，红藤 30g，知母 6g，黄柏 6g，制马钱子面 0.6g^{（分冲）}。

方二：红人参 300g，枸杞子 600g，龟板胶 200g，鹿角胶 200g。熬制膏方，早晚空腹开水冲服一勺。

按语：服药 3 个月，病无进展，即是有效，从本论治。方以参、芪、术益气合左归丸填精为主；红藤、知柏清热祛湿为辅。继服龟鹿二仙胶，徐徐填精益髓以补先天。

2013-1-29 三诊

生化：AST 105 u/L、ALT 122 u/L、LDH 518 IU/L、CK 7858 u/L、CK-MB 244.2 u/L。

步态已有轻微改变，上肢肌肉力量尚可，舌边尖红，苔薄。

方一：生黄芪 120g，银花 30g，忍冬藤 60g，当归 20g，炙甘草 10g，防风 10g，生地黄 30g，赤芍 15g，桂枝 10g，知母 10g，生甘草 30g，制马钱子 0.6g^{（分冲）}。28 剂，水煎服。

方二：红人参 300g，枸杞子 600g，龟板胶 200g，鹿角胶 200g。熬制膏方，早晚空腹开水冲服一勺。嘱：合理作息，锻炼下蹲起立，并坚持行走，每行 2～3 公里休息片刻，

2013-3-26 四诊

生黄芪 120g，银花 30g，忍冬藤 60g，当归 20g，炙甘草 10g，防风 10g，赤芍 15g，桂枝 10g，知母 10g，生甘草 30g，马钱子粉 0.6g^{（分冲）}。14 剂，水煎服。

按语：三诊病势增进，方以清热凉血利湿通络为主，以大剂当归补血汤益气养血治本为主，继服龟鹿二仙胶，四诊去生地黄，守方再进。

2013-6-4 五诊

下肢力量较前增加。

生化：CK 5929 u/L、LDH 602 IU/L、HBDH 461 IU/L、CK-MB 207.4 u/L。

生黄芪 150g，党参 30g，炒白术 15g，陈皮 10g，当归 15g，金银花 15g，忍冬藤 60g，防风 10g，赤芍 15g，炙甘草 10g，生石膏 15g（先煎），柴胡 6g，升麻 6g，制马钱子粉 0.6g（分冲）。

按语：服药 3 个月，患者自觉症状好转，实验室检查示肌溶解现象较前减轻。从本论治，方中补中益气汤补中气以治本，金银花、忍冬藤、生石膏清热解毒利湿以治标；赤芍、防风与黄芪相伍乃黄芪赤风汤，取其益气活血通络之效。每日继服龟鹿二仙胶。

病案 2

赵某，男，20 岁。

2013-9-25 初诊

进行性肌营养不良，肌酶各项指标升高，体型偏胖，尿酸高。双下肢无力，脉细缓。

生地黄 60g，水牛角片 60g，羚羊角粉 3g（分冲），忍冬藤 30g，赤芍 15g，丹参 30g，怀牛膝 30g，土茯苓 60g，威灵仙 15g，白僵蚕 15g，生甘草 10g，黄柏 10g。28 剂，水煎服。

按语：形体壮实，从标论治，方用犀角地黄汤加忍冬藤、土茯苓清热凉血利湿通络。针对尿酸高而乏力，用土茯苓、威灵仙、白僵蚕乃导师治高尿酸血症常用之法，借鉴于朱良春先生经验。怀牛膝一两，既可补肝肾强腰膝，又能引诸药下行以达病所。

2012-12-11 二诊

进行性肌营养不良，下肢无力，肌肉萎缩。

知母 10g，黄柏 10g，生地黄 60g，炙龟板 15g（先煎），干姜 15g，陈皮 10g，锁阳 15g，生白芍 60g，怀牛膝 15g，细辛 15g，桂枝 15g，马钱子粉 0.6g（分冲）。14 剂，水煎服。

按语：服药后，病情见好，从本论治，方用虎潜丸清泻相火，补髓填精以治痿。白芍与牛膝相配，走下焦以养肝血强腰膝。

2013-1-29 三诊

生化：AST 61 u/L、ALT 87 u/L、TG 2.77 mg/L、CK 4407 u/L、CKMB 1203 u/L、LDH 336 IU/L。

舌质暗红，少苔。

知母 10g，黄柏 10g，生地黄 30g，熟地黄 60g，炙龟板 15g^{（先煎）}，干姜 30g，陈皮 10g，锁阳 30g，生白芍 60g，怀牛膝 15g，细辛 15g，桂枝 15g，马钱子粉 0.6g^{（分冲）}。28 剂，水煎服。

2013-3-26 四诊

知母 10g，黄柏 10g，干姜 15g，生地黄 30g，炙龟板 30g，陈皮 10g，锁阳 15g，生白芍 60g，怀牛膝 15g，细辛 15g，桂枝 15g，马钱子粉 0.6g^{（分冲）}。14 剂，水煎服。

2013-6-4 五诊

生化：CK 3725 u/L、LDH319 IU/L、HBDH 261 IU/L、CK-MB 109.6 u/L。

舌暗红，苔白，舌面水滑，脉细。

生地黄 60g，熟地黄 30g，炙龟板 30g，怀牛膝 15g，陈皮 10g，锁阳 15g，干姜 15g，知母 6g，黄柏 6g，生白芍 30g，麦冬 15g，桂枝 30g，细辛 10g，生黄芪 30g，制马钱子粉 0.6g^{（分冲）}。28 剂，水煎服。

按语： 四诊守方再进，经治后，患者症状好转，实验室指标亦有下降趋势，故五诊于前方中再加入生黄芪一两，减知柏用量，增强补气填精之效。

眼肌型重症肌无力

小引：眼肌型重症肌无力（oMG）指肌无力症状局限于眼外肌。眼肌型重症肌无力任何年龄均可起病，绝大多数眼肌型重症肌无力可能在起病 2 年内发展为全身型重症肌无力（gMG），西医治疗本病尚无特效方法。

王某，女，38 岁。

2013-5-28 初诊

患者因发现右侧眼睑日渐下垂，至某医院就诊确诊为眼肌型重症肌无力，遂来就诊。刻下症见：右侧眼睑下垂，眼裂变窄。自觉疲乏，纳食可，睡眠佳，二便调。舌紫暗，苔白腻，脉沉弱。予大剂补中益气汤合龙马自来丹加味：

生黄芪 90g，党参 30g，炒白术 15g，陈皮 10g，升麻 6g，柴胡 6g，当归 15g，炙甘草 15g，生晒参 10g，广地龙 15g，金银花 15g，制马钱子 0.3g$^{（分冲）}$。28 剂，水煎服。

2013-7-2 二诊

服上方后，患者自觉症状好转。舌质暗，苔薄白，脉沉细弱。仍守前方，加量再进。

生黄芪 120g，生晒参 15g，生山药 30g，炒白术 15g，陈皮 10g，当归 20g，柴胡 3g，升麻 3g，广地龙 15g，制马钱子 0.6g$^{（分冲）}$，炙甘草 15g。14 剂，水煎服。

2013-7-16 三诊

患者服药后眼睑下垂好转，双脉细。舌质暗，苔薄白。脉细弱。虑进甘温益气之品，当考虑阴阳维系，守方加入山药、麦冬，以气阴同调。

生黄芪 120g，生晒参 15g，炒白术 15g，生山药 30g，当归 20g，陈皮 10g，炙甘草 10g，广地龙 15g，制马钱子粉 0.9g$^{(分冲)}$，麦冬 15g，柴胡 6g，升麻 6g，金银花 15g。14 剂，水煎服。

2013-8-20 四诊

眼睑下垂明显好转，两侧眼裂基本相同。舌质暗红，有裂纹，苔腻。虑进甘温益气，病势已转，舌质之裂纹乃阴精不足之象，当从脾肾入手。上方加入鹿角片、山药以填精。

生黄芪 120g，生晒参 15g，炒白术 15g，生山药 60g，鹿角片 30g，苍术 15g，广地龙 15g，制马钱子 0.9g，土鳖虫 10g，麦冬 15g，炙甘草 10g，柴胡 10g，升麻 6g。14 剂，水煎服。

按语：导师治疗本病，多从健脾益气、通络解毒入手，以补肾填精善后。中医理论认为脾主肌肉，眼部五轮学说之"肉轮"亦为脾所主，故选东垣之补中益气汤，大剂峻补脾气。龙马自来丹乃王清任《医林改错》治痫症之方，此处移治重症肌无力，乃取其通络之效。马钱子为剧毒之品，需严格炮制，其有效剂量与中毒剂量相近，一日剂量在 0.3～0.6g 才能起效。《内经》虽有"有故无殒，亦无殒也"之明训，为安全起见，还当逐渐加量为宜。重症肌无力发病多认为与免疫有关，刘清泉教授从中医角度考虑，认为本病有毒邪内侵的因素，故加入银花一味以解毒。三诊时加入麦冬、山药，四诊时加大山药用量并加入鹿角，体现了由气及阴、由脾及肾，由养阴及填精的治疗思路。

黄连温胆汤治疗晕厥重症

小引： 此则医案乃山西省太原市第二人民医院李婷医师所整理，原载于《中国民间疗法》。以下内容皆保留原貌：

在北京中医药大学东直门医院进修期间，有幸跟随刘清泉老师学习，受益匪浅。刘清泉老师临床近 30 年，医德高尚，为人谦恭，思维敏捷，诊病游刃有余。其运用经方，以温阳见长，善治疑难怪病。在与刘老师临证期间，遇一顽疾，曾经北京多家医院诊治，均不见效。经刘老师运用黄连温胆汤治疗 2 月余，获奇效。现将病例总结如下，以飨读者。

患者，男，54 岁。

2009-12-31 初诊

主诉：耳聋 3 年，晕厥 2 次，伴头晕耳鸣。现病史：患者 3 年前突发听力下降，头晕耳鸣时作，发作欲死，视物旋转，心烦喜呕，大汗，多与体位有关，曾晕厥 2 次，3～5 分钟自行缓解。平素行走时摇晃不定，不能走直线。多需家人陪同。入睡困难，多梦易醒，且醒后昏沉不爽。食欲一般。就诊于多家医院。经前庭功能检查提示右侧水平半规管功能减弱。颈椎片示：C 2～5 增生。脑血管超声、经颅多普勒（TCD）检查均未发现异常。诊断为：美尼埃综合征，颈椎退行性变，椎动脉供血不足，高血压。经住院治疗 2 月余，效果不佳，遂来求诊。患者高大粗壮，声如钟鸣。刻下症：头晕，晕厥时作，影响日常劳作，苦不堪言，头重脚轻，走路不稳，有脚踩棉花感，口苦、口黏腻，大便不成形，入睡困难，面色垢腻，洗亦不净，舌质瘀暗，苔黄厚腻，脉弦而弱。

诊断：眩晕，痰厥。

辨证：痰热内蕴，清阳不升，浊阴不降。

治法：清热化痰升阳。

方药：黄连温胆汤加味。

黄连10g，清半夏15g，陈皮10g，茯苓20g，枳实15g，竹茹15g，甘草6g，泽泻15g，天麻30g，川芎15g，葛根50g，怀牛膝15g，酒大黄6g，生姜30g。14剂，水煎服。

2010-1-14 二诊

药后晕厥未作，耳鸣减轻，面色晦暗好转，口苦口黏消失，舌苔黄厚腻转轻，脉弦。

黄连10g，清半夏30g，陈皮10g，茯苓30g，枳实15g，竹茹15g，甘草6g，泽泻15g，天麻30g，川芎15g，葛根50g，怀牛膝15g，酒大黄6g，生姜30g。14剂，水煎服。

2010-1-28 三诊

药后耳内胀闷感消失，仍耳鸣，面色由原垢腻晦暗转为红润光泽，舌暗红苔腻，脉弦。

黄连10g，清半夏30g，陈皮10g，茯苓30g，枳实15g，姜竹茹10g，泽泻15g，天麻30g，葛根10g，怀牛膝30g，珍珠母30g，玄参15g，生姜30g。28剂，水煎服。

2010-2-25 四诊

偶发头晕耳鸣，睡眠改善，仍多梦，舌暗红，苔黄厚腻，脉弦。

方一：黄连10g，清半夏30g，陈皮10g，茯苓30g，枳实15g，姜竹茹10g，泽泻15g，天麻30g，葛根10g，怀牛膝30g，珍珠母30g，玄参15g，菖蒲15g，生酸枣仁60g，炒酸枣仁60g，生姜30g。14剂，水煎服。

方二：荷叶10g，金钱草6g。泡水代茶饮。

2010-3-11 五诊

诸症明显好转，面色红润而光泽，偶有轻微耳鸣，精神倍增，步态稳健，能独立行走，生活能自理。舌红苔腻，脉沉弦。

方一：黄连10g，生石膏30g^{（先煎）}，玄参15g，生白术30g，炒白术30g，炒枳实 15g，清半夏 30g，茯苓 30g，陈皮 10g，川芎 15g，生酸枣仁 60g，炒酸枣仁 60g，天麻 30g。14 剂，水煎服。

方二：石菖蒲 15g，荷叶 15g，苍术 15g，黄柏 15g，金钱草 15g。泡水代茶饮。

原按：温胆汤出自《三因极一病证方论》，主治大病之后虚烦不得眠。据统计，目前本方主治病证多达数十种。在临床应用上，加黄连，即为黄连温胆汤，用于治疗痰热内蕴证。痰既是病理产物，又多与致病因素有关，临床须辨证求因，区别标本缓急。痰浊为患的病理表现为：胖、浊、呆、闷、腻、滑、怪、顽八大证候。此患者为怪顽之症，且舌脉症符合痰热证候，判定为热郁痰湿内阻之证，是为正确。结合以前之治疗，清热化痰治标为主，黄连温胆汤主之。痰邪壅阻，蒙闭清窍，故眩晕欲仆；阴阳气不相顺接则为晕厥；口干口苦，苔黄腻，为郁热之象，故加黄连以清泻郁热。天麻、葛根、怀牛膝、珍珠母镇潜升阳，一升一降，调整气机，升清降浊；加泽泻渗湿泻热而补阴不足；玄参清火滋阴，以防伤阴，共为辅佐，以收痰化热清、阳升浊降之功，使患者痊愈。

❧ 泌尿系统疾病 ❧

高血压肾病致肾衰竭透析并房颤之调治

小引：这位老人和她的老伴每次都携手来导师门诊就诊，老两口是798工厂的退休工人，不幸的是二位都已肾衰竭需要经常透析。他们待人和善，心态积极乐观，在规律透析的同时坚持服用中药，如果不去问他们的病史，很难看出他们和普通的老人有什么区别。二位老人主要的主方都是温脾汤，这已是导师治疗肾衰透析患者的专方了……

白某，女，76岁。

2011-3-3 初诊

高血压肾病，慢性肾功能不全，腹透3个月，面色苍黄，下肢水肿，午后甚。舌淡胖瘀暗苔薄白，脉沉弱结。

制附片30g，干姜30g，炒白术30g，党参30g，炙甘草10g，生大黄15g，生黄芪120g，当归20g，茯苓100g，桂枝15g，泽兰30g。14剂，浓煎100mL。

按语：脾肾阳虚不运，水湿浊邪内阻，渐成肾衰之症。屡用透析，水湿之邪虽减，而气血亦渐损伤。方用附子理中汤、苓桂术甘汤、当归补血汤相合，以温运脾阳，渗利水湿，益气养血。加入大黄，即有温脾之义，配合泽兰，共奏活血解毒之功。因患者肾功衰竭，必须限制入量，故将汤剂浓煎。

2011-3-17 二诊

肾功能不全，浮肿减轻。

黑附子30g，干姜30g，炒白术30g，党参30g，炙甘草10g，生黄芪120g，当归20g，茯苓100g，桂枝15g，泽兰30g，生龙牡各30g^(先煎)，生大黄15g。14

剂，水煎服。

按语： 因患者心慌心悸，故加入生龙牡，以成桂枝甘草龙骨牡蛎汤，以之温潜心阳，安神定悸。

2011-3-31 三诊

乏力，纳差，舌淡暗，苔白腻。

生黄芪 120g，红参 15g，党参 30g，制附片 15g，干姜 60g，炒白术 30g，当归 20g，生大黄 10g，生姜 30g，藿香 15g^{（后下）}，桂枝 15g，茯苓 60g，炙甘草 10g。14 剂，水煎服。

按语： 迭进益气温脾之品，仍有神疲乏力，故加入红参以大补元气。纳差而舌苔白腻，乃湿浊之邪上泛于胃，暂加生姜、藿香二味，芳香化湿开胃以进饮食。

2011-4-14 四诊

下肢浮肿，干燥，时有低血糖反应，面色苍黄。舌淡暗嫩，苔水滑。

制附片 30g，生黄芪 120g，红参 15g，党参 30g，干姜 60g，炒白术 30g，当归 20g，生大黄 10g，生姜 30g，藿香 15g，桂枝 15g，茯苓 60g，炙甘草 10g，大腹皮 30g。14 剂，水煎服。

2011-4-28 五诊

尿毒症，透析治疗，下肢浮肿。

制附片 30g，生黄芪 120g，红参 15g，党参 30g，干姜 60g，炒白术 30g，当归 20g，酒大黄 10g，生姜 60g，桂枝 30g，炙甘草 15g，泽兰 30g，炒麦芽 15g。14 剂，水煎服。

2011-5-26 六诊

左下肢浮肿，考虑与透析有关，里急后重，肛周下坠。

生黄芪 120g，红参 15g，党参 30g，炒白术 30g，当归 20g，炙甘草 15g，柴胡 6g，制附片 60g，干姜 60g，升麻 6g，陈皮 10g，茯苓 60g，桂枝 30g，酒大黄 10g。14 剂，水煎服。

按语： 三诊至五诊守方服用 2 个月，精神好转，体力渐增。近因透析后出现左下肢水肿，里急后重，肛周下坠，证属脾肾不足，清阳下陷，故于方中加入升麻、柴胡、陈皮三味，而成补中益气汤。

2011-6-9 七诊

Cr 440μmol/L，近日身痒，头皮痒，右脉弦硬，左脉弱。

生黄芪 120g，红参 15g，党参 30g，炒白术 30g，当归 20g，炙甘草 15g，制附片 60g，干姜 60g，陈皮 10g，茯苓 60g，桂枝 30g，酒大黄 10g，熟地黄 30g。14 剂，水煎服。

2011-7-7 八诊

纳可，尿量 1000mL/d，大便 1 日 1～2 次。舌质淡暗苔腻，脉结硬。

生黄芪 60g，红参 15g，党参 30g，炒白术 30g，当归 10g，制附片 30g，干姜 60g，黄柏 10g，桂枝 15g，炙甘草 15g，熟地黄 30g，砂仁 6g，酒大黄 10g。14 剂，水煎服。

按语：服药后阳气渐复，故见尿量增加，大便通调。脉硬乃阳气不敛之象，于方中加入砂仁、炙甘草、黄柏、熟地黄即成三才封髓丹，以使阳气潜纳。

2011-8-4 九诊

近日易外感风寒，水肿减轻，大便干，呃逆。脉弦，舌淡暗苔白腻。

生黄芪 120g，生晒参 15g，党参 30g，炒白术 15g，制附子 30g，干姜 30g，熟大黄 15g，当归 20g，泽泻 60g，茯苓 60g，桂枝 15g，炙甘草 15g，炒枳实 15g。14 剂，水煎服。

按语：屡进温运，阳气易于升腾，故去红参之温燥，改予性平之生晒参以大补元气，并加入泽泻一味，甘寒可监制虚热，淡渗可轻泻水湿。

2011-8-25 十诊

上方干姜加至 45g。14 剂，水煎服。

2011-9-8 十一诊

每日尿量 800～900mL，皮肤痒。舌淡暗苔白腻。

红参 30g，干姜 60g，制附子 30g，生大黄 10g，炙甘草 15g，炒白术 30g，茯苓 60g，生姜 60g，赤芍 15g，生黄芪 120g，当归 15g，泽兰 30g。14 剂，水煎服。

2011-9-22 十二诊

尿量 700 ~ 800mL/d，心烦，大便不调，血压不稳，舌质淡胖，苔白腻，脉弦虚。

红参 15g，党参 60g，生黄芪 120g，当归 20g，生大黄 10g，炒白术 30g，干姜 60g，制附片 60g，茯苓 30g，桂枝 15g，炒山栀 10g，淡豆豉 30g，炙甘草 10g。14 剂，水煎服。

按语： 近因心烦不宁，加入栀子豉汤。导师使用此方，炒栀子量常用 10g，淡豆豉量常用 30g，因《伤寒》原剂量，栀子 14 枚，约合炒栀子 10g，淡豆豉 4 合，体积约 80mL，折合重量约 30g。

2011-10-18 十三诊

肾功能不全，尿毒症，心烦。

生黄芪 60g，红参 30g，生白术 30g，炒白术 30g，当归 30g，干姜 60g，制附片 15g，酒大黄 15g，藿香 15g，泽兰 30g，藿香 60g，苍术 15g，肉桂 6g，炙甘草 10g，桂枝 10g，猪苓 30g。14 剂，水煎服。

2011-11-1 十四诊

诸症减轻，有精力。脉弦虚，舌质淡暗。

上方黄芪加至 120g，肉桂加至 10g，加熟地黄 30g。14 剂，水煎服。

2011-11-22 十五诊

肾功能不全，尿量增加，舌苔白腻，舌质紫暗。

生黄芪 100g，红人参 15g，炒白术 15g，干姜 30g，制附片 15g，生大黄 15g，当归 15g，荆芥 10g，防风 10g，威灵仙 15g，泽兰 30g，茯苓 30g。14 剂，水煎服。

按语： 加入荆芥、防风，乃风胜湿之法，此赵绍琴先生治肾病之经验用药。

2011-12-6 十六诊

慢性肾衰竭，舌干苔燥。

生黄芪 120g，党参 30g，炒白术 15g，陈皮 10g，炙甘草 15g，当归 15g，柴胡 6g，升麻 6g，麦冬 15g，五味子 10g，干姜 30g，制附片 15g，红参 10g，酒大黄 10g。14 剂，水煎服。

按语： 阳气渐复，阴液不足之象渐露。益气温阳方中合入生脉饮，以养阴生津。

2012-2-2 十七诊

房颤消融术后，术后尿少。

茯苓 60g，桂枝 30g，炒白术 15g，炙甘草 10g，生龙牡各 30g^{（先煎）}，生黄芪 120g，当归 30g，生大黄 10g，生麻黄 3g。14 剂，水煎服。

按语： 患者因房颤行射频消融术，术后房颤未能改善。因尿少，故予苓桂术甘汤合当归补血汤，益气温阳利尿。加入生龙牡乃成桂枝甘草龙骨牡蛎汤，针对心慌心悸。又因肺为水之上源，导水必自高处，故加生麻黄 3g，提壶揭盖以增加其尿量。

2012-2-23 十八诊

上方去大黄，加砂仁 10g，酒大黄 6g，干姜 15g。14 剂，水煎服。

2012-3-8 十九诊

茯苓 60g，桂枝 30g，炒白术 15g，炙甘草 10g，生龙牡各 30g^{（先煎）}，生黄芪 120g，当归 30g，生麻黄 3g，砂仁 10g，酒大黄 6g，干姜 15g。7 剂，水煎服。

2012-4-1 二十诊

生黄芪 100g，党参 30g，干姜 15g，黑附片 15g，大黄 10g，炒白术 30g，炙甘草 15g，桂枝 15g，生龙牡各 30g^{（先煎）}，仙鹤草 60g，麦冬 15g。10 剂，水煎服。

按语： 尿量渐增，仍从本治，方用温脾汤温阳泄浊，合桂枝甘草龙骨牡蛎汤温心阳安神定悸，加仙鹤草补虚，麦冬生津。

2012-4-10 廿一诊

慢性肾衰竭，胃胀。

生黄芪 100g，党参 30g，干姜 15g，黑附片 15g，大黄 10g，炒白术 30g，炙甘草 15g，桂枝 15g，生龙牡各 30g^{（先煎）}，酒大黄 6g，苍术 15g，羌活 6g，防风 10g。14 剂，水煎服。

2012-5-8 廿二诊

生晒参 15g，党参 30g，炒白术 15g，茯苓 30g，炙甘草 15g，清半夏 15g，陈皮 10g，干姜 30g，黑附子 15g，桂枝 15g，生龙牡各 30g^{（先煎）}。14 剂，水煎服。

按语：因胃纳不佳，故此诊用六君子汤合附子理中丸，健脾开胃进食为先。

2012-11-13 廿三诊

生晒参15g，生黄芪100g，炒白术15g，苍术15g，当归15g，酒大黄6g，干姜30g，黑附子30g，桂枝15g，炙甘草10g，生龙牡各30g^{（先煎）}，麦冬10g，细辛10g。14剂，水煎服。

2012-12-11 廿四诊

干姜15g，党参30g，炒白术15g，生黄芪90g，当归15g，黑附片30g^{（先煎）}，大黄10g，桂枝30g，炙甘草15g，生龙牡各30g^{（先煎）}。14剂，水煎服。

2012-12-25 廿五诊

党参30g，炮姜10g，黄连6g，吴茱萸10g，茯苓60g，炒白术15g，陈皮10g，清半夏10g，炙甘草10g。14剂，水煎服。

按语：因有胃部不适，反酸烧心，故予六君子汤合左金丸。

膜性肾病调治（附癔症性失语）

小引：这位患者每隔一段时间会来导师的门诊就诊一次，每次的主诉仿佛都无关痛痒，像是一个注重自我健康者的中药调理。一次就诊，无意中提到以前患膜性肾病，经导师治疗痊愈。我才开始关注她的病历。接着，还发生了一件有趣的事，在这位患者身上，我第一次见到了癔症性失语……

田某，女，1878 年生。

2008-5-22 初诊

轻度膜性肾病。反复浮肿，反复蛋白尿，偶有气短，近半月腰酸背痛。舌淡暗，苔白黏腻，脉弱。

方一：生黄芪 60g，党参 30g，生白术 15g，炒白术 15g，陈皮 10g，柴胡 3g，升麻 3g，当归 15g，炙甘草 15g，茯苓 30g，砂仁 10g，藿香 10g，制附片 15g，山萸肉 15g。30 剂，水煎服。

方二：金钱草 200g，自备鲜玉米须，分 30 份代茶饮。

按语：膜性肾病属自身免疫性疾病的一种，由于免疫复合物沉积于肾小球而发病。初诊见气短、浮肿、腰酸背痛，责之脾肾两虚。方用补中益气汤合附子理中，补脾气温脾阳，加入山萸肉一味以补肾精敛元气。舌苔黏腻，乃水湿之邪内停之象，加入茯苓、砂仁、藿香，利水化湿以治标。

金钱草现代药理研究显示，对体液免疫、细胞免疫均有抑制作用，抑制程度与环磷酰胺相似（据石学敏主编"十二五"《中药学》）。玉米须煮水长期服用，可使浮肿逐渐消退，尿蛋白减少或消失。用此二味泡水代茶饮，以协助中药汤剂增强疗效。

2008-6-23 二诊

尿蛋白较前减少，腰背酸痛，双下肢沉重感，腹中下坠感，舌质淡，苔黏腻，脉沉细。

生黄芪 80g，党参 30g，炒白术 15g，生白术 15g，炙甘草 15g，当归 15g，陈皮 10g，茯苓 30g，桂枝 10g，制附片 30g，干姜 10g，柴胡 3g，升麻 3g，干藿香 10g，砂仁 10g。30 剂。

2008-7-25 三诊

诸症渐轻，双下肢不肿，舌质淡暗，苔白腻，脉沉细。

生黄芪 60g，党参 30g，广地龙 15g，炒白术 15g，生白术 30g，炙甘草 15g，陈皮 10g，制附片 30g，干姜 15g，柴胡 3g，升麻 3g，砂仁 12g，生麦芽 15g，茯苓 30g，桂枝 10g。30 剂。同时服用同仁堂金匮肾气丸。

按语： 服药之后，诸症渐减。此诊方中加入广地龙 15g，同黄芪相配伍，可以益气通络，因中医认为免疫复合物沉积于肾小球属于微型癥瘕，益气通络可以改善微型癥瘕状态。加入桂枝、茯苓即成苓桂术甘汤，使全方温阳化水饮之力更强。

2008-8-25 四诊

入秋以来，时有疲倦感，舌质淡暗，苔薄白腻而黏，脉虚弦。

党参 30g，生黄芪 60g，广地龙 15g，炒白术 30g，茯苓 15g，炙甘草 15g，当归 15g，陈皮 10g，制附片 30g，干姜 15g，熟地黄 15g，山萸肉 15g，柴胡 6g，升麻 6g，砂仁 10g。30 剂。

2008-9-22 五诊

尿蛋白（±）。上方干姜加至 30g，生黄芪加至 80g。30 剂。

按语： 四诊时加入山萸肉、熟地黄，已由补脾气温脾阳渐及于填肾精了。五诊时，尿常规示尿蛋白弱阳性，提示病情有反复，故加重干姜、黄芪用量，以增强温补脾阳之力度。

2008-11-24 六诊

面浮，腰背酸痛，神疲乏力倦怠。舌质淡暗、苔白黏腻水滑，脉沉细。

熟地黄 15g，生山药 60g，山萸肉 15g，茯苓 30g，泽泻 15g，丹皮 10g，制附片 30g，干姜 30g，肉桂 10g，怀牛膝 30g，车前子 30g，生黄芪 60g，广地龙 30g，生白术 25g，生甘草 6g。14 剂。

按语： 舌苔黏腻水滑，脉沉细，一派阳虚水泛之征。故用济生肾气合附子理中，温补脾肾阳气以增强气化。生黄芪、地龙，益气通络以改善微型癥瘕。

2008-12-4 七诊

面浮轻，腰背酸痛，口角炎已月余，腹部胀满，便不爽，脱发严重。舌质淡暗、苔白腻而黏，脉沉细无力。

党参 30g，生黄芪 60g，广地龙 15g，生山药 60g，熟地黄 30g，生白术 30g，茯苓 30g，泽泻 30g，桂枝 15g，制附片 30g，干姜 15g，车前子 30g，怀牛膝 15g，川连 6g，陈皮 10g，益母草 15g，柴胡 3g。21 剂。

2009-1-2 八诊

腰部稍有酸痛，舌质淡暗，苔黏腻，脉沉细。

党参 30g，生黄芪 60g，生白术 30g，炒白术 30g，苍术 15g，生山药 60g，茯苓 30g，制附片 30g，干姜 30g，当归 15g，炒香附 10g，广地龙 15g，柴胡 3g，升麻 3g，桂枝 15g，炙甘草 15g，菟丝子 15g。21 剂。同时服用补中益气丸、金匮肾气丸各 6g，3 次 / 日。

2009-2-23 九诊

舌质淡，苔中白腻，脉沉细，尿常规未见异常。

党参 30g，生黄芪 120g，生白术 30g，炒白术 30g，苍术 30g，生山药 60g，制附片 30g，干姜 30g，广地龙 15g，当归 15g，柴胡 3g，升麻 3g，菟丝子 15g，炙甘草 10g，黄柏 10g，乌药 6g。14 剂。服完后，以 10 剂为细末，制为蜜丸，每服 9g，每天 2 次。

按语： 七诊至八诊，方用补中益气合附子理中合济生肾气，服药两月余，诸症向愈，尿常规未见异常。故此诊守方再服 14 剂，并制作丸药，长期缓服以巩固疗效。

2010-1-11 十诊

感冒后出现面浮，腹胀，尿少，舌质瘀暗，苔黏腻，脉沉细。

党参 30g，生黄芪 45g，炒白术 15g，茯苓 30g，干姜 10g，制附片 15g，猪苓 15g，黄柏 10g，黄芩 15g，苍术 15g，广木香 3g，炙甘草 10g，柴胡 6g，升麻 6g，羌活 6g。14 剂。

金匮肾气丸。

按语：患者此次就诊，已事隔一年。近因外感，病情反复，予补中益气汤加利水化湿之品。

2010-4-30 十一诊

劳累伤阳，腹胀腰酸，腹胀下坠。舌质淡瘀暗，苔薄，脉沉。

制附片 30g，干姜 60g，茯苓 30g，桂枝 15g，炒白术 30g，党参 60g，生黄芪 60g，炙甘草 10g，乌药 10g，柴胡 6g，升麻 6g，苍术 15g。14 剂。

2010-5-15 十二诊

舌质淡，苔白黏腻，脉沉细。腹胀午后加重，大便不调。

制附片 30g，干姜 60g，炒白术 30g，党参 60g，生黄芪 60g，茯苓 30g，陈皮 10g，柴胡 6g，升麻 6g，炙甘草 15g，苍术 15g，乌药 10g，当归 10g。14 剂。

按语：十一诊劳累后下腹坠胀，十二诊午后脘腹胀甚，皆中气不足，清阳下陷之象，故予补中益气汤合附子理中丸。因患者尚有月经不调，故加入乌药理下焦以调经。

2010-6-29 十三诊

双下肢轻度水肿，沉重，腹胀，大便不调，月经量少色暗。舌质淡苔薄而水滑。

党参 60g，生黄芪 100g，当归 15g，茯苓 30g，炒白术 30g，炙甘草 15g，陈皮 10g，柴胡 6g，升麻 6g，制附片 15g，干姜 30g，生山药 30g，天花粉 15g，黄柏 10g。14 剂。

2010-8-26 十四诊

双下肢不肿，无气短乏力，腹胀，睡眠多梦，舌暗，苔厚，脉沉弱。

党参 60g，生黄芪 120g，当归 20g，生白术 30g，炒白术 30g，制附片 15g，干姜 30g，苍术 15g，乌药 15g，生山药 30g，黄柏 10g，陈皮 10g，柴胡 6g，升麻 6g，炙甘草 15g。14 剂。

2010-11-13 十五诊

近日面肌下肢轻微浮肿，乏力，电话求诊，于上方加茯苓 30g，泽兰 15g。7 ~ 14 剂。

2010-12-28 十六诊

头痛，无汗，乏力，舌质淡红苔薄白而黏腻，脉沉细。

天麻 30g，党参 60g，生黄芪 120g，当归 20g，干姜 30g，制附片 15g，生白术 30g，炒白术 30g，葛根 60g，炒枣仁 50g，蔓荆子 10g，炙甘草 15g，柴胡 6g，升麻 6g。14 剂。

按语： 此诊以头痛乏力为主症，故用益气聪明汤合理中丸。

2011-1-10 十七诊

膏方：

西洋参 15g，红人参 30g，生黄芪 120g，生山药 60g，熟地黄 30g，山萸肉 15g，狗脊 30g，炒杜仲 30g，生白术 30g，炒白术 30g，肉苁蓉 60g，干姜 30g，桂枝 15g，川芎 15g，当归 30g，茯苓 30g，阿胶 30g，鹿角胶 30g，龟板胶 30g，生白芍 15g，柴胡 3g，升麻 3g，黄连 3g。5 剂熬膏。

按语： 历经调治，诸症转愈，冬令收藏之际，以膏方固本填精，防止疾病反复。此次膏方由补中益气汤、理中丸、右归丸、龟鹿二仙胶、当归芍药散五方相合而成，共奏益气和血、温阳填精之功。

2012-12-17 十八诊

膏方：

熟地黄 300g，当归 300g，炒白术 500g，苍术 150g，生黄芪 500g，生晒参 150g，川芎 150g，陈皮 30g，红花 100g，制首乌 100g，枸杞 300g，茯苓 300g，砂仁 100g，干姜 300g，鹿角胶 150g，龟板胶 150g，阿胶 150g，黄连 30g。熬制膏方。

按语： 近一年病情未见反复，冬至将近，一阳之气初升，再进膏方固本。方予八珍汤、理中汤、龟鹿二仙胶合方，益气养血、温阳填精。

附录：癔症性失语

小引： 患者膜性肾病稳定后，于 2013 年 3 月 20 日以"突发言语不能"再次就诊，导师诊为"癔症性失语"，经言语开导及中药调治，一诊而愈，现将脉案整理如下。

2013-3-20 初诊

言语不能，舌质淡嫩红，苔薄，舌面润，脉沉。

柴胡 15g，炒枳实 15g，桂枝 15g，干姜 30g，黄芩 15g，广郁金 15g，炒枣仁 60g，天花粉 15g，炙甘草 10g，生牡蛎 90g，合欢皮 30g。14 剂，水煎服。

按语： 患者来诊时不能言语，将生病经过及不适症状写于纸上。就诊过程中以指代言，泪流满面。患者发病前曾与家人争吵暴怒，继而出现 39℃ 以上高热，随即语言不利，进行性加重。患者就诊于当地医院，怀疑病毒性脑炎，行头颅 MRI 检查，进一步欲行腰穿。患者拒绝腰椎穿刺，来导师门诊就诊。导师结合症状和 MRI 资料，告知患者并非病毒性脑炎，乃是生气所致。患者顿时破涕为笑，在逐渐开导之下，当场可以断续说出一些词语。患者素来中阳不足，此次就诊却见舌色嫩红，脉弦略数，此乃暴怒后肝气郁滞而化生虚热，故用柴胡桂枝干姜汤温脾清肝。

2013-4-9 二诊

易哭，懒言，睡眠欠佳。

柴胡 10g，桂枝 15g，干姜 15g，天花粉 15g，黄芩 15g，生牡蛎 60g^{（先煎）}，炙甘草 10g，炒枣仁 60g，浮小麦 60g，大枣 30g。14 剂，水煎服。

按语： 服药两周后复诊，言语如常。主诉易哭、眠差，病属《金匮》所述之妇人脏躁，故予柴胡桂枝干姜汤合甘麦大枣汤，并加入酸枣仁二两以增强养血安神之效。

2013-5-27 三诊

头昏沉，舌质淡暗，苔薄白而润，脉沉细弱。

党参 30g，生黄芪 30g，炒白术 15g，蔓荆子 10g，黄柏 10g，葛根 30g，生白芍 15g，夜交藤 60g，炙甘草 15g，柴胡 6g，升麻 3g。14 剂，水煎服。

　　按语：患者服药后，睡眠改善，精神好转，情绪稳定。此次就诊以头昏沉为主诉，结合舌脉，证属清阳不升，不能濡养头目所致，故处以东垣之益气聪明汤以善后。

肾癌术后复发

肖某，女，65 岁。

2011-2-24 初诊

肾癌切除术后复发，腰疼，面虚浮，下肢浮肿，夜尿 2 ~ 3 次，舌淡暗。生化示肌酐及尿素氮升高。

熟地黄 30g，山萸肉 15g，生山药 60g，丹皮 15g，茯苓 30g，泽泻 10g，制附片 15g，肉桂 15g，怀牛膝 15g，仙鹤草 60g。14 剂，水煎服。

按语： 癌症复发，多以正虚为本。患者老年，两相权衡，以服中药保守治疗为宜。面浮肢肿，夜尿频数，乃肾阳虚弱，蒸腾气化之力不及。从本论治，方用济生肾气丸，加入仙鹤草二两，取其补虚抗癌。

2011-3-10 二诊

服药后精神好转，面部及双下肢浮肿减退，双下肢觉冷，并有皮肤瘙痒，舌紫暗。

熟地黄 30g，山萸肉 15g，生山药 60g，丹皮 15g，茯苓 30g，泽泻 10g，制附片 15g，肉桂 10g，车前子 30g^(包)，怀牛膝 15g，干姜 30g，仙鹤草 60g。14 剂，水煎服。

按语： 服药后肾之气化功能渐复，故面浮肢肿消退。然双下肢厥冷，皮肤瘙痒，仍是阳气不能通达之象，故守方再进，加入干姜一两，以温运脾阳。此已由补肾而渐及于补脾。

2011-3-24 三诊

行走后觉双下肢沉重麻木，双下肢皮肤时有瘙痒，夜尿 2 次，舌淡紫，苔白腻。

熟地黄 30g，山萸肉 15g，生山药 60g，丹皮 15g，茯苓 30g，泽泻 10g，制附片 30g^{（先煎）}，肉桂 10g，车前子 30g^{（包）}，怀牛膝 15g，干姜 30g，仙鹤草 60g，黄连 6g。14 剂，水煎服。

按语： 服药后肢冷渐好，夜尿略减，皆是佳象。唯双下肢沉重，皮肤瘙痒，仍是阳气未通之象。守方再进，加入芩连苦寒坚阴，防止屡用温阳之品后虚火上炎。

2011-4-21 四诊

服药后双下肢微有汗出，双腿沉重麻木症状好转。舌质紫暗，苔白腻。

生黄芪 90g，党参 30g，炒白术 15g，炙甘草 15g，当归 10g，陈皮 10g，柴胡 3g，升麻 3g，干姜 60g，制附片 30g^{（先煎）}，茯苓 30g，仙鹤草 60g。14 剂，水煎服。另服金匮肾气丸。

按语： 服药后双下肢微有汗出，乃阳气通达之象。转而予补中益气汤合附子理中，补脾气温脾阳，从后天之本论治。

2011-5-5 五诊

视物模糊，眼底充血，无头痛，考虑脑部占位引起。舌质紫暗，苔灰白黏腻，脉弦缓。

生黄芪 120g，党参 30g，炒白术 15g，炙甘草 15g，当归 10g，陈皮 10g，柴胡 3g，升麻 3g，干姜 60g，制附片 30g，红花 6g，穿山龙 60g，仙鹤草 100g，茯苓 30g。21 剂，水煎服。另服金匮肾气丸。

按语： 服药后前症虽除，新疾又起。头痛及视物模糊考虑由癌症转移引起，守方将黄芪加至四两，以加大扶正力度；仙鹤草加至 100g，以加大补虚抗癌力度；另加穿山龙二两，取其解毒蚀恶疮抗癌之效，且此物为公认的"中药激素"，而激素具有直接抗癌作用（据周鑫莉《糖皮质激素在肿瘤治疗中的合理应用》）。

2011-5-26 六诊

乏力倦怠，余症同前。

生黄芪 120g，红人参 10g，党参 30g，炒白术 15g，炙甘草 15g，当归 10g，陈皮 10g，柴胡 3g，升麻 3g，干姜 60g，制附片 30g，穿山龙 60g，仙鹤草

100g，茯苓 30g，红花 6g。14 剂，水煎服。另服金匮肾气丸。

按语：服药后诸症无进退，故加入红参以大补元气。

2011-6-16 七诊

耳鸣，视物模糊加重。

方一：生黄芪 120g，红人参 10g，党参 30g，炒白术 15g，炙甘草 15g，当归 10g，陈皮 10g，柴胡 3g，升麻 3g，干姜 60g，制附片 30g，穿山龙 60g，仙鹤草 100g，茯苓 30g，天麻 15g。14 剂，水煎服。

方二：生大黄粉 80g，硫黄粉 16g，雄黄粉 16g，上三味研末，混匀装胶囊，每服 2 粒，日服 3 次。

按语：屡进扶正之品，病势未减反增，可知癌邪炽盛，汤剂仍守前方。另予大黄、硫黄、雄黄三味攻毒蚀恶疮之品，作散剂缓服以抗癌。大黄与硫黄相配，又名颠倒散，方见于《医宗金鉴·外科心法要诀》，原治疗肺风粉刺，临床用此二味加雄黄内服治疗脑部肿瘤。

2012-3-27 八诊

眼干，头晕，双下肢皮肤瘙痒，舌边尖红，舌中有裂纹。

方一：天麻 30g，清半夏 60g，炒白术 30g，生黄芪 30g，党参 30g，葛根 60g，蔓荆子 10g，黄柏 15g，生白芍 15g，炒麦芽 15g，柴胡 3g，升麻 3g。14 剂，水煎服。

方二：苦参 30g，蛇床子 30g，煎汤外洗。

按语：八诊至九诊，时隔一年，一年内患者病情平稳。此次因眼干、头晕、下肢瘙痒来诊，由舌象可知体质已较前改善，方用东垣之益气聪明汤益气升阳以治头晕目干。苦参、蛇床子外用以治皮肤瘙痒，东直门医院有苦蛇止痒合剂，此二药即主要成分。

2012-4-10 九诊

前症好转。上方加当归 15g，干姜 6g。14 剂，水煎服。

按语：服药后病情缓解，守方加入当归即有补中益气汤合入，加入干姜即有理中丸合入。导师治内伤杂病，有时从脾入手，以脾肾同治为过渡，以补肾填精善后；有时从调肾之气化入手，以肾脾同治为过渡，以补中气温脾阳收尾。大抵病起于中焦者，从脾入手，从肾善后；病起于下焦者，从肾入手，从脾善后；病起于上焦者，分途而施治，若因土虚不能生金，则从脾肺入手，以治脾为过渡，治肾以善后，若因金水不能相生者，则从肺肾入手，以补肾脾为过渡，以补中气温脾阳为善后。

膀 胱 癌

苑某，男，50余。

2012-12-25 初诊

膀胱癌，尿频急而痛，尿中带血，腰痛，舌体大而色暗红，舌苔黄厚腻。

龙胆泻肝汤＋琥珀粉、仙鹤草、熟地黄、苍术、炮姜、五味子。14剂，水煎服。

按语：癌症以正虚为本，癌邪炽盛为标。刻诊癌邪正炽，故见舌色通体暗红，舌苔黄厚腻。方用龙胆泻肝汤清热利湿凉血为主以治标。熟地黄、苍术、炮姜、五味子四味相合，乃黑地黄丸之义，补气养血填精为辅以治本。琥珀粉乃治疗小便刺痛尿中带血特效之品，仙鹤草乃补虚抗癌之品。

2013-1-8 二诊

尿频尿痛已明显好转。以前嗜酒。面色黑，此阴虚湿热相合而致。龙胆泻肝汤合平胃散，加熟地黄30g、五味子6g、琥珀粉3g、仙鹤草100g。14剂，水煎服。

按语：服药后尿路刺激征已减，尿色转淡，而舌苔仍黄腻，守方合入平胃散，以加强祛湿之力。

2013-2-25 三诊

面黧黑，较前略有光泽。根部舌苔黄厚腻，仍用龙胆泻肝合平胃散，加砂仁、琥珀粉。嘱查尿，看是否还有潜血。

按语：肉眼血尿消失，故嘱其查尿常规以监测尿中是否有潜血。师曰：待黄腻苔退后，须用补中益气合平胃散。

2013-3-26 四诊

排尿已不再疼痛，仅偶有不适感，面色之黑滞渐开。起夜三次，服中药期间大便稀。舌胖大有齿痕，舌色暗红，苔腻微泛黄。脉沉缓。

少府逐瘀汤去没药合六一散加琥珀粉3g（分冲）、仙鹤草60g。14剂，水煎服。

每周查一次晨尿，看尿中是否有红白细胞。

按语：服药后舌色转淡，齿痕显露，邪盛之势已退，暂用少府逐瘀汤理下焦气血。

2013-5-7 五诊

膀胱癌，面色黑滞渐开，较前有光泽，尿频尿急症状完全消除，尿潜血弱阳性。大便一日2次。舌色暗红，苔白腻略厚。

猪苓汤合大补阴丸＋生地黄30g。14剂，水煎服。如无不适，一月复查一次尿常规。

按语：邪实宜减，当从本论治，然尿中仍有潜血，故用大补阴丸养血填精以治本，合以猪苓汤育阴利水止血以治标。

2013-8-20 六诊

膀胱癌，面色黑，近一月尿潜血阴性，小便澄清，仍有腰痛，口中微苦，舌质嫩，舌色淡暗，苔薄白，脉弦。予猪苓汤合大补阴丸：

猪苓30g，茯苓30g，泽泻15g，阿胶15g，滑石30g，熟地黄30g，黄柏10g，龟板30g，知母6g，桂枝10g，炒白术15g。14剂，水煎服。

按语：六诊守方再进，以巩固疗效。现患者仍持续就诊。

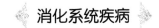 消化系统疾病

慢性胃炎

2013-2-19 初诊

纳呆，胃脘撑胀，纳食后明显。时有嗳气，烧心反酸。舌质淡，苔白腻。

枳实 10g，炒白术 30g，吴茱萸 3g，黄连 10g，苍术 30g，厚朴 15g，生麦芽 15g，荷叶 10g，干姜 15g，清半夏 30g。14 剂，水煎服。

按语：脾以升则健，胃以降则和。胃气不降，故见纳呆，食积中州，故见腹胀，日久积滞化热，故见烧心反酸。方用枳术丸运脾消积，合左金丸和胃止酸。此标本兼治之法。

2013-3-12 二诊

饮食好转，食欲增加，舌质淡嫩，苔薄白。

丁香 3g，吴茱萸 10g，党参 30g，炒白术 30g，干姜 15g，枳实 15g，荷叶 10g，炒麦芽 15g，炙甘草 10g，黄连 6g，半夏曲 10g。14 剂，水煎服。

按语：服药后脾胃健运，积滞渐消，食欲渐增，方予丁萸理中丸合枳术丸温运脾胃以治本。加入半夏曲、黄连二味，即有半夏泻心汤辛开苦降之义。而黄连与吴茱萸相配，又成左金丸。

2013-3-26 三诊

胃胀及嗳气反酸缓解，偶有胃痛，舌质嫩红，少苔，脉细弱。

当归 15g，沙参 30g，枸杞子 30g，炒川楝子 6g，麦冬 15g，生地黄 15g，丹参 15g，砂仁 6g。14 剂，水煎服。

按语：服药一月，脾胃之阳已复，故舌色由淡转红；胃阴不足之象渐显，故舌苔由白腻转薄少。方借魏玉璜之一贯煎以养胃阴和肝气。加入丹参、砂仁及丹

参饮之义，取其和胃止痛之效。

2013-4-9 四诊

诸症好转，大便偏干。

当归 15g，沙参 30g，枸杞子 30g，炒川楝子 6g，麦冬 15g，生地黄 15g，丹参 15g，砂仁 6g，酒大黄 3g。14 剂，水煎服。

按语： 已进养阴之品，大便仍干，故佐酒大黄 3g，略事通腑。

2013-5-14 五诊

饮食好转，胃痛未作，舌质淡嫩，齿痕，舌色紫暗，苔薄白。

熟地黄 15g，北沙参 15g，枸杞子 15g，麦冬 10g，当归 15g，炒川楝子 6g，苍术 30g，砂仁 10g^(后下)，黄柏 6g。14 剂，水煎服。

按语： 胃阴已复，诸症均好，然舌质淡嫩，舌边齿痕，故将一贯煎中清热凉血之生地黄改为甘温养血之熟地黄，并加入苍术一两，防止养阴之药碍脾。砂仁、黄柏相伍，乃封髓丹义，补土伏火之法。

胃 溃 疡

何某，男，20余，北医乙肝研究所研究生。

2012-8-28 初诊

胃痛，胃镜示胃溃疡。舌质暗红，苔白。

丹参30g，檀香6g，砂仁10g^(后下)，炒枣仁60g，茯苓30g，知母10g，川芎15g，炙甘草15g，柴胡10g，赤芍10g，枳实6g。14剂，水煎服。

按语： 患者胃痛眠差，精神紧张，故从调和肝胃入手，方用四逆散、丹参饮、酸枣仁汤合方。

2012-9-25 二诊

生黄芪60g，当归15g，桂枝15g，炙甘草15g，赤芍15g，生姜30g，大枣30g，良姜10g，香附15g。14剂。

按语： 服药后疼痛稍缓。其面色偏白无华，胃部遇冷则痛，故益气温中以治本，方用内补当归黄芪建中汤合良附丸。

2012-12-1 三诊

服药后疼痛次数减少。背部不适，大便1次/日，成形。脉弦缓。

方用黄芪建中汤合丹参饮＋葛根30g。嘱服药一段时间后查胃镜。

按语： 患者自述最初因腰部疼痛不适，服用一种中成药（药名及批号不详），内含马钱子，服药后出现胃中不适，肢体痉挛抽搐，此后胃痛时作。此诊加葛根针对背部不适。

2012-12-11 四诊

服药期间，胃痛时作。

生黄芪60g，桂枝15g，赤芍30g，炙甘草15g，生姜30g，大枣30g，炒五灵脂 15g，刺猬皮 30g，葛根 60g。14 剂，水煎服。

按语： 五灵脂活血可疗心腹刺痛，刺猬皮温涩化瘀善治胃痛，加入此二味止胃痛特效之品，以增强疗效。

2013-1-8 五诊

胃仍痛，痛势及次数已减。胃镜检查未见溃疡，有隆起样病变（此为溃疡愈合后之瘢痕）、食管炎。守方再进 14 剂。

2013-1-22 六诊

胃痛及睡眠好转，舌红，苔微黄薄腻，脉沉弱。

柴胡 10g，黄芩 15g，党参 15g，清半夏 15g，桂枝 10g，赤芍 20g，生姜 30g，大枣 30g，炙甘草 10g。14 剂。

按语： 方用柴胡桂枝汤调和营卫三焦。

2013-3-26 七诊

胃痛好转，急躁时仍出现疼痛。脉沉弱，舌质暗，苔腻。

醋柴胡 10g，赤芍 15g，枳实 10g，炙甘草 10g，炒白术 30g，荷叶 6g，炒麦芽 15g，丹参 15g，檀香 6g，砂仁 6g^{（后下）}，黄连 6g。14 剂。

按语： 方用四逆散、枳术丸、丹参饮合方，调和肝胃以巩固疗效。

溃疡性结肠炎便血

张某，女，67岁，北京玻璃研究所职工。

2011-11-8 初诊

溃疡性结肠炎，便脓血。

生薏米60g，黑附子30g^{（先煎）}，败酱草30g，生地榆30g，炒槐花30g，酒大黄6g，仙鹤草60g，炙甘草15g，生白术30g。7剂，水煎服。

按语： 溃疡性结肠炎急性发作期，脓血夹杂，参考《金匮》肠痈成脓治法，方用附子薏苡败酱散、地榆丸之义。

2011-11-18 二诊

脓少，血多。舌苔黄腻，脉沉细。

生地榆30g，黄连10g，槐米30g，黄柏10g，侧柏叶炭30g，荆芥炭6g，仙鹤草60g，炙甘草15g，酒大黄6g，防风10g。7剂，水煎服。

按语： 服药后脓少，血未止。改予槐花散，参考肠风下血论治。

2011-11-24 三诊

直肠炎，大便出血，鲜血，有少量脓液。失眠病史，服用安定治疗。

舌边尖红，苔黄腻，脉细缓。

方一：炒灶心土90g，炒白术30g，党参30g，黄芩10g，制附子15g，阿胶10g^{（烊化）}，生地黄30g，炙甘草15g，茯苓30g，炒枣仁60g。14剂，水煎服。

方二：生地榆60g，黄连30g，生大黄30g，仙鹤草60g，大小蓟各30g，苦参30g，芒硝30g^{（烊化）}。14剂，水煎灌肠。

按语： 服用凉血疏风止血之品，病势未减。患者虽便鲜血，而脉沉细缓，脉症不合，此诊舍症从脉，用《金匮》黄土汤施治。并用清热凉血收涩之方水煎灌肠，协助治疗。

2012-8-23 四诊

结肠炎，下利鲜血，体重下降，面色苍白。舌暗红苔薄腻，脉细。

党参 30g，生黄芪 60g，知母 15g，黄柏 15g，生地黄 30g，防风 15g，生地榆 30g，赤芍 15g，三七粉 3g（分冲）。14 剂，水煎服。

按语： 二诊弃脉从症，疏风凉血止血之法；三诊舍症从脉，用温中摄血之法，出血皆未见减，此诊改予东垣凉血地黄汤，从中虚阴火内炽迫血妄行论治。

2012-9-26 五诊

便血减，舌暗苔白。

方一：党参 30g，生黄芪 60g，知母 15g，黄柏 15g，生地黄 30g，赤芍 30g，炒白术 30g，炒枣仁 60g，酒大黄 6g。14 剂，水煎服。

方二：黄连 15g，黄柏 15g，地榆炭 30g，侧柏炭 30g，五倍子 20g，白及 20g，三七粉 9g。3 剂，灌肠。

2012-11-13 六诊

便血明显减轻，月余未见便血。失眠，痔疮，最近 1 个月乏力、纳差、消瘦，脉细弦。

生黄芪 30g，赤芍 15g，知母 10g，黄柏 10g，生地黄 30g，生地榆 30g，党参 15g，炒白术 15g。14 剂，水煎服。

膏方：生地黄 500g，熟地黄 500g，生山药 1000g，生黄芪 1000g，生白术 250g，炒白术 250g，炒枣仁 500g，火麻仁 150g，赤芍 100g，仙鹤草 500g，黄连 30g，阿胶 300g。

按语： 自四诊改凉血地黄汤后，便血减少，五诊、六诊守方再进，病情完全缓解。因患者面色无华，体疲乏力，在冬季收藏之际，予益气养血之膏方缓缓调理。患者在服用膏方期间，曾出现口干、便秘，临时予菊花 6g、夏枯草 10g 泡水代茶饮 1 周，后出现胃纳呆钝，体重减轻，经用香砂六君子汤、益胃汤等调理之后，胃纳改善。然最终治本之法，使脾胃功能彻底恢复，是在减少膏方服用剂量之后。

乳腺癌化疗后肝损害面黑案

高某，女，60余岁。

2012-1-4 初诊

乳腺癌骨转移，服用化疗药物导致肝损害，门静脉高压。症见面色青黑。舌质暗紫，裂纹，脉细。

熟地黄90g，生麻黄6g，白芥子10g，鹿角胶15g^{（烊化）}，鹿角片30g，炮姜15g，炙甘草10g，肉桂10g，炒白术15g，黄柏10g。14剂，水煎服。

按语：患者在服中药期间，仅口服依西美坦片（此药为一种不可逆性甾体芳香酶灭活剂。通过抑制芳香酶来阻止雌激素生成，以达到抑制乳腺癌细胞，控制乳腺癌的目的）。由舌脉知，化疗伤阳耗精，血行瘀滞。从本论治，方用阳和汤温散填精。

2012-4-10 二诊

诸症好转，血象亦好。舌部裂纹变浅。予阳和汤合封髓丹加填精散结之品。

熟地黄120g，炙龟板15g，炙鳖甲15g，紫河车30g，当归30g，枸杞子30g，鹿角胶15g，炮姜15g，生麻黄3g，炒白术15g，砂仁10g，黄柏10g，炙甘草10g。14剂，水煎服。

按语：服药3个月，诸症好转，因化疗引起的白细胞降低亦见改善，守方再进，合入封髓丹补土伏火，以防温阳填精后虚火上炎。

2012-6-12 三诊

面色转佳，舌裂纹减少。

生黄芪60g，当归15g，熟地黄120g，醋鳖甲15g，醋龟板15g，紫河车30g，枸杞30g，鹿角胶15g，炮姜15g，炒白术15g，炒麦芽15g，砂仁10g，黄柏 10g，炙甘草 10g，生麻黄 3g。14 剂，水煎服。

按语： 面之青黑色见退，舌之裂纹见少，温阳填精散结已见效，守方合当归补血汤再进，此已由单纯填精至填精补气血并用了。

2012-8-7 四诊

化疗后白细胞下降，轻度贫血。舌嫩，有裂纹。

熟地黄 120g，生地黄 30g，天冬 30g，生黄芪 30g，当归 10g，紫河车 15g，炙龟板 15g，砂仁 10g，黄柏 10g，炒白术 15g，炒麦芽 15g，干荷叶 10g。14 剂，水煎服。

按语： 熟地黄、天冬、砂仁、黄柏，乃三才封髓丹去人参、甘草。炒白术、炒麦芽、干荷叶乃枳术丸去枳实。由方药可治，此诊之治疗思路由温阳填精渐向养阴填精过渡。

2012-8-28 五诊

脾大伴脾静脉增宽。舌淡有裂纹，脉沉弱。予当归补血汤合封髓丹加减：

熟地黄 120g，生黄芪 90g，当归 15g，炒白术 15g，枸杞子 30g，紫河车 15g，炙龟板 15g，黄柏 10g，砂仁 10g，炙甘草 6g。14 剂，水煎服。

按语： 方用丹溪大补阴丸合三才封髓丹合当归补血汤，以益气养血，滋阴填精。

2013-4-9 六诊

面色较初诊时明显改善，脾大，舌淡嫩，有裂纹，脉沉弱。予黑地黄丸合封髓丹加填精之品：

熟地黄 60g，炮姜 10g，苍术 15g，五味子 10g，北沙参 60g，炙龟板 30g，炙鳖甲 30g，生山药 30g，紫河车 15g，砂仁 10g，黄柏 10g。14 剂，水煎服。

按语： 服药半年，面色已明显改善。此诊方用黑地黄丸合封髓丹，脾肾同补。

2013-5-7 七诊

口干口臭，皮疹，食后易腹泻：

生石膏 30g^(先煎)，苍术 60g，青连翘 15g，干姜 15g，桂枝 15g，黄芩 15g，柴胡 10g，浙贝母 30g，炙甘草 3g。14 剂，水煎服。

按语： 此诊乃治疗过程之变症，或因外邪，或因饮食不节而起。治疗大法仍在益气养血温阳填精并用。患者至今仍来门诊就诊，面色仅较常人略显黑而已。

❖ 免疫相关性疾病 ❖

强直性脊柱炎

小引：这位患者很久才会来就诊一次，就诊的主诉有时是"肩膀有点疼"，有时是"腰不太舒服"。我起初以为他只是经常坐着不运动，所以有一些形体的慢性劳损。一次导师说他是强直性脊柱炎，我才意识到自己的粗疏。他可以正常地工作，细细看去，背有点驼，在气候变换或感冒的时候会有一些症状反复。遂向患者借来以前的病历，节录整理如下：

洪某，男，30 余。

2008-10-7 初诊

自觉疼痛减轻，时有虚汗，纳可便调，眠佳。大便黏腻，三日一行。原方加知母 30g，苍术 10g。7 剂，水煎服。

按语：前几次方案遗失，原方未见。

2008-10-13 二诊

背痛轻，发紧，易汗出，大便 3 日一行，舌质瘀暗苔白，脉沉细。

生黄芪 150g，桂枝 30g，赤芍 30g，生姜 90g，制附片 50g，制川乌 10g^{（先煎）}，干姜 15g，生麻黄 10g，生白术 60g，知母 30g，防风 10g，鹿角霜 30g，炙蜂房 30g，细辛 15g，炙甘草 15g。10 剂，水煎服。

按语：此诊以桂枝芍药知母汤为主方，若加入炙黄芪，则有黄芪桂枝五物汤、玉屏风散之义，针对本病易汗出恶风而设。加入黄芪的基础上，再加入制川乌，即有乌头汤之义，针对本病之疼痛而设。加入鹿角霜、熟地黄，即有阳和汤之义，针对本病肾精不足，阳虚寒凝之核心病机而设。临床治疗强直性脊柱炎常用桂芍知母汤为主方，据其主症而适当加减合方。

2008-10-23 三诊

背痛紧甚，脉沉缓，舌质淡暗苔薄白。

方一：生黄芪 150g，制附片 60g^{（先煎）}，制川乌 15g^{（先煎）}，生麻黄 10g，赤芍 90g，生甘草 15g，桂枝 30g，鹿角霜 30g，川芎 15g，细辛 15g，干姜 15g，炒白术 30g，生地黄 30g。14 剂，水煎服。

方二：鹿角胶 150g，龟板胶 150g，党参 60g，枸杞 60g。熬膏。

按语： 天气转寒，背痛加重，故增加制川乌、制附片、细辛之量以增强温散止痛之力。于一派温散药中，加入生地黄一两，以防温散太过。同时，熬制龟鹿二仙胶，补肾填精以固本。

2008-11-7 四诊

背紧午后重，大便次数每日 2 次，舌质淡暗苔白，脉沉弦细。

生黄芪 150g，制附片 60g^{（先煎）}，制川乌 15g^{（先煎）}，生麻黄 10g，川芎 30g，党参 30g，炒白术 15g，茯苓 30g，桂枝 30g，鹿角霜 30g，干姜 25g，柴胡 6g，三棱 10g，莪术 10g。14 剂，水煎服。

按语： 服药后痛势减。初诊之蜂房，此诊之三棱、莪术，九诊之蜈蚣，二十诊之土鳖虫、水蛭，皆为散结消癥之品。《内经》"阳化气，阴成形"，本病肾精不足，阳虚寒凝，痰瘀阻于经络而成微型癥瘕，导致骨节融合，竹节病变。

2008-11-20 五诊

近日咳嗽，气短，汗出减少，无痰，涕多。舌淡红胖瘀暗，苔薄黄腻，脉沉细。

方一：柴胡 15g，黄芩 15g，清半夏 15g，生麻黄 10g，党参 10g，炒杏仁 10g，生石膏 30g^{（先煎）}，生姜 30g，桂枝 10g，细辛 10g，五味子 10g，炙甘草 6g。7 剂，水煎服。外感愈后，服方二。

方二：鹿角霜 30g，熟地黄 30g，生麻黄 3g，白芥子 10g，炮姜 15g，肉苁蓉 15g，肉桂 10g，炒白术 15g，细辛 15g，葛根 50g，生黄芪 150g，防风 6g。7 剂，水煎服。

按语： 近日罹患外感，当先祛其外邪，方用小柴胡汤合麻杏石甘汤加炮姜、细辛、五味子，以调少阳，宣肺化饮止咳。外感愈后，以阳和汤合玉屏风散从本论治。

2008-12-11 六诊

强直性脊柱炎复诊，腰痛便稀，舌瘀暗苔薄白，脉沉。

鹿角霜 30g，熟地黄 15g，炮姜 15g，肉桂 15g，白芥子 10g，生麻黄 6g，生黄芪 150g，当归 30g，炒白术 15g，防风 10g，桂枝 30g，赤芍 30g，制附片 30g$^{（先煎）}$，生姜 30g，大枣 30g。14 剂，水煎服。

按语： 此诊方用阳和汤合桂芍知母汤，因无寒郁化热之表现，且伴见腹泻，故去知母之寒凉泻脾。加入当归一两，养血而防止温散太过。

2008-12-25 七诊

以腰痛为甚，舌体胖，淡红，苔薄白润，脉沉细。

羌活 6g，知母 6g，鹿角霜 30g，熟地黄 15g，炮姜 15g，肉桂 12g，白芥子 10g，生麻黄 6g，生黄芪 50g，当归 30g，炒白术 15g，防风 10g，桂枝 30g，赤芍 30g，制附片 30g$^{（先煎）}$，生姜 30g，大枣 30g。14 剂，水煎服。

按语： 痛在腰，病位属太阳经，加羌活引诸药至太阳经。

2009-1-25 八诊

腰背痛，劳累后加重，脉沉迟。

方一：桂枝 30g，赤芍 30g，知母 30g，生黄芪 120g，当归 30g，生麻黄 10g，制附片 30g$^{（先煎）}$，狗脊 15g，制川乌 10g$^{（先煎）}$，生白术 10g，防风 10g，生大黄 10g，川断 60g，桑寄生 30g。14 剂。

方二：龟板胶 150g，鹿角胶 150g，枸杞 100g，生黄芪 150g，当归 30g，党参 100g。熬膏。

2009-2-23 九诊

近日腰背痛甚，髋关节疼痛，影响行走，舌质瘀暗苔薄，脉沉细。

桂枝 30g，赤芍 15g，知母 30g，生姜 60g，生麻黄 10g，生甘草 10g，制附片 60g$^{（先煎）}$，生白术 40g，炒白术 40g，防风 10g，制川乌 15g$^{（先煎）}$，生黄芪 120g，忍冬藤 30g，蜈蚣 5 条，牛蒡子 15g。14 剂，水煎服。

2009-3-12 十诊

腰背痛减轻，夜间疼痛加重，纳可，胃脘不适，夜间疼痛加重。舌瘀暗，苔薄，脉沉。

制附片 60g（先煎），炒白术 50g，生麻黄 10g，制川乌 20g（先煎），生黄芪 120g，桂枝 30g，赤芍 30g，知母 15g，生姜 60g，防风 15g，生甘草 10g，当归 15g，银花 15g。14 剂，水煎服。

按语： 寒湿之邪郁而化热，阻于血脉，故见疼痛夜重，加入当归、银花，与黄芪相伍，共奏益气解毒通脉止痛之功。

2009-4-2 十一诊

腰痛，肋部（右）疼痛，活动不受限，大便偏溏，舌暗，苔白腻，脉沉数。

制附片 60g（先煎），炒白术 10g，鹿角霜 30g，鹿角片 30g，干姜 30g，制川乌 15g（先煎），生黄芪 120g，桂枝 30g，知母 30g，赤芍 30g，黄柏 15g，生石膏 30g（先煎），防风 10g，生甘草 10g。14 剂，水煎服。

2009-4-30 十二诊

腰背痛剧，季节影响明显，大便 2～3 日一次，不干，舌胖淡暗，苔薄腻，脉沉弱。

制附片 60g（先煎），制川乌 15g（先煎），生黄芪 120g，生白芍 60g，生麻黄 15g，炒白术 30g，羌活 15g，炙甘草 10g，青风藤 30g，桂枝 30g，黄柏 15g，干姜 30g。14 剂，水煎服。

2009-6-8 十三诊

近日劳累后，后背痛甚，脉沉，舌瘀暗。

制附片 90g（先煎），制川乌 15g（先煎），生黄芪 120g，生麻黄 15g，赤芍 60g，桂枝 30g，知母 30g，炒白术 50g，防风 10g，黄柏 30g，干姜 30g，全蝎 15g，蜈蚣 5 条，炙甘草 6g。14 剂，水煎服。

2009-6-25 十四诊

腰背痛明显减轻，活动后腰部发麻。舌体胖大质暗，苔薄。

上方加鹿角胶 15g，肉苁蓉 30g。14 剂，水煎服。

2009-8-6 十五诊

舌淡胖，脉沉细。

生黄芪 120g，制附片 30g^{（先煎）}，干姜 60g，桂枝 30g，知母 30g，制川乌 15g^{（先煎）}，生麻黄 10g，赤芍 45g，生白术 30g，炒白术 30g，鹿角霜 30g，鹿角片 30g，炒杜仲 15g，防风 10g。14 剂，水煎服。

熏洗方：制川乌 15g，制草乌 15g，乌药 15g，透骨草 30g，青风藤 60g，桂枝 30g，桑枝 30g。14 剂，水煎熏洗。

2009-8-27 十六诊

腰背痛好转，舌淡胖，脉沉。

上方加土鳖虫 10g。14 剂，水煎服。

2009-9-24 十七诊

腰骶部疼痛。舌紫瘀暗，脉沉。

上方加苏木 10g，自然铜 30g^{（先煎）}。

外用方不变。

按语： 本病病位在骨，十六诊至十七诊参考伤科治法，活血疗伤以止痛。

2009-10-15 十八诊

自觉脊柱骨疼痛，劳累后腰肌麻木感。

鹿角霜 30g，鹿角片 30g，制附片 60g^{（先煎）}，干姜 60g，桂枝 30g，熟地黄 30g，紫河车 30g，制川乌 15g^{（先煎）}，生黄芪 120g，知母 15g，自然铜 30g^{（先煎）}，鹿含草 30g，骨碎补 30g，制马钱子 0.1g^{（冲）}。14 剂。

2009-12-10 十九诊

症状逐渐改善，右背疼痛，强脊去。上方加马钱子 0.3g^{（冲）}。

2010-2-4 二十诊

近日双胯关节疼痛加重，起卧困难，活动后减轻，后背凉，自汗，大便 2 日 1 次，不干。舌质瘀暗，苔白，脉虚数。

制川乌 15g^{（先煎）}，制草乌 15g^{（先煎）}，制附片 60g^{（先煎）}，赤芍 60g，生黄芪 60g，生麻黄 15g，土鳖虫 10g，水蛭 10g，威灵仙 15g，全蝎 10g，炙甘草 10g，生姜 30g。煎后加蜜。14 剂。

按语： 疾病处于活动期，局部瘀血阻滞，故见关节疼痛，起卧困难，活动后局部气血宣通，故疼痛减轻。方中土鳖虫、水蛭、全蝎并用，活血通络散结力强。制川乌、制草乌、制附片并用，乃增强止痛治标之效。煎成后加蜂蜜，乃师《金匮》大乌头煎之法，为缓解川乌、草乌之毒性，以防中毒。

2010-2-6 廿一诊

右侧腰痛，排石后1天，post：Eswl，右侧 pE（－）。

2010-4-10 廿二诊

强脊去，舌红苔薄，脉沉弱。

鹿角霜30g，鹿角片30g，生麻黄15g，制川乌15g$^{（先煎）}$，制草乌15g$^{（先煎）}$，制附片60g$^{（先煎）}$，赤芍30g，生黄芪90g，土鳖虫10g，紫河车15g，全蝎15g，蜈蚣6条，生姜60g，大枣30g，知母30g，桂枝15g，防风15g。14剂。

2010-5 廿三诊

气候转变，疼痛有加重，髋关节酸胀疼痛，汗出较多。

桂枝15g，赤芍15g，知母30g，生麻黄10g，制附片60g$^{（先煎）}$，炒白术60g，防风30g，生姜60g，白芥子6g，鹿角片30g，熟地黄30g，全蝎15g，蜈蚣6条，土鳖虫10g，自然铜30g$^{（先煎）}$。14剂，水煎服。

2010-6-10 廿四诊

近食冷品后，关节疼痛。舌瘀暗，苔薄白，脉沉弱。

桂枝30g，赤芍15g，知母30g，生麻黄10g，制附片30g$^{（先煎）}$，炒白术50g，熟地黄30g，白芥子6g，鹿角片30g，生姜60g，防风30g，自然铜30g$^{（先煎）}$，蜈蚣8条，土鳖虫15g，制川乌15g$^{（先煎）}$。14剂，水煎服。

2010-7-29 廿五诊

游泳后关节痛加重三天。舌暗，苔薄白，脉沉缓。

上方去土鳖虫，加忍冬藤60g。14剂，水煎服。

按语： 时值暑湿当气，游泳之后，寒湿之邪内侵，入而化热，故见关节疼痛加重，加忍冬藤二两，清热利湿止痛以治标。

2010-8-26 廿六诊

肩颈疼痛缓解，舌淡红胖，苔薄，脉沉弱。

桂枝 30g，赤芍 30g，葛根 60g，知母 30g，生麻黄 10g，制附片 30g^{（先煎）}，制川乌 15g^{（先煎）}，熟地黄 30g，白芥子 10g，生黄芪 120g，鹿角片 30g，炒白术 15g，蜈蚣 8 条，自然铜 30g，土鳖虫 10g。14 剂，水煎服。

2011-3-31 廿七诊

颈部不适，肩背疼痛，汗出。舌紫暗苔白。

生黄芪 120g，制川乌 15g^{（先煎）}，赤芍 30g，桂枝 30g，知母 30g，炒白术 60g，制附片 30g^{（先煎）}，细辛 15g，鹿角片 30g，蜈蚣 8 条，葛根 90g，黄芩 15g，自然铜 60g^{（先煎）}，鹿角胶 10g，枸杞 30g。14 剂，水煎服。

2011-4-21 廿八诊

大便一周一行，疼痛稍减。舌暗边尖红苔薄白腻。

上方加酒大黄 10g，延胡索 30g。14 剂，水煎服。

2012-11-13 廿九诊

颈部疼痛，舌淡暗苔白。

生麻黄 6g，鹿角霜、片各 30g，白芥子 10g，葛根 60g，熟地黄 60g，生黄芪 120g，制川乌 15g^{（先煎）}，赤芍 30g，炮姜 15g，炙甘草 10g，酒大黄 6g，防风 15g。14 剂，水煎服。

按语： 防风既可以祛风，又可以解乌头、附子毒。桂枝芍药知母汤中，附子与防风同用，当是因此。

多发性大动脉炎

小引：多发性大动脉炎为主动脉及其分支的慢性、进行性且常为闭塞性的炎症，临床上根据受累动脉的不同而分为不同的临床类型，其中以头和臂部动脉受累引起的无脉症居多。本患者即属此类。此病的病因尚不明确，近年来认为这是一种与免疫复合物沉着有关的自体免疫性疾病，且多数可能与某些感染有关联。在亚洲和非洲发病率较高。多见于年青女性，发病年龄 5～45 岁，男女之比约 1∶8。现代医学使用免疫抑制剂治疗，在药物减量或停药后容易复发，介入治疗成功率高，再狭窄率也高。

邓某，女，18 岁。

2009-3-19 初诊

两年前因"发热伴右颈肩部疼痛 3 月余"，在协和医院诊为"多发性大动脉炎""轻度贫血"。刻下：偶有右颈肩部疼痛，面色㿠白，舌淡苔薄，脉沉弱。

制附片 30g^(先煎)，炙龟板 15g，干姜 30g，黄柏 15g，砂仁 30g，炙甘草 15g，炒白术 15g，毛冬青 60g，玄参 30g，当归 60g，银花 30g，生黄芪 30g。14 剂，水煎服。

按语：色脉合参，阳气不足为本，热毒闭血脉为标。方用附子理中丸加黄芪温阳益气以治本。四妙勇安汤加毛冬青清热解毒，通利血脉以治标。封髓丹加龟板，乃补土伏火之法，防止温阳益气致虚火上炎。

2009-4-27 二诊

右脉弦滑，左脉沉细无力，面色㿠白，舌质淡略胖，苔薄白。腰背疼痛。

制附片 30g^(先煎)，干姜 60g，生黄芪 120g，炒白术 30g，炙龟板 15g，黄柏

15g，砂仁10g，玄参60g，当归60g，毛冬青60g，炙甘草15g，银花30g。14剂，水煎服。

2009-5-8 三诊

晨起头晕，活动后减轻，乏力。舌质淡苔薄白，脉沉细无力。

制附片30g^{（先煎）}，干姜60g，生黄芪120g，党参30g，炒白术30g，炙龟板15g，黄柏15g，砂仁15g，玄参60g，当归60g，银花30g，毛冬青60g，炙甘草15g，三七块15g。14剂，水煎服。

按语： 邪气闭于血脉，脉道不通，故右脉见弦滑，左脉沉细。干姜由初诊之一两加至二两，黄芪由初诊之一两加为四两，意为增强益气温通之力度。

2009-7-15 四诊

近日有中度乏力，面色已华，舌质暗苔薄，脉沉细。

生黄芪120g，党参60g，制附片60g^{（先煎）}，干姜60g，桂枝15g，炒白术15g，细辛15g，三七块15g，毛冬青60g，银花45g，炙甘草15g，柴胡6g。14剂，水煎服。

2009-8-19 五诊

生黄芪120g，党参100g，制川乌10g^{（先煎）}，干姜60g，桂枝15g，炒白术15g，三七15g，毛冬青60g，细辛15g，当归60g，玄参60g，银花45g，生甘草10g。14剂，水煎服。

按语： 四诊时面色好转，诚属佳象。四诊时党参加至二两，五诊时加至100g，并加细辛15g，意在增强益气通脉之力。

2009-9-10 六诊

外感近月余，舌质淡红，苔白，脉弦。

柴胡10g，黄芩15g，清半夏10g，桂枝10g，生麻黄9g，细辛10g，五味子10g，干姜10g，生姜30g，大枣30g，炙甘草10g。7剂，水煎服。

按语： 外邪侵袭，日久不愈，当先援外。平素正气不足，故用小柴胡汤加干姜、细辛、五味子，扶正祛邪。

2009-9-21 七诊

外感已愈，运动量大，颈部稍痛，肩背痛。（8月19日方加味）

生黄芪 120g，党参 100g，制川乌 10g^{（先煎）}，干姜 60g，炒白术 15g，三七 15g，毛冬青 60g，细辛 15g，当归 60g，玄参 60g，银花 45g，桂枝 15g，生姜 30g，清半夏 15g，生甘草 10g。14 剂，水煎服。

2009-10-8 八诊

颈动脉仅在触及时有痛感，舌质淡暗，苔薄白，脉弦虚。

生黄芪 120g，党参 60g，当归 30g，制附片 30g^{（先煎）}，干姜 60g，炒白术 30g，玄参 30g，毛冬青 60g，三七块 15g，桂枝 15g，炙甘草 15g，柴胡 6g，银花 30g，升麻 6g，细辛 15g。14 剂，水煎服。

按语： 服药后，右颈肩部疼痛缓解，方用补中益气汤合理中丸合四妙勇安汤，继续益气温阳通脉。

2009-10-21 九诊

经前头痛，有外感征象。

柴胡 10g，升麻 10g，党参 30g，生黄芪 120g，炒白术 15g，当归 10g，陈皮 10g，桂枝 10g，赤芍 10g，银花 15g，炙甘草 15g，生姜 15g。14 剂，水煎服。

按语： 月经前后之外感，当为小柴胡汤证。此处未用小柴胡汤而用补中益气汤和桂枝汤，盖东垣之补中益气汤亦为调和之法，柴胡加大剂量即可起调和少阳之作用。

2009-11-12 十诊

面色萎黄，头痛，眠差。右脉弦，左脉沉细。舌淡暗，苔薄白。

党参 60g，生黄芪 60g，炒白术 15g，当归 10g，陈皮 10g，桂枝 15g，赤芍 15g，银花 30g，炙甘草 15g，升麻 6g，柴胡 6g，生姜 15g，大枣 15g。14 剂，水煎服。

2009-12-7 十一诊

夜间肩背不适，左颌下压痛。面无华，舌质淡，苔白，脉沉细。

制附片 45g^{（先煎）}，干姜 60g，生黄芪 90g，当归 60g，炒白术 30g，毛冬青 60g，银花 45g，玄参 30g，桂枝 15g，丹参 30g，制乳没各 10g。14 剂，水煎服。

按语： 加用丹参、制乳没，增强活血通脉之力。

2010-2-21 十二诊

自觉无不适，易外感，舌质淡苔薄，脉沉细。

生黄芪 120g，西洋参 15g，红人参 15g，炒白术 30g，当归 15g，制附片 30g ^(先煎)，干姜 60g，陈皮 10g，柴胡 6g，升麻 15g，丹参 30g，川芎 15g，三七块 15g，炙甘草 15g。14 剂，水煎服。

按语： 服药一年后，病情渐趋稳定。方用补中益气汤和附子理中丸加活血通络之品，益气温阳通脉以巩固疗效。

2010-3-22 十三诊

自觉乏力，纳食不佳。上方加炒麦芽 15g，炒山楂 30g。14 剂，水煎服。

2010-5-4 十四诊

易腹泻，痛经，舌质淡暗，苔腻，脉沉弦虚。

制附片 30g ^(先煎)，干姜 60g，炒白术 30g，党参 30g，生黄芪 120g，苍术 15g，当归 20g，陈皮 10g，炙甘草 15g，柴胡 6g，升麻 6g，川芎 15g，三七块 15g，红人参 15g。14 剂，水煎服。

2010-6-30 十五诊

诸症皆轻，偶有咳嗽。

上方加五味子 10g，莲子心 6g。14 剂，水煎服。

2010-8-30 十六诊

近日病情稳定，舌质淡苔薄，脉沉细。

生黄芪 120g，党参 30g，炒白术 15g，干姜 60g，制附片 30g ^(先煎)，细辛 10g，当归 15g，银花 15g，炙甘草 15g，柴胡 6g，升麻 6g，苍术 15g，三七块 15g，红人参 15g。14 剂，水煎服。

2012-1-10 十七诊

面白，颈部不适感，无发热，舌质淡苔薄，脉弦虚。

生黄芪 120g，红人参 15g，炒白术 15g，当归 30g，陈皮 10g，干姜 60g，制附片 30g ^(先煎)，细辛 10g，炙甘草 15g，桂枝 15g，柴胡 6g，升麻 6g。14 剂，水煎服。

按语： 患者停药一年间，病情平稳，近日病情稍有反复，颈部觉不适来诊。

仍用补中益气汤和附子理中丸加细辛、桂枝以温通血脉。

2012-4-1 十八诊

颈部不适。

生黄芪 120g，党参 30g，炒白术 15g，当归 30g，陈皮 10g，干姜 60g，制附片 30g^{（先煎）}，细辛 10g，炙甘草 15g，桂枝 15g，柴胡 6g，升麻 6g。14 剂，水煎服。

2012-4-17 十九诊

结节性大动脉炎，舌淡苔腻。

生黄芪 60g，党参 30g，炒白术 15g，茯苓 30g，陈皮 10g，清半夏 15g，炙甘草 15g，干姜 30g，黑附子 15g，柴胡 6g，升麻 6g，穿山龙 60g。14 剂，水煎服。

2012-10-16 二十诊

结节性大动脉炎。

生黄芪 60g，党参 30g，炒白术 15g，陈皮 10g，炙甘草 15g，当归 15g，柴胡 6g，升麻 6g，桂枝 15g，赤芍 15g，生石膏 30g^{（先煎）}，生姜 30g，大枣 30g。14 剂，水煎服。

2013-8-20 廿一诊

患者停药近一年，期间病情平稳，无明显不适症状。此次复诊，舌质暗，苔腻，脉弦滑。

柴胡 15g，黄芩 15g，清半夏 10g，党参 15g，生石膏 30g^{（先煎）}，生姜 30g，大枣 30g，炙甘草 10g。14 剂，水煎服。

按语：据脉症，处以小柴胡加石膏汤略事调理。

特发性白细胞减少症

小引： 我实在不能理解，为什么"黑眼圈""还是有点疲乏"这些症状，能促使她每周从东北大老远地赶来，凌晨就去排队挂号，有时挂不到号而导师又因会议不得不限号时，她要和我们讨价还价好久。直到有一天，她又一次请求我们加号，她对我们说：我在这儿看了很久了，以前白细胞很低，协和查不出原因，吃了刘大夫的药现在都接近正常，他只需要看一眼，调个方就可以，不会占用很长时间……

邱某，女，56岁。

2011-3-3 初诊

自 2003 年始发现白细胞偏低，曾在协和行骨髓穿刺，骨髓未见异常。WBC 1.73×10^9/L（2011-1-27）。现 EB 病毒感染，肌肉关节酸痛。舌边尖嫩红，苔白腻。脉沉细弱。

生黄芪 30g，党参 15g，炒白术 15g，炙甘草 15g，陈皮 10g，当归 10g，升麻 3g，柴胡 3g，桂枝 15g，赤芍 15g，生姜 30g，大枣 30g。14 剂，水煎服。

按语： EB 病毒为外来之邪，肌肉关节酸痛为表气不和之征。虚劳之人外感，当补中气以调整，方用补中益气汤合桂枝汤。

2011-3-24 二诊

舌质淡嫩，白细胞减少症。

生黄芪 60g，党参 30g，炒白术 15g，炙甘草 15g，陈皮 10g，当归 10g，升麻 3g，柴胡 3g，桂枝 15g，赤芍 15g，生姜 30g，大枣 30g。14 剂，水煎服。

按语： 服药已见效，守方再进。

2011-4-12 三诊

白细胞减少症，午后腹胀，眼周黑，舌淡嫩，舌体胖，苔薄白。

生黄芪 60g，党参 30g，炒白术 15g，炙甘草 15g，陈皮 10g，当归 10g，升麻 3g，柴胡 3g，桂枝 15g，赤芍 15g，茯苓 30g，苍术 15g，生姜 30g，大枣 30g。14 剂，水煎服。

按语：午后腹胀为脾虚不运之象，舌淡嫩而胖乃水湿内停之征。于二诊方中加入苍术、茯苓，运脾消胀兼祛水湿，此标本同治之法。

2011-5-5 四诊

白细胞减少。

生黄芪 60g，党参 30g，炒白术 15g，炙甘草 15g，陈皮 10g，当归 10g，升麻 3g，柴胡 3g，干姜 30g，黑附子 15g，紫河车 15g，阿胶 10g^{（烊化）}。14 剂，水煎服。

按语：补中益气合附子理中，补中气温运脾阳；紫河车、阿胶养血以填精。较前方治法之补中气调营卫更进一步。

2011-5-24 五诊

生黄芪 60g，党参 30g，炒白术 15g，炙甘草 15g，陈皮 10g，当归 10g，升麻 3g，柴胡 3g，干姜 30g，麦冬 15g，五味子 10g，生石膏 30g^{（先煎）}。14 剂，水煎服。

按语：进温补之品，虚火渐有上炎之象，于补中益气合理中丸，补中气温脾阳以治本，合生脉益气养阴以配阳，用生石膏一两以监制虚火。

2011-6-7 六诊

白细胞减少症。

生黄芪 90g，党参 30g，炒白术 15g，炙甘草 15g，陈皮 10g，当归 10g，升麻 3g，柴胡 3g，干姜 30g，黑附子 15g，紫河车 15g，阿胶 10g^{（烊化）}。14 剂，水煎服。

按语：虚火渐平，从本论治，仍用四诊方，补中气温脾阳，养血填精。

2011-8-4 七诊

WBC：$2.27 \times 10^9/L$。近日腰痛，胃脘疼痛，腹部胀满不适，下午尤甚。气短，乏力。

生黄芪 90g，炒白术 15g，党参 30g，炙甘草 15g，茯苓 15g，陈皮 10g，清半夏 15g，阿胶 15g$^{(烊化)}$，紫河车 15g，熟地黄 30g，五味子 6g，苍术 15g，干姜 15g。14 剂，水煎服。

按语： 过用补益，脾胃运化障碍，故腹胀又作。于方中加入半夏、茯苓而成二陈汤，使全方动静结合。又加入熟地黄、苍术、五味子，乃黑地黄丸之义，此方填精养血而不碍脾。

2011-10-15 八诊

WBC：2.31×10^9/L。精神好，下肢轻度水肿，舌质淡红嫩，苔薄白，脉沉细。

熟地黄 30g，苍术 15g，炮姜 10g，五味子 10g，紫河车 15g，生地黄 15g，生山药 30g，生黄芪 90g，当归 10g，阿胶 10g$^{(烊化)}$，生艾叶 10g，陈皮 10g，砂仁 10g。14 剂，水煎服。

按语： 方用黑地黄丸合当归补血汤，再合胶艾汤义，而成养血填精为主，较之补中气为主填精为辅者更进一步。加入陈皮、砂仁二味芳香气药，使全方动静结合，补而不滞。

2011-11-29 九诊

熟地黄 30g，苍术 15g，炮姜 10g，五味子 10g，紫河车 15g，生地黄 15g，生山药 30g，生黄芪 90g，当归 10g，阿胶 10g$^{(烊化)}$，生艾叶 10g，陈皮 10g，砂仁 10g。14 剂，水煎服。

2012-1-9 十诊

白细胞减少症，脉细。

熟地黄 30g，肉桂 10g，党参 30g，生黄芪 90g，五味子 10g，紫河车 15g，生山药 30g，炮姜 15g，阿胶 15g$^{(烊化)}$，生艾叶 10g，砂仁 10g，当归 10g。14 剂，水煎服。

2012-3-27 十一诊

双下肢轻度水肿，舌质淡红，苔薄白，脉沉细。WBC：2.3×10^9/L。

生地黄 30g，熟地黄 30g，生黄芪 90g，当归 15g，紫河车 15g，炒白术 15g，茯苓 30g，砂仁 6g，炙甘草 6g，阿胶 10g$^{(烊化)}$，五味子 10g，生山药 30g。14 剂，颗粒剂。14 剂后，守方续服。

2012-12-1 十二诊

白细胞减少症，自觉症状减轻，舌质红，少苔。

生地黄 30g，熟地黄 30g，当归 15g，川芎 10g，白芍 15g，生黄芪 30g，党参 30g，炒白术 15g，肉桂 6g，炙甘草 15g，紫河车 15g，龟板胶 15g$^{(烊化)}$。14 剂，水煎服。

按语： 九诊至十一诊药方服用半年，诸症大好。此诊以十全大补汤加紫河车、鹿角胶，气、血、精同补。

2013-2-26 十三诊

白细胞 3.7×10^9/L，双下肢觉胀，偶有头晕。舌质嫩红。

生黄芪 60g，党参 30g，炒白术 15g，炙甘草 10g，升麻 3g，柴胡 3g，陈皮 10g，当归 15g，五味子 6g，麦冬 15g，龟板胶 15g$^{(烊化)}$，黄柏 6g，熟地黄 30g。14 剂，水煎服。

按语： 服用 3 个月，再查血常规，白细胞上升，接近正常值下限。当予补中益气汤合生脉饮合大补阴丸，益气养阴填精以巩固疗效。

❧ 外科类疾病 ❧

结肠切除术后腹壁切口疝调理

小引：那时，我刚入师门不久，按顺序还没有轮到这位老太太就诊。我看她面色晦暗，表情痛苦，一手捧着右下腹，看样子有点站不住了。我过去问她："您是怎么不舒服，肚子很疼吗？坐着休息一会吧！"她对我说："没事，我做了个手术，切口没长好，有个疝气。"我请示老师后，老师让这位老人先就诊。原来她是个老患者了，其中还有起死回生的故事。后来，她的老伴把一些相关资料整理出来送给了我们。看完这些资料，我开始意识到，每一个患者的身后，都有一个和病魔斗争的感人故事。

林某，女，68岁。

按语：该患者2006年因溃疡性结肠炎行全结肠切除腹壁造瘘术，术中失血过多转入ICU，在ICU期间出现失血性休克（同时有严重的感染），并导致8个器官衰竭。在给予输血补液、抗感染、呼吸机支持、床旁血滤等系统治疗后，患者病情仍未见明显转机，导师遂予大剂中药配合治疗：红人参300g，三七块30g，生甘草30g，生大黄15g，浓煎100mL鼻饲。经系统治疗58天后，患者转危为安。患者出院后因腹壁切口疝在导师门诊断续就诊至今。现将门诊病案整理如下：

2009-4-27 初诊

右下腹壁切口疝，膨出物如儿头大小。腹部带状疱疹后遗疼痛，午后夜间痛甚，舌质瘀暗，舌体胖，脉沉细。

生黄芪120g，当归25g，川芎15g，赤芍15g，桃仁10g，红花10g，广地龙

15g，全蝎 10g，蜈蚣 3 条，制附片 15g，炒白术 15g，炙甘草 15g。14 剂，水煎服。

按语： 此次就诊主因带状疱疹后遗疼痛，方用补阳还五汤合止痉散益气活血通络止痛，此为临床治疗带状疱疹后遗疼痛常用之法。附子理中乃针对全身状况及切口疝。

2009-5-19 二诊

右下腹壁切口疝。带状疱疹后遗疼痛缓解。口干口苦夜间重，胸口汗出较多。疝部分缩小，舌质淡暗，苔薄白，脉沉细。

方一：生黄芪 120g，生白术 30g，炒白术 30g，炒枳实 15g，当归 25g，川芎 15g，桃仁 15g，红花 10g，广地龙 15g，全蝎 10g，蜈蚣 3 条，黄柏 15g，制附片 15g，炙甘草 15g。14 剂，水煎服。

方二：滑石粉 2 份，黄连粉 1 份，香油调外敷。

按语： 服药后不仅带状疱疹后遗疼痛缓解，疝膨出也有部分回缩。因服药后出现口干口苦等虚火上炎之象，故于初诊方中加入黄柏以监制虚火。患者腹壁造瘘处常有渗液，故予黄连粉、滑石粉二味香油调敷局部以清热燥湿。

2009-6-22 三诊

右下腹壁切口疝，带状疱疹后遗疼痛基本消失。口渴口干，夜间口苦，舌质淡胖瘀暗，苔薄而润，脉沉细。

生黄芪 120g，当归 15g，广地龙 15g，生白术 30g，炒白术 30g，炒枳实 15g，桃仁 10g，红花 15g，炒小茴香 15g，乌药 10g，制附片 15g，全蝎 10g，蜈蚣 3 条，黄芩 15g，生石膏 45g^(先煎)，三七块 15g。14 剂，水煎服。

按语： 服药一月，带状疱疹后遗疼痛已缓解，仍口干口苦不解，故原方去黄柏，加黄芩、生石膏以增强清热之力。加入炒小茴香、乌药二味，乃理下焦气滞，针对切口疝而用。

2009-7-27 四诊

语音嘶哑，下腹疝疼痛，口渴喜饮，二便正常，舌质淡红苔薄，脉沉细。

生黄芪 120g，当归 15g，川芎 15g，桃仁 10g，红花 15g，广地龙 15g，生白术 30g，炒白术 30g，炒枳实 15g，全蝎 10g，蜈蚣 3 条，延胡索 30g，黄柏 15g，干荷叶 10g，炒麦芽 15g。14 剂，水煎服。

按语： 患者自从 ICU 转出时即有声音嘶哑，此乃重病日久，气血不能荣养使然。此诊以切口疝疼痛为主症，方守补阳还五汤合止痉散，益气活血通络止痛为主，合以枳术丸促进胃肠蠕动以缓解疝膨出之压力。延胡索为止痛特效之品，黄柏以坚阴防止虚火上炎。

2009-9-25 五诊

下腹疝出疼痛，舌质淡暗，苔薄白，脉沉细。

生黄芪 120g，党参 60g，生地黄 15g，熟地黄 15g，炒白术 15g，延胡索 30g，五灵脂 15g，生麻黄 6g，细辛 9g，制附片 15g，炒枳实 30g，炙甘草 15g，升麻 10g，炒麦芽 30g。14 剂，水煎服。

按语： 参、芪、术、熟地合用，乃益气养血治本之法，延胡索、五灵脂理血气之刺痛，乃止痛治标之法。《金匮》有"腹满寒疝"之论，此合入麻黄附子细辛汤即取其温经散寒治疝痛之功。

2009-10-27 六诊

右下腹手术口处疝出，疼痛，脉沉，舌质淡暗。

炒小茴香 15g，炮姜 15g，生黄芪 60g，延胡索 30g，五灵脂 15g，制没药 10g，当归 15g，生蒲黄 15g，肉桂 15g，赤芍 15g，川芎 15g，吴茱萸 10g，桂枝 15g，细辛 10g。14 剂，水煎服。

按语： 疝口位于下焦，其痛有定处，再结合舌质暗，从瘀血论治，方用少腹逐瘀汤理气活血温经止痛。

2009-12-18 七诊

疝出减少，疼痛轻，舌质瘀暗，苔薄白而润，脉沉弱。

炒小茴香 15g，炮姜 15g，元胡 30g，五灵脂 15g，制没药 10g，当归 15g，生蒲黄 15g，肉桂 15g，赤芍 15g，细辛 10g，吴茱萸 10g，生麻黄 6g，生黄芪 60g，桂枝 10g，乌药 15g。14 剂，水煎服。

按语： 服药后痛减，守方合入《金匮》乌头汤再进。

2010-10-24 八诊

停药半年，现切口疝疼痛明显，舌质暗红苔少，脉沉细而弦。

方一：乌药 15g，炒香附 45g，炮姜 15g，炒小茴香 15g，炒枳实 15g，苏叶 10g，陈皮 10g，当归 30g，石斛 30g，酒大黄 3g。14 剂，水煎服。

方二：奇曼丁 50 ～ 100mg qd。

按语： 经调治后，患者半年内病情平稳。近日疼痛加剧再次就诊，方借调经之乌药汤理下焦之气血以止痛。其中炒香附 45g，乃取其重剂速效。痛甚难忍时，当急则治标以止痛，故予奇曼丁必要时口服镇痛。

2012-1-6 九诊

疝气疼痛。

熟地黄 30g，生地黄 15g，当归 15g，乌药 15g，制香附 60g，炮姜 15g，枸杞子 15g，苏叶 10g，陈皮 10g，酒大黄 3g，细辛 10g，延胡索 30g。14 剂，水煎服。

2012-2-20 十诊

疝气疼痛。

乌药 15g，炮姜 15g，制香附 60g，当归 30g，苏叶 15g，陈皮 10g，枸杞子 30g，炒白术 15g，酒大黄 6g，延胡索 30g，细辛 10g，炙甘草 15g，赤芍 15g。14 剂，水煎服。

2012-4-10 十一诊

有下腹壁切口疝，午后疝处胀满。

枳实 15g，炒白术 30g，黄连 10g，黄柏 10g，麦芽 15g，荷叶 10g，乌药 15g，香附 60g，当归 30g，枸杞子 30g，细辛 10g，酒大黄 6g。14 剂，水煎服。

按语： 患者切口疝之膨出物为回肠，肠管回入腹中则疝小痛减，肠管外出腹壁则疝大痛增，肠道之蠕动无时不在，故其疝常反复不休。九诊至十诊皆守乌药汤加减而治，香附之量渐加至二两。屡用温散，虚火上炎，故此诊转予枳术丸运脾胃之法，并加入黄连、黄柏以监制虚火上冲。

2012-5-8 十二诊

川乌 10g^{（先煎）}，赤芍 60g，炙甘草 10g，苍术 30g，枳实 15g，黄连 10g，黄柏 10g，麦芽 15g，荷叶 10g，乌药 15g，香附 60g，当归 30g，枸杞子 30g，细辛 10g，酒大黄 6g。14 剂，水煎服。

2012-6-9 十三诊

腹壁切口疝。

川乌 10g$^{(先煎)}$，酒大黄 6g，细辛 15g，乌药 10g，败酱草 30g，红藤 30g，延胡索 30g，炒白术 15g，枳实 30g，麦芽 15g，荷叶 10g，苦地丁 30g。14 剂，水煎服。

2012-8-21 十四诊

腹壁切口疝。

乌药 15g，小茴香 15g，川乌 15g$^{(先煎)}$，炒白术 30g，枳实 15g，干姜 60g，茯苓 30g，细辛 15g，吴茱萸 15g，生石膏 30g$^{(先煎)}$，赤芍 60g，炙甘草 15g。14 剂，水煎服。

按语：患者此后每隔数月来诊一次，生活可以自理，仅服中药调治，未再服用止痛药。患者最近一次就诊时间为 2013 年 11 月 19 日。

血栓性浅静脉炎（赤脉病）及失眠之调治

许某，女，1939年9月生。

2月15日因左下肢静脉曲张，就诊于北京中医医院。左小腿起条索3天，红肿痛，纳差，大便干，二日一行。**查体**：左小腿内侧可触及6cm长条索，肿硬，皮肤略红，小腿肿，按之凹陷，舌暗光红，苔白略腻，脉弦滑。门诊以左小腿血栓性浅静脉炎（按语：此即《肘后方》里的"赤脉病"），收入北京中医医院治疗。经治疗后改善不明显，故来就诊。

2011-3-24 初诊

左下肢血栓静脉炎，冠心病，脉滑。

生黄芪90g，当归90g，生甘草30g，银花60g，玄参90g，毛冬青90g。14剂，水煎服。

按语：病在血脉，方用四妙勇安汤加生黄芪三两，益气清热解毒通脉。加毛冬青二两，因其乃治疗血脉病特效之品。

2011-4-20 二诊

下肢左侧膝关节内侧可见静脉曲张肿胀，面色萎黄，纳食呆滞，大便溏，失眠，脉缓，舌暗红苔薄腻。

生黄芪90g，党参30g，炒白术30g，茯苓30g，炙甘草10g，生甘草30g，当归90g，玄参90g，金银花60g，毛冬青30g，炒枣仁60g，川芎10g。14剂，水煎服。

按语：服药后症状好转，故渐加入益气扶正之品，方用补中益气汤合四妙勇安汤。因睡眠不佳，故合入酸枣仁汤，以除虚烦养血安神。

2012-6-26 三诊

患者自述 2011 年 4 月 20 日服药后，静脉曲张消失。刻下：失眠，大便溏泻，乏力，精神欠佳。舌质淡红，苔薄，脉弦虚。

制附子 15g，炒白术 30g，干姜 15g，炙甘草 10g，炒枣仁 30g，川芎 10g，知母 6g，茯苓 60g，党参 30g，荷叶 10g，炒麦芽 15g。14 剂，水煎服。

按语： 事隔两年，患者再次因失眠就诊，自述 2011 年 4 月服药后，静脉曲张消失。失眠之核心病机为阳不能入阴，中焦脾胃为阴阳出入交会必经之路，经云"胃不和则卧不安"，现失眠与乏力便溏并见，故从调中焦入手。方用附子理中丸合枳术丸温运脾胃为主，予酸枣仁汤养肝血安神为辅。

2012-8-23 四诊

静脉曲张消失。失眠，入睡困难，舌嫩红，苔薄白，中有裂纹。

柏子仁 15g，酸枣仁 30g，天冬 15g，麦冬 15g，生地黄 10g，当归 10g，玄参 15g，党参 30g，桔梗 10g，丹参 15g，朱砂 0.5g^{（冲服）}，远志 10g，茯苓 30g，五味子 10g，桂枝 15g。14 剂，水煎服。

按语： 服药后脾胃之气渐复，阴血不足之象显露，故予天王补心丸加减调治。

2012-9-18 五诊

失眠，入睡困难。舌嫩红，苔薄白水滑，脉弦缓细。

炒枣仁 120g，茯苓 60g，川芎 15g，生知母 10g，炙甘草 10g，桂枝 10g，生龙牡各 30g^{（先煎）}，合欢皮 60g。14 剂，水煎服。

按语： 据脉证予以酸枣仁汤合桂枝甘草龙骨牡蛎汤。

2012-11-13 六诊

冠心病，失眠，舌质红，苔白，脉弦虚数。

生黄芪 60g，炒白术 15g，陈皮 10g，升麻 3g，柴胡 3g，党参 30g，炙甘草 15g，当归 15g，炒枣仁 90g，茯苓 30g，知母 10g，川芎 10g。14 剂，水煎服。

按语： 再从补脾养肝血入手，方予补中益气汤合酸枣仁汤。经治疗后，患者睡眠好转，原需服用 4 片安眠药物方可入睡，现仅服用 1 片即可入睡。此时安眠药之作用已近于安慰剂。

下肢红斑原因待查

刘某，男，64岁。

2013-7-2 初诊

双胫前部皮肤红肿疼痛7天，伴发热，体温37℃左右。局部皮温升高，质地变硬。

金银花90g，地丁30g，川牛膝15g，茯苓30g，车前子30g^(包)，苍术30g。14剂，水煎服。

按语： 方用五神汤加苍术。五神汤出自陈士铎《洞天奥旨》，本为治疗骨痈而设。导师临证时常用此方治疗下肢皮肤及皮下组织的红肿热痛性疾病。

2013-7-16 二诊

双胫前部红肿疼痛，体温仍高，37.4℃左右。局部皮温升高，质地硬。舌淡，苔薄白而干。

方一：生黄芪90g，桂枝30g，赤芍30g，大枣30g，生姜30g，玄参60g，当归60g，银花60g，毛冬青60g，炙甘草15g。14剂，水煎服。

方二：毛冬青90g，怀牛膝30g。14剂，水煎外洗。

按语： 服药半月，病无进退，五神汤清热利湿有余而通血脉之力不及，故此诊予黄芪桂枝五物汤合四妙勇安汤加毛冬青。黄芪桂枝五物汤乃仲景为血痹而设，血痹之病机乃气虚之体遭外邪痹阻血脉。导师临证常用此方治疗皮肤腠理血脉不畅所致的皮肤病、痛症。

2013-7-30 三诊

双胫前皮肤仍红，疼痛较前稍减，触局部皮温仍高，舌淡暗，苔薄白腻。

生黄芪30g，桂枝10g，赤芍15g，生姜30g，大枣30g，当归60g，玄参

60g，银花 60g，茯苓 30g，车前草 30g，炙甘草 15g。7 剂，水煎服。

按语： 服药后痛势已减，既已见效，守方再进。

2013-8-6 四诊

双侧胫前皮肤仍有红肿，午后尤甚，触之疼痛，皮温升高。舌淡，苔薄白。

苍术 60g，黄柏 15g，怀牛膝 30g，生薏仁 30g，金银花 60g，玄参 60g，当归 60g，忍冬藤 60g，毛冬青 60g，炙甘草 10g。7 剂，水煎服。

2013-8-20 五诊

双胫前皮色仍红肿，颜色较前略减，疼痛缓解，触之皮温仍高，舌淡紫，苔薄白。

方一：苍术 30g，黄柏 15g，怀牛膝 30g，生薏仁 30g，金银花 90g，玄参 60g，当归 60g，忍冬藤 60g，毛冬青 60g，炙甘草 10g。14 剂，水煎服。

方二：毛冬青 120g。14 剂，水煎外洗。

2013-9-24 六诊

双胫前红肿，皮温高。舌质淡，舌体瘦小，脉沉弱。

熟地黄 30g，鹿角霜 30g，炮姜 10g，生麻黄 1g，白芥子 6g，炙甘草 10g，当归 60g，玄参 30g，银花 30g，肉桂 3g，忍冬藤 60g。14 剂，水煎服。

按语： 四诊至五诊，用四妙散合四妙勇安汤加毛冬青，仍为清热化湿通脉解毒之法，然服药后病势未见进退。因想起《金匮要略》薏苡附子败酱散方治疗肠痈脓已成，此症虽因热盛肉腐成脓，尚有用温药之理。遂问导师，该病人是否可参考薏苡附子败酱散之思路，寒热并用。师曰："寒热并用不错，但不是薏苡附子败酱散，而是用阳和汤。其局部皮肤虽红，而舌淡瘦有裂纹，脉沉弱，由舌脉可知，其整体为阳气虚精虚，而热毒仅限于局部。"处以阳和汤合四妙勇安汤，更加肉桂 3g，意在引火归元。

2013-10-8 七诊

双下肢肿痛明显好转，皮色变淡，皮温略高。舌体小，舌色淡，脉沉。

熟地黄 30g，鹿角霜 30g，炮姜 10g，生麻黄 1g，白芥子 6g，炙甘草 10g，当归 60g，玄参 30g，银花 30g，肉桂 3g，忍冬藤 60g，茯苓 15g。14 剂，水煎服。

按语： 服六诊方后，病势大减，七诊守方再进。此处阳和汤方用鹿角霜而不用鹿角胶，乃因鹿角霜兼有散结之效。

若病之初起即用六诊思路，其结果如何？恐怕是此事难知。还记得广安门实习期间侍诊皮科华华老师，曾有荨麻疹患者体温39℃以上，疹色虽红，却因舌脉及肢体之水肿皆提示阳虚水泛，径用真武汤而取速效。也有荨麻疹日晡甚，舌暗胖有齿痕，脉沉弱，而仍用白虎汤者。局部与整体的寒热虚实之辨是临床经常遇到的问题，在皮外科疾病中尤其如此。仲景云"经络府俞，阴阳会通，玄冥幽微，变化难极"，诚哉斯言！若欲见病知源，必当时时参悟人之生理病理。

带状疱疹后遗疼痛

小引：该患者原来因下肢疼痛，行走不便来诊，就诊期间出现带状疱疹病毒感染。患者在当地医院治疗一月后疱疹结痂，再来门诊就诊。导师说："如果在疱疹初起便来就诊服用中药，会好得更快。"带状疱疹是由水痘－带状疱疹病毒引起，在发病72小时内及时治疗，疼痛程度会明显减轻，出现后遗神经痛的概率也会大幅下降。兹摘录治疗带状疱疹后遗疼痛之脉案。

何某，女，73岁。

2013-4-2 初诊

带状疱疹一月余，已结痂，现遗留疼痛。大便干。

柴胡 15g，黄芩 15g，全瓜蒌 60g，红花 15g，清半夏 15g，忍冬藤 60g，黄柏 10g，生甘草 10g。7剂，水煎服。

按语：病位在胸胁，方用小柴胡汤合小陷胸汤。全瓜蒌与红花相配治疗带状疱疹，乃孙一奎之法。治疗带状疱疹，因其部位不同，时期不同，用方也有区别。

2013-4-9 二诊

带状疱疹后遗疼痛消失。行走困难，多梦。

生黄芪 100g，桂枝 15g，赤芍 15g，炒白术 15g，黄柏 10g，怀牛膝 15g，生姜 30g，大枣 30g。14剂，水煎服。

按语：服药后疱疹后遗疼痛消除，方用大剂黄芪桂枝五物汤，通皮肤腠理之血脉以巩固疗效。因下肢疼痛行走困难，故合入四妙散；因患者脾虚为主，湿邪不盛，故用白术而不选苍术。

2013-5-28 三诊

行走困难，时有心慌，舌紫暗，舌下络脉曲张。

生黄芪 100g，桂枝 15g，赤芍 15g，炒白术 15g，黄柏 10g，怀牛膝 15g，川芎 15g，丹参 30g，生姜 30g，大枣 30g。14 剂，水煎服。

骨肉瘤术后

小引：骨肉瘤是一种起源于骨间叶细胞的原发性恶性骨肿瘤，其特征为增值的肿瘤细胞直接形成未成熟骨或骨样组织。好发部位为长骨，一般为股骨远端或胫骨近端，其次为肱骨近端。本病血行转移发生早且发生率高，进展迅速。1970 年以前骨肉瘤标准治疗方案为截肢，现在治疗方案以手术联合系统化疗为主。

某，女，73 岁。

2012-4-10 初诊

骨肉瘤术后，切口不适。舌淡嫩，苔白腻少苔。

生黄芪 60g，党参 30g，炒白术 15g，茯苓 60g，炙甘草 15g，干姜 30g，黑附子 15g，陈皮 10g，清半夏 15g，当归 15g，仙鹤草 60g。14 剂，水煎服。

按语：术后气血两伤，予六君子汤、附子理中汤、当归补血汤相合，以健脾温阳补血。仙鹤草一味大剂量使用，取其补虚抗癌之效。

2012-4-23 二诊

上方加天冬 15g，麦冬 15g，狗脊 15g。14 剂，水煎服。

2012-5-8 三诊

仙鹤草 120g，红花 15g，生黄芪 60g，党参 30g，炒白术 15g，炙甘草 15g，当归 15g，陈皮 10g，柴胡 6g，升麻 6g。14 剂，水煎服。

按语：二诊加狗脊以强腰脚，壮筋骨。三诊方用补中益气加仙鹤草补中气扶正抗癌，加红花一味，取其活血定痛之效。

2012-5-15 四诊

咳嗽夜间加重，口苦，腿疼，舌质淡暗，苔腻。

柴胡 15g，黄芩 15g，清半夏 15g，苍术 15g，厚朴 10g，陈皮 10g，炙甘草 15g，干姜 10g，细辛 10g，五味子 10g，党参 10g，生姜 30g，大枣 30g。7 剂，水煎服。

按语：因外邪而生咳嗽，当止咳为先。经云"病时间时甚者取之输"，患者咳嗽夜甚，伴见口苦，故用小柴胡汤合平胃散调和少阳兼化湿浊。干姜、细辛、五味子三味，为仲景止咳之经典配伍。

2012-5-22 五诊

党参 30g，炒白术 15g，茯苓 30g，陈皮 10g，清半夏 15g，炙甘草 10g，桔梗 30g，紫菀 10g，冬花 10g，干姜 15g。7 剂，水煎服。

按语：咳嗽已减，再从补中理肺以善后。方以六君子健脾开胃为主，加紫菀、款冬花、桔梗止咳为辅。

2012-6-5 六诊

口淡无味，知饥少纳。

党参 30g，炒白术 15g，茯苓 30g，清半夏 15g，陈皮 10g，炙甘草 10g，木香 6g，砂仁 10g$^{(后下)}$，干姜 15g。14 剂。

按语：口淡乃脾虚，纳少乃胃弱。方用香砂六君子汤健脾开胃以进饮食，加入干姜即合入理中丸之义，由补脾气兼及补脾阳。

2012-6-26 七诊

骨肉瘤术后，下肢僵硬疼痛。

上方干姜加至 30g，加川芎 15g。14 剂，水煎服。

按语：因患者诉下肢疼痛，故重用干姜配伍川芎，以增强温通止痛之效力。

2012-8-7 八诊

下肢结缔组织和软组织恶性肿瘤术后（3 月 14 日行手术）。

生黄芪 120g，党参 30g，炒白术 15g，炙甘草 10g，升麻 6g，柴胡 6g，当归 15g，陈皮 10g，茯苓 30g，清半夏 15g，干姜 10g，炒麦芽 15g。14 剂，水煎服。

按语：方用补中益气汤合六君子汤，从本论治。

2012-8-28 九诊

近日背痛，夜间发作多，舌质淡暗，关节疼痛。

生黄芪 120g，党参 30g，炒白术 15g，炙甘草 10g，柴胡 6g，升麻 6g，当归 15g，陈皮 10g，茯苓 30g，清半夏 15g，干姜 30g，炒麦芽 15g，葛根 60g。14 剂，水煎服。

2012-9-25 十诊

上方加泽泻 30g、泽兰 30g。14 剂，水煎服。

2012-11-13 十一诊

伤口不适，空腹血糖 7.1mmol/L。

生黄芪 60g，党参 30g，当归 10g，炙甘草 15g，柴胡 6g，升麻 6g，炒白术 15g，陈皮 10g，仙鹤草 100g，清半夏 15g，茯苓 60g，干姜 15g。14 剂，水煎服。

按语： 八诊至十一诊皆用补中益气汤合理中丸合六君子汤，从本调治。九诊因背痛，加入葛根一味以解肌止痛。

2012-12-5 十二诊

头晕心悸，下肢仍疼痛。舌淡红苔白。

干姜 15g，红藤 60g，苍术 15g，厚朴 10g，生黄芪 60g，党参 30g，炒白术 15g，炙甘草 10g，升麻 6g，柴胡 6g，当归 15g，陈皮 10g。14 剂，水煎服。

2012-12-19 十三诊

干姜 30g，红藤 30g，苍术 15g，厚朴 10g，生黄芪 120g，党参 60g，炒白术 15g，炙甘草 10g，升麻 6g，柴胡 6g，当归 15g，陈皮 10g，半边莲 30g。14 剂，水煎服。

按语： 十二诊至十三诊因下肢疼痛较重，方用补中益气合平胃散治本的基础上，重用红藤、干姜以温阳活血、通络止痛。

2013-2-26 十四诊

肌肉疼痛，下肢沉重。

炒白术 30g，制附片 30g(先煎)，生黄芪 90g，当归 15g，制川乌 10g(先煎)，仙灵脾 15g，酒大黄 6g，苍术 15g，半边莲 15g。14 剂，水煎服。

2013-4-9 十五诊

肌肉疼痛，下肢沉重，活动不利，舌淡暗，胖大，苔白。脉沉弱。

炒白术 30g，制附片 30g^{（先煎）}，生黄芪 90g，苍术 30g，茯苓 15g，制川乌 10g^{（先煎）}，木鳖子 15g，炙甘草 15g，黄柏 15g。14 剂，水煎服。

按语： 十四诊至十五诊，方用术附汤加川乌，以增强温通止痛之效力，较十三诊至十四诊之力度更进一层。十四诊时加入半边莲、仙灵脾，乃取其抗癌防止转移。此诊并加入木鳖子散结止痛，《开宝本草》记载其能"主伤折，消结肿恶疮"。

2013-5-14 十六诊

上方加木鳖子 25g，仙灵脾 30g。14 剂，水煎服。

2013-7-16 十七诊

局部肿胀疼痛（骨肉瘤），舌淡暗，舌苔白。

熟地黄 30g，鹿角胶 10g^{（烊化）}，炮姜 10g，肉桂 10g，生麻黄 3g，白芥子 10g，党参 30g，茯苓 30g，炒白术 15g，炙甘草 10g，木鳖子 15g。14 剂，水煎服。

按语： 患者诉下肢疼痛，肌肉僵硬，从本论治，方用阳和汤合四君子汤加木鳖子、土鳖虫，以益气温阳填精，通络散结止痛。

2013-8-27 十八诊

近来疼痛加重，位置固定，舌淡红，苔白。

生黄芪 120g，党参 30g，当归 15g，土鳖虫 10g，水蛭 10g，炒白术 30g，制附片 30g^{（先煎）}，制川乌 15g^{（先煎）}，生麻黄 6g，赤芍 15g，炙甘草 10g，生姜 90g。14 剂，水煎服。

按语： 因痛势加剧，故合入《金匮》乌头汤，并加入水蛭，以增强活血通络止痛之效力。

2013-9-24 十九诊

骨肉瘤。

上方加苍术 30g、茯苓 30g。14 剂，水煎服。

❖ 传染类疾病 ❖

甲型 H1N1 流感危重症

小引： 此则医案摘自导师所发表之论文《中医中药在甲型 H1N1 流感防治中的作用》。导师为原卫生部应对突发公共卫生事件的中医专家，国内出现疫情和自然灾害时皆身先士卒。手足口病、H1N1、H7N9 等传染病的治疗一线皆有他的身影，可惜诸多医案无暇记载。对于导师治疗急性传染病的经验只能从这则会诊医案里领略一斑了。

患者田某，女，57 岁，因"右上腹疼痛 3 天，加重伴胸闷气紧 2 天，意识障碍 1 天"于 2009 年 11 月 13 日 20：05 以"甲型 H1N1 流感危重症"收入 ICU。

患者于 3 天前受凉后出现右上腹疼痛，为阵发性游走性疼痛，伴有气促，无发热、咳嗽、咳痰，无恶心、呕吐，黄疸，腹泻、腹胀，院外输液治疗（具体不详），症状无明显好转，2 天前症状加重，伴有胸闷及呼吸困难，活动后明显心累，夜间可平卧，无端坐呼吸，无心前区疼痛，无压榨性疼痛，治疗无明显好转，1 天前出现意识障碍，呼之无反应，无抽搐及大小便失禁，入某医院诊疗，血气：pH：7.141，PCO_2：19.1mmHg，PO_2：60mmHg，BE −22mmol/L，K 5.2mmol/L，SO_2 92%。血常规 WBC 21.52×10^9/L，N 93%，PLT 88×10^9/L，Hb 139g/L。生化：白蛋白 26.7g/L，球蛋白 46g/L，GLU 42.8 mmol/L，Bun14.12mmol/L，尿酸 630μmol/L，ALP 224u/L，渗透压：327mmol/L，尿常规：尿酮体（++++），尿糖（++++），血凝正常。诊断为 1. 高渗性昏迷；2. 慢性阻塞性肺疾病加重期；3. 代谢性酸中毒，高钾血症；4. 低蛋白血症。入院后予以气管插管，呼吸机辅助呼吸，补液治疗，小剂量胰岛素泵入，入院 26 小时总计输入 12 500mL，白蛋白 20g，尿量 4000mL，采咽拭子示：甲型 H1N1 流感病毒核算检测阳性确诊后转入。

慢性支气管炎病史 20 余年，长期使用激素。出现双下肢水肿，有"多食、多饮、多尿"等症状。否认有流感样症状病人及甲型 H1N1 流感确诊病人接触史。

体检：T 36.5℃，P 102/ 分，R 21 次 / 分，Bp 108/68mmHg，SPO$_2$ 98%，深昏迷，体型肥胖，全身可见多处瘀斑，球结膜高度水肿，左睑结膜出血，双侧瞳孔等大等圆，对光反射灵敏。口唇不绀，颈软，脑膜刺激征阴性，桶状胸，双肺呼吸音对称，双肺满布湿鸣，偶可闻及干鸣。心率 102 次 / 分。腹围 100cm，腹部张力增高，全腹无压痛、反跳痛，肝脾为扪及，移动性浊音可疑阳性，肠鸣音 3 ～ 4 次 / 分，双上肢肘关节以下、下肢膝关节以下凹陷性水肿。

诊断：1. 甲型 H1N1 流感危重症；2. 重症肺炎；3. 糖尿病，糖尿病酮症酸中毒，高渗性昏迷；4. 慢性阻塞性肺病急性加重期，肺源性心脏病，低氧血症；5. 高钾血症；6. 低蛋白血症。

治疗：内科疾病护理常规、传染病护理常规，奥司他韦 150mg bid 抗病毒；罗氏芬 2.0 ivgtt qd 、左氧氟沙星 0.6 ivgtt qd 抗感染；有创呼吸机通气、支持对症处理。

2009-11-13　21：30 中医初次会诊

昏迷状态，面色青黄，体型肥胖，四末不温，全身可见多处瘀斑，球结膜高度水肿，左睑结膜及球结膜出血，口唇无紫绀。脉沉促、重按乏力；因有创呼吸机通气，无法诊视舌苔。中医辨证属气虚血瘀，治宜大补元气、活血化瘀。

方一：静脉用生脉注射液，血必净注射液。

方二：生脉散合桃红四物汤加减：

生晒参 20g，麦冬 20g，炙黄芪 60g，丹参 30g，赤芍 20g，川红花 10g，当归 20g，川芎 10g，茯苓 20g，炙甘草 10g。2 剂，水煎服，每次 200mL，q4h。

方三：生晒参 30g，麦冬 20g，2 剂，浓煎频服，每日 1 剂，每次 100mL，q4h。

2009-11-14　7：30 二诊

浅昏迷，对疼痛刺激有反应，全身可见多处瘀斑，球结膜高度水肿，左睑结膜及球结膜出血，双侧瞳孔等大等圆，对光反射灵敏。口唇不绀，肠鸣音 3～4次/分，双上肢、下肢膝关节以下凹陷性水肿，肢端温暖。12：00 呼之能睁眼，面色青黄。脉沉数。双上肢、下肢膝关节以下凹陷性水肿，肢端温暖。血糖 7.6mmol/L。

病情稍有转机，继续静脉注射生脉注射液、血必净注射液和中药汤剂鼻饲。

2009-11-15　12：30 三诊

患者神清，面见血色，颧部见毛细血管扩张，体型肥胖，瘀斑未见增加，球结膜高度水肿，左睑结膜及球结膜出血，口唇无紫绀。左脉如常，右脉关以上弦滑；因有创呼吸机通气，无法诊视舌苔。T 36.9℃，P76 次/分，R 17 次/分，BP 123/75mmHg，SPO_2 98%。

证象见缓，治如前法。生脉散合桃红四物汤加减：

生晒参 20g，麦冬 20g，炙黄芪 60g，丹参 30g，赤芍 20g，红花 10g，当归 20g，川芎 10g，茯苓 20g，炙甘草 10g。2 剂，水煎服，每次 200mL，q4h。目前，患者于 16 日脱机，七天后出院。

按语： 活血化瘀法在重症传染病中的应用已经成了共识。自从道光年间王清任创制急救回阳汤救治霍乱危重症，此后将此法用于传染病重症者代有人出，比如晚清时期广东鼠疫流行时的罗止园，民国时期武汉霍乱流行时的冉雪峰。我国危急重症学科奠基人之一王今达教授，更是毕三十年之力，研制出活血化瘀解毒的静脉制剂血必净，使得中国急重症医学在国际占有了一席之地。

EB 病毒感染

小引：EB 病毒是一种嗜淋巴细胞双链 DNA 疱疹病毒，常引起儿童传染性单核细胞增多症，少数可发生慢性活动性感染及 EBV 相关嗜血性淋巴组织细胞增生症。理论上更昔洛韦、阿昔洛韦、阿糖腺苷等可在病毒裂解期抑制病毒 DNA 多聚酶的合成，从而抑制 EBV 的复制而治疗急性感染，然而一些专家认为此方案对于改善症状和缩短病程无明显作用。

叶某，女，27 岁。

2012-12-18 初诊

EB 病毒感染导致发热。面红，面部疱疹。舌红绛。

柴胡 10g，黄芩 15g，桔梗 15g，枳壳 15g，川牛膝 15g，当归 15g，赤芍 15g，川芎 15g，桃仁 10g，红花 10g，生地黄 30g，肉桂 6g。14 剂，水煎服。

按语：由舌质红绛少苔，判断此证为血分郁热，故处以活血化瘀凉血之血府逐瘀汤。方中加入黄芩，意在与柴胡相配，透少阳经郁热，此为导师常用配伍，加入肉桂意在引火归元。

2013-1-8 二诊

服上方后面红减轻，仍有疱疹，纳眠可，患者诉平素阴部瘙痒。舌体嫩胖，舌色暗红，边尖有红点，苔薄白。

柴胡 10g，黄芩 15g，桔梗 15g，枳壳 15g，川牛膝 15g，当归 15g，赤芍 15g，川芎 15g，桃仁 10g，红花 10g，生地黄 30g，肉桂 6g，苍术 30g。14 剂，水煎服。

按语：服药后血热之象渐退，舌体转为嫩胖，乃脾虚湿盛之象显露，且平素阴部瘙痒，由于湿热者居多，故守方加入苍术一两再进。

2013-1-22 三诊

水样泻伴发热恶寒，舌尖红，苔腻。

葛根 30g，黄芩 15g，黄连 10g，炙甘草 10g，苍术 30g，厚朴 10g，陈皮 10g，生姜 30g，大枣 30g。7 剂，水煎服。

按语： 外邪侵袭，表气不和，湿邪下迫，故恶寒发热与水泻并见。由舌尖红舌苔腻，可知湿热交织，方用葛根芩连汤合平胃散，清热化湿，升阳止泻。

2013-1-29 四诊

腹泻已止，双下肢发凉，平素痛经。舌尖红。

葛根 30g，黄芩 15g，黄连 10g，炙甘草 10g，苍术 30g，厚朴 10g，陈皮 10g，生姜 30g，大枣 30g，生薏米 30g，白扁豆 15g。14 剂，水煎服。

按语： 守方加入生薏米、扁豆，健脾渗湿以善后。

2013-2-19 五诊

EB 病毒感染。

荆芥 10g，防风 10g，茯苓 15g，生甘草 10g，桔梗 10g，陈皮 10g，羌活 10g，川芎 10g，赤芍 15g，生石膏 30g（先煎），黄芩 10g，柴胡 10g。14 剂，水煎服。

按语： 此诊予荆防败毒散散其瘀毒。

2013-3-5 六诊

EB 病毒感染，乏力，困倦，面已不红，面部疱疹亦减。纳呆，口苦，舌质红。

柴胡 10g，黄芩 10g，清半夏 15g，党参 15g，生姜 15g，大枣 15g，厚朴 10g，陈皮 10g，苍术 15g，炙甘草 10g，生石膏 15g（先煎）。14 剂，水煎服。

按语： 此诊时月经已行，疼痛较前缓解。口苦，默默不欲饮食，皆少阳经证，故予小柴胡汤合平胃散加生石膏，调少阳气机兼化湿邪。

2013-3-26 七诊

EB 病毒感染，舌质暗，舌尖红，苔厚腻，脉细数。

生黄芪 15g，党参 15g，炒苍术 15g，黄柏 10g，黄连 10g，黄芩 10g，生石膏 10g（先煎），羌活 6g，柴胡 15g，升麻 6g，炒白术 15g。14 剂，水煎服。

2013-4-9 八诊

痛经好转，经行恶心，大便干，肠鸣，舌体胖，舌尖红，苔白。

党参 15g，生黄芪 30g，苍术 10g，柴胡 15g，升麻 6g，黄芩 15g，生石膏 15g（先煎），羌活 3g，桔梗 15g，炙甘草 10g。14 剂，水煎服。

2013-4-23 九诊

EB 病毒感染。

党参 15g，生黄芪 30g，苍术 10g，柴胡 15g，升麻 6g，黄芩 15g，羌活 3g，桔梗 15g，炙甘草 10g，葛根 30g，黄连 6g。14 剂，水煎服。

按语：七诊至九诊方用李东垣补脾胃泻阴火升阳方，以补脾气清湿热。此方与小柴胡合平胃散加石膏汤皆为调和之剂，此方扶正之力强于小柴胡合平胃散。

2013-5-14 十诊

EB 病毒感染，舌红，苔白。

柴胡 10g，清半夏 15g，黄芩 15g，党参 10g，生姜 30g，大枣 30g，苍术 15g，厚朴 10g，陈皮 10g，大青叶 15g，炙甘草 10g。

AIDS 中药协助治疗

张某，男，34 岁。

2013-9-10 初诊

背部发凉，双足厥冷，舌体胖，舌质红暗，苔薄腻微黄，脉虚弦。

生黄芪 90g，党参 30g，苍术 30g，升麻 10g，柴胡 15g，黄芩 15g，黄连 10g，黄柏 10g，生石膏 10g$^{(先煎)}$，羌活 6g，炙甘草 10g。14 剂，水煎服。

按语： 患者此前所服中药多从阳虚水饮内停论治，方如麻黄附子细辛汤、苓桂术甘汤等。导师接诊时，尤其舌体胖，脉虚弦，知气虚为本，舌质暗红乃热郁于内，苔薄腻微黄亦提示湿邪热邪并存。方取李东垣补脾胃泻阴火升阳方。

2013-9-24 二诊

后背发凉症状好转，双足仍冷。大便中有黏液。舌体胖大，舌红暗，较初诊略淡，苔薄白腻。

生黄芪 120g，马鞭草 15g，蒲公英 30g，党参 30g，苍术 30g，升麻 10g，柴胡 15g，黄芩 15g，黄连 10g，黄柏 10g，生石膏 10g$^{(先煎)}$，羌活 6g，炙甘草 10g。14 剂，水煎服。

按语： 患者服药半月，自觉症状好转，周身舒适。因大便中黏液，考虑有肠道感染，故于补脾胃泻阴火升阳方中加入马鞭草、蒲公英二味清热利湿解毒特效之品。

2013-10-8 三诊

后背发凉明显好转，足底仍觉凉。舌体胖大，舌质红，苔薄白腻。

生黄芪 120g，党参 30g，苍术 30g，生山药 30g，升麻 15g，当归 15g，柴胡 15g，黄芩 15g，黄连 10g，黄柏 10g，生石膏 10g$^{(先煎)}$，羌活 6g，炙甘草 10g。

14 剂，水煎服。

按语： 患者诉服药三天觉不适，遂自行去蒲公英、马鞭草二味，继续服用，背冷症状明显好转。此诊补脾胃泻阴火升阳方中，加入生山药 30g，补脾气养脾阴，升麻加至 15g，取其解毒之义。

2013-10-22 四诊

后背凉明显缓解，足底凉亦缓解，舌质红，苔薄白腻。

生黄芪 120g，苍术 30g，党参 30g，柴胡 15g，升麻 30g，黄芩 15g，黄连 6g，黄柏 10g，生石膏 10g$^{（先煎）}$，羌活 6g，制鳖甲 30g，炙甘草 10g，当归 10g，川椒 6g。14 剂，水煎服。

按语： 此诊方用补脾胃泻阴火升阳方合《金匮》升麻鳖甲汤。HIV 亦毒邪之一种，故参考阴阳毒之治法。

2013-11-5 五诊

后背已不觉冷，足底凉亦明显好转，舌质红，苔薄白腻。

生黄芪 120g，苍术 30g，党参 30g，柴胡 15g，升麻 30g，黄芩 15g，黄连 6g，黄柏 10g，生石膏 10g$^{（先煎）}$，羌活 6g，制鳖甲 30g，炙甘草 10g，当归 10g，川椒 6g，陈皮 10g，砂仁 10g$^{（后下）}$。14 剂，水煎服。

按语： 患者服药后不适症状进一步缓解，守方再进。因舌苔仍腻，故加入陈皮、砂仁，芳香以化湿浊。导师在治疗此例患者时讲："以前未见 AIDS 患者时，仅从书籍中获得的信息设想 AIDS 应该如何如何治疗，但真正会诊一些 AIDS 之后，发现并不像想象中的那样，对于 AIDS 的中药治疗还是应该调整思路。"

❀ 其他类疾病 ❀

2 型糖尿病

小引: 导师认为糖尿病等慢性遗传相关性疾病之核心病机是先天不足。糖尿病初发病时,以中气不足为表现,进一步热毒伤及精血,损及先天。故在治疗始终多用大剂量参芪合附子理中,补中气温脾阳以治本;以黄芩、黄连清热以治标;天花粉、地骨皮二味,《神农本草经》言其有治消渴之功,导师常大剂使用。现整理医案一则如下,以见其临证用药之变化。

刘某,女,65 岁。

2011-1-6 初诊

糖尿病史,舌淡暗苔水滑腻。

党参 100g,生黄芪 100g,炒白术 30g,黄连 30g,干姜 60g,制附片 30g^(先煎),地骨皮 60g,川芎 15g,黄芩 12g,天花粉 30g,炒苍术 15g。14 剂,水煎服。

2011-1-20 二诊

糖尿病史,空腹血糖 7.5mmol/L。舌体小,边有齿痕,色紫暗。

生黄芪 120g,党参 100g,炒白术 30g,黄连 15g,干姜 60g,制附片 30g^(先煎),地骨皮 60g,川芎 15g,黄芩 10g,天花粉 30g,炒苍术 15g,生姜 60g。21 剂,水煎服。

加服金匮肾气丸。

2011-2-24 三诊

糖尿病,空腹血糖 10mmol/L 左右。

生黄芪 100g，党参 100g，炒白术 30g，黄连 45g，干姜 60g，生姜 60g，地骨皮 60g，川芎 15g，黄芩 10g，天花粉 30g，炒苍术 15g，制附片 30g$^{(先煎)}$，升麻 3g。14 剂，水煎服。同时服桂附地黄丸。

2011-3-10 四诊

舌质暗淡。

生黄芪 100g，党参 100g，炒白术 30g，黄连 45g，干姜 90g，生姜 60g，地骨皮 60g，川芎 15g，黄芩 10g，天花粉 30g，炒苍术 15g，制附片 30g$^{(先煎)}$，升麻 3g。14 剂，水煎服。

2011-3-31 五诊

空腹血糖 9mmol/L 上下，无明显不适，舌质淡暗，苔薄腻，脉沉细。

干姜 60g，黄连 30g，生白术 30g，炒白术 30g，地骨皮 60g，黄芩 10g，生黄芪 90g，苍术 30g，天花粉 15g。14 剂，水煎服。

2011-4-22 六诊

生黄芪 120g，干姜 60g，黄连 30g，生白术 30g，炒白术 30g，地骨皮 60g，黄芩 15g，苍术 30g，天花粉 30g，党参 60g，制附片 15g。14 剂，水煎服。

2011-5-6 七诊

舌质淡暗苔白，脉沉细。

上方加川椒 10g，酒大黄 6g。14 剂，水煎服。

2011-6-3 八诊

空腹血糖 5.8mmol/L，舌质淡苔薄，脉沉弦。

生黄芪 120g，白僵蚕 15g，片姜黄 15g，酒大黄 15g，生地黄 60g，赤芍 60g，蝉蜕 10g，干姜 60g，炒白术 30g。14 剂，水煎服。

2011-6-19 九诊

血糖最高 12mmol/L，乏力不明显，口苦，口渴饮水多，舌质淡苔薄，脉沉细。

生黄芪 120g，党参 100g，干姜 60g，川连 30g，生白术 30g，炒白术 30g，黄芩 10g，苍术 15g，生石膏 30g$^{(先煎)}$，葛根 30g，天花粉 30g，地骨皮 60g，生甘草 10g。14 剂，水煎服。

2011-9-8 十诊

生黄芪 120g，党参 100g，干姜 60g，川连 10g，生白术 30g，炒白术 30g，黄芩 10g，苍术 15g，生石膏 30g^{（先煎）}，生甘草 10g，炒栀子 6g。14 剂，水煎服。

2011-10-2 十一诊

胃脘不适，血糖 9.0mmol/L。舌苔薄白，脉沉细。

干姜 60g，苍术 30g，炒白术 30g，黄连 30g，川楝子 10g，酒大黄 10g，炒莱菔子 15g，地骨皮 60g。14 剂，水煎服。

2011-11-1 十二诊

血糖 8.2mmol/L，舌质暗，苔薄，脉沉。

上方加丹参 30g，天花粉 30g。14 剂，水煎服。

2011-11-24 十三诊

血糖偏高，大便可。上方去川楝子、莱菔子，黄连改为 15g，加黄柏 10g。14 剂，水煎服。

2011-12-8 十四诊

血糖控制不佳，舌质红，苔薄。

苍术 30g，升麻 15g，黄连 15g，干姜 15g，炒白术 15g，生黄芪 90g，桑白皮 50g，黄芩 10g。14 剂，水煎服。

2012-12-27 十五诊

苍术 30g，升麻 15g，黄连 15g，干姜 60g，炒白术 15g，生黄芪 90g，生山药 30g，黄芩 10g，生麻黄 6g。14 剂，水煎服。

2012-2-6 十六诊

停药一周，空腹血糖 10mmol/L，舌质淡红，苔薄，脉沉。

苍术 60g，升麻 15g，生麻黄 3g，黄连 15g，干姜 60g，生白术 30g，生黄芪 90g，黄芩 15g，地骨皮 30g。14 剂，水煎服。

2012-3-6 十七诊

空腹血糖 10mmol/L，舌质暗苔白，脉沉。

生地黄 60g，桂枝 10g，地骨皮 60g，苍术 30g，生麻黄 3g，干姜 60g，黄连 10g，黄芩 15g，生黄芪 90g，酒大黄 3g。14 剂，水煎服。

2012-4-7 十八诊

空腹血糖 9mmol/L，舌质暗苔薄，脉沉。

生黄芪 120g，炒白术 15g，苍术 15g，黄连 15g，黄芩 10g，地骨皮 60g，桂枝 10g，党参 30g，干姜 60g。14 剂，水煎服。

2012-6-5 十九诊

近日血糖忽高忽低，体重下降 2 公斤，无疲倦乏力感。

葛根 60g，黄芩 15g，黄连 10g，炙甘草 10g，生黄芪 90g，苍术 30g，炒白术 30g，干姜 15g。14 剂，水煎服。

2012-7-31 二十诊

血糖尚反复，舌质淡苔薄白。

上方加砂仁 10g。14 剂，水煎服。

2012-9-9 二十一诊

血糖稳定。

葛根 60g，生黄芪 100g，黄芩 15g，黄连 15g，干姜 60g，天冬 15g，炙甘草 3g，苍术 15g，地骨皮 60g，黄柏 10g。14 剂，水煎服。

2013-3-20 二十二诊

无明显不适，体重约 75 公斤，舌质暗苔腻，脉沉。

葛根 60g，黄芩 15g，黄连 15g，黄柏 10g，苍术 30g，干姜 30g，地骨皮 60g，天冬 15g。14 剂，水煎服。

2013-5-5 二十三诊

舌质红，苔薄腻，脉沉弦。

葛根 60g，黄芩 15g，黄连 10g，天花粉 30g，苍术 30g，地骨皮 60g，干姜 15g，桂枝 10g，生山药 30g。14 剂，水煎服。

习惯性流产

刘某，女。

2010-1-20 初诊

习惯性流产后。

乌药 10g，炒香附 15g，干姜 15g，苏叶 10g，陈皮 10g，当归 15g，川芎 10g，生地黄 15g，生白芍 10g，炒白术 15g。14 剂，水煎服。

按语： 方用乌药汤合四物汤合理中丸，温中益气，养血调经。

2010-7-15 二诊

月经不调，量少。舌质淡暗，苔白腻。

乌药 10g，干姜 30g，炒白术 30g，紫苏 10g，陈皮 10g，熟地黄 30g，当归 10g，川芎 15g，炒香附 10g，紫石英 30g^（先煎），党参 10g。14 剂，水煎服。

按语： 服药约半年，守方再进。将方中干姜加量，把清热凉血之生地黄改为甘温养血的熟地黄，并加入紫石英助肾阳、暖胞宫、调冲任。

2010-7-29 三诊

少腹胀，月经不调。舌尖红，舌体暗，脉沉缓。

乌药 10g，干姜 30g，炒香附 30g，当归 15g，茯苓 15g，陈皮 10g，熟地黄 30g，川芎 15g，黄柏 6g，炙甘草 10g。14 剂，水煎服。

按语： 因少腹胀，故香附加量。舌尖转红，乃阳气渐复，虚火有上炎之势，故加入黄柏 6g 以监制虚火。

2010-8-5 四诊

孕 32 天。舌质淡红，脉沉滑。

熟地黄 30g，生山药 60g，菟丝子 30g，川断 15g，寄生 15g，黄芩 10g，炒白术 15g，苏叶 10g，陈皮 10g。10 剂，水煎服。

按语： 经测 HCG，知已受孕。治疗由调经种子转而为安胎。熟地黄、山药补肾填精，菟丝子、川断、寄生乃寿胎丸之义，调补冲任以安胎；黄芩、白术二味配伍，补中清虚热以安胎，其法原出自《金匮·妇人妊娠病篇》之当归散，仲景云："妊娠常服即易产，胎无疾苦，产后百病悉主之。"至丹溪翁，认为胎"堕于内热而虚者，于理为多"，将白术、黄芩推崇为产前安胎妙药。苏叶、陈皮二味，行气以安胎。

2010-8-18 五诊

孕 44 天。阴道见粉红色分泌物，无腹痛，发热一天。舌质暗，尖红，脉沉细。

菟丝子 30g，川断 30g，桑寄生 30g，炒白术 30g，苏叶 10g，黄芩 10g，生山药 60g，仙鹤草 60g，荆芥炭 10g。7 剂，水煎服。

按语： 阴道见红，乃胎漏之征，方取寿胎丸加减。去阿胶以防碍胃，白术加量至一两，以增强补中安胎之效。仙鹤草、荆芥炭止血收涩以安胎。

2010-8-26 六诊

孕 52 天，腹胀，打嗝明显。舌淡，苔薄白，脉沉细。

熟地黄 30g，生山药 30g，菟丝子 30g，川断 30g，桑寄生 30g，炒白术 15g，荷叶 10g，黄芩 6g，黄连 3g，党参 30g，陈皮 10g，生山药 30g，荆芥炭 10g，紫河车 15g。14 剂，水煎服。

按语： 服药后胎漏之象已除，然冲脉之气上逆，故见腹胀、打嗝。守方加入熟地黄、紫河车，以增强补肾填精安胎之效；加入黄连、荷叶、党参，理中焦以缓冲脉上逆之势。

2010-9-9 七诊

孕 66 天，呕吐，大便不爽。舌边红，脉滑数。

苏叶 10g，黄芩 10g，炒白术 15g，姜竹茹 10g，陈皮 10g，菟丝子 15g，川断 30g，寄生 30g，生甘草 6g，生山药 30g。14 剂，水煎服。

按语： 服药后冲脉上逆之势未平，反见呕吐，急则治其标，故用苏叶、姜竹茹、陈皮理气止呕。安胎仍为根本，故用黄芩、白术合于寿胎丸中。

2013-4-23 八诊

据患者云，经坚持服药保胎后，足月顺产下一子。此次因月经量少来诊，舌淡暗，齿痕，脉细。

生黄芪 30g，党参 30g，炒白术 15g，当归 15g，茯苓 15g，远志 6g，炒枣仁 15g，木香 3g，山萸肉 15g，炙甘草 10g，生姜 30g，大枣 30g。14 剂，水煎服。

按语： 八诊时已事隔一年，患者坚持服药顺产一子。现月经量少，舌淡有齿痕，从补脾气养心血入手，方用归脾汤。

热入血室

霍某，女，15 岁。

2011-7-7 初诊

夜眠易惊，热入血室，舌淡脉沉。

柴胡 25g，黄芩 15g，桂枝 15g，干姜 30g，天花粉 15g，生牡蛎 90g^{（先煎）}，当归 15g，红花 15g，怀牛膝 15g，炙甘草 6g。7 剂，水煎服。

按语：夜眠惊扰，月事应至未至，据症属《伤寒》所云之热入血室。原书未出方药，其轻者血行可自愈；稍重者，随证施治，勿犯中上二焦可愈；其重者，当刺期门，随其实而泻之乃愈。患者舌淡脉沉，乃中阳不足，夜眠惊扰，乃肝有热象，故用柴胡桂枝干姜汤温脾清肝，月事不行，血府凝结，故合入血府逐瘀汤。

2011-7-26 二诊

夜间惊醒尖叫消失。

柴胡 25g，黄芩 15g，桂枝 15g，干姜 30g，天花粉 15g，生牡蛎 90g^{（先煎）}，当归 15g，红花 15g，怀牛膝 15g，茯苓 30g，炙甘草 6g。14 剂，水煎服。

按语：服药后诸症皆除，守方再进。

2011-8-9 三诊

诸症消失，大便日行 3～4 次，不成形。时有腹痛，月经不调。舌暗，脉沉迟。

乌药 10g，制香附 30g，苏叶 10g，陈皮 10g，炮姜 15g，川芎 15g，熟地黄 30g，当归 15g，赤芍 15g，生艾叶 6g，阿胶 10g^{（烊化）}。14 剂，水煎服。

按语：导师曾云，服用血府逐瘀汤后出现腹泻，乃肝脾气血调和之象，最多者可日泻 7 ~ 8 次。患者夜眠惊扰未作，因平素月经不调，时有腹痛，故用乌药汤合胶艾汤理气养血调经。

2011-8-23 四诊

睡眠正常，月经未至。

炒小茴香 10g，当归 15g，川芎 15g，赤芍 15g，肉桂 10g，炮姜 10g，五灵脂 15g，没药 6g，延胡索 15g，生蒲黄 15g，炒香附 15g。14 剂，水煎服。

按语： 迭进理气养血调经之品，月经仍未行，方用少府逐瘀汤，温经活血之力更进一步。

2011-9-6 五诊

9 月 2 日行经。舌淡暗，苔薄白腻。

当归 15g，熟地黄 30g，赤芍 15g，川芎 15g，阿胶 10g^{（烊化）}，生艾叶 10g，炮姜 15g。28 剂，水煎服。

按语： 服药后月经已行，方用仲景芎归胶艾汤养血调经以治本。

2013-5-26 七诊

因时有独语，精神恍惚来诊。月经色暗，舌尖红，苔薄，脉沉。

柴胡 15g，黄芩 13g，党参 30g，炙甘草 10g，生龙骨 60g^{（先煎）}，生牡蛎 30g^{（先煎）}，清半夏 30g，生姜 30g，大枣 30g。14 剂，水煎服。

按语： 患者此后两年未见异常，至 2013 年 5 月 26 日，因近期独语、精神恍惚来诊，方予小柴胡汤加生龙牡，调和少阳、重镇安神。

2013-7-23 八诊

症状较前好转，夜里偶有尖叫，舌暗苔白。头颅 MRI 提示脑部血管瘤，天坛医院建议手术切除。

柴胡 15g，黄芩 15g，清半夏 30g，桂枝 15g，赤芍 15g，生龙牡各 60g^{（先煎）}，寒水石 30g，炙甘草 10g。14 剂，水煎服。建议服药后再行 MRI 复查。

按语： 服药后症状虽减而未除，方用柴胡桂枝汤调和三焦及营卫，加寒水石、生龙牡清热重镇安神。

2013-8-6 九诊

服药后症状好转，MRI 复查结果同前。建议手术治疗。

按语： 经治疗后症状虽见好转，然 MRI 结果同前。血管瘤会有破裂风险，如果是动脉瘤，一旦破裂会危及生命。且该患者之瘤体靠近颅骨，手术创伤风险较小，遂同意天坛医院医师建议，行手术治疗。

虚损调治

荣某，女，27岁。

2011-5-22 初诊

体型瘦小，身高约150cm，体重约35kg。食欲差，舌质淡嫩，舌体胖大，脉沉弱。

生黄芪30g，生白术10g，柴胡3g，升麻3g，党参15g，炙甘草10g，当归10g，制附片10g，干姜10g，茯苓15g，陈皮10g。14剂，水煎服。

按语：患者体型瘦小，远逊于同龄人。食少，纳呆，病属虚损，当从先后天调补。由舌之淡嫩，脉之沉弱，手足之厥冷，知其中阳不足，方予补中益气汤合附子理中丸，补脾气温中阳。

2011-10-13 二诊

食欲较前增加，饥饿时无胃中灼热感，月经正常，四末不温。

生黄芪30g，生白术10g，柴胡3g，升麻3g，党参15g，炙甘草10g，当归10g，制附片10g，干姜10g，茯苓15g，陈皮10g，桂枝10g，羌活3g。14剂，水煎服。

按语：服药后食欲渐增，诚属佳象。形虽瘦小，进大剂温补，竟无虚火上炎之象，故可守方再进。

2011-11-1 三诊

消瘦，大便不成形，舌质淡暗。

党参30g，炒白术15g，茯苓30g，清半夏15g，炙甘草15g，陈皮10g，干姜3g，制附片15g，桂枝15g，当归15g，生黄芪60g。14剂，水煎服。

按语：食少为胃不能纳，便溏为脾不能运。方用六君子汤合当归补血汤，补气养血健脾开胃。

2011-11-15 四诊

党参 30g，炒白术 15g，茯苓 30g，清半夏 15g，炙甘草 15g，陈皮 10g，干姜 3g，制附片 15g，桂枝 15g，当归 15g，生黄芪 60g，炒枣仁 15g。14 剂，水煎服。

2011-12-22 五诊

消瘦，大便不成形，月经量可。

党参 30g，炒白术 15g，茯苓 30g，清半夏 15g，陈皮 10g，干姜 30g，炮姜 15g，黑附子 15g，炙甘草 15g。14 剂，水煎服。

按语：四诊守方再进，病无进退。五诊用六君子合附子理中丸，较前二诊之益气养血再进一步。

2012-5-5 六诊

消瘦，近日月经尚可，睡眠佳。

醋柴胡 10g，炒白芍 15g，当归 10g，党参 15g，炒白术 15g，茯苓 30g，炙甘草 10g，生姜 30g，大枣 30g，薄荷 1g^{（后下）}。14 剂，水煎服。

按语：屡进补脾温阳之剂，此诊方用逍遥散调和肝脾。

2012-6-4 七诊

近期睡眠可，服药后小便频数，胃部不适，月经期间亦感不适。舌质淡胖，苔薄。

生黄芪 30g，党参 30g，炒白术 30g，当归 10g，炙甘草 10g，茯苓 30g，远志 10g，炮姜 15g，山萸肉 15g，肉桂 6g。14 剂，水煎服。

按语：略事疏理，即有不适，本元不固无疑。脾胃不足伴见月经不适，方用归脾汤心脾同治。

2012-8-28 八诊

虚损，月经量少。予膏方调理。

生黄芪 500g，生山药 1000g，炒白术 500g，熟地黄 150g，当归 90g，枸杞 300g，枳壳 10g，龟板胶 300g^{（烊化）}，鹿角胶 150g^{（烊化）}，阿胶 150g^{（烊化）}，砂仁 10g，黄连 10g，炒麦芽 30g，炮姜 60g。3 剂，熬制膏方，每日晨起与睡前空腹

服用一勺。

按语： 无形之气易复，有形之精血难生。虚损之症，脾运既佳，转予脾肾双补之膏方，缓缓调治。方中黄芪、白术、炮姜、当归益气温中养血，山药、枸杞、熟地黄、龟板、鹿角胶、阿胶补肾填精。此类甘缓味厚之品，最易滋腻碍胃，故少佐砂仁、枳壳、炒麦芽理气开胃，使全方动静结合。加入黄连一味，乃苦寒反佐，防止过用滋补，虚火上炎。

2013-9-17 九诊

经膏方长期调理，患者自觉精神体力较前好转，体重略增。月经量偏少，偶尔夹有血块，大便溏，舌质嫩，舌体胖，苔白。

党参 30g，茯苓 15g，炒白术 15g，白扁豆 15g，陈皮 10g，芡实 15g，生山药 15g，莲子肉 15g，砂仁 6g，炒薏苡仁 30g，桔梗 6g，炙甘草 6g。14 剂，水煎服。

按语： 服用膏方一年后，再来就诊。诸症见好，惟大便时有溏泻，故予参苓白术散益气健脾渗湿止泻。入冬后，仍当继服膏方，填精固本。

畏寒奇疾

小引：跟随导师出门诊，总能遇到一些震撼心灵的病例，而初入医学之门的我，则通过这一个个刻入脑海的病患，感悟着为医之道。

这位年轻病人是江西南昌现代学院的教师，她正在被一种奇怪的疾病折磨着。为了治病，她不得不放下工作和孩子，在母亲的陪伴下赴京求医。三个月的漫长漂泊，仍没有丝毫改善，母亲为此常常垂泪……

张某，女，26岁，南昌某高校教师。

2012-10-16 初诊

患者因"严重怕冷2年"来诊。患者2年前产后出现怕冷，日渐加重，影响正常的工作和生活。初秋天气，该患者需身着两件羽绒服，据患者自述，晚上需要盖五床被子，才不会觉得冷。曾于江西遍访名医而不愈，遂来京就诊，三月期间遍服温阳、化湿、益气、固表中药，效果不佳。刻下症见：畏寒喜暖，体虚怕风，稍饮温水，则汗出淋漓。纳呆胃胀，遇冷则泻，夜间入睡困难。望其面色，淡白无华；触诊双手，仅指端微凉。舌质淡暗，苔薄白腻，脉象细数。

辨证：肝热脾寒，营卫失调。

选方：柴胡桂枝干姜汤合酸枣仁汤。

药物：柴胡10g，黄芩15g，桂枝15g，干姜30g，天花粉15g，生牡蛎30g^(先煎)，炙甘草15g，制附片15g，知母10g，川芎15g，酸枣仁60g，茯苓30g，赤芍15g。7剂，水煎服。

2012-10-23 二诊

患者进入诊室就诊时，已经可以脱掉羽绒服，诉夜间只需盖一床被子即可。

睡眠较前明显改善，服药期间未再腹泻。偶尔饮食失宜仍有胃胀。舌质淡，苔薄白，脉沉弱。服前药既效，当兼顾脾运，守方再进。予柴胡桂枝干姜汤合酸枣仁汤合枳术丸。

柴胡 15g，桂枝 30g，干姜 30g，黄芩 15g，天花粉 15g，生牡蛎 60g，炙甘草 15g，炒枣仁 90g，川芎 15g，茯苓 30g，枳实 15g，炒白术 30g，荷叶 10g，麦芽 15g。14 剂，水煎服。

2013-11-13 三诊

患者衣着已如常人，腹胀亦较前明显缓解。仍从调和肝脾入手。予柴胡桂枝干姜汤合枳术丸调理善后。

柴胡 15g，桂枝 30g，干姜 30g，黄芩 15g，天花粉 15g，生牡蛎 60g（先煎），炙甘草 15g，枳实 15g，炒白术 30g，荷叶 10g，麦芽 15g。14 剂，水煎服。

按语： 据该患者病史，当属中医学"产后风"范畴，属西医学"产后抑郁状态"。患者症状复杂，若仅从自汗畏寒，纳少胃胀，受冷则腹泻来看，乃一派阳虚不固之象，最佳方剂当选《伤寒论》之桂枝加附子汤。然其入睡困难，脉细而数，仅指尖微厥，说明非单纯阳虚之证。乃脾之虚寒与肝之虚热夹杂为病，进一步导致营卫失调。柴胡桂枝干姜汤清肝热而温脾寒，契合病机，然其养肝血之力不足，故合入《金匮》酸枣仁汤。另外，西医既将本病归为产后抑郁状态，说明精神因素在此症中也起了极大的作用。导师在治疗本病过程中，对患者进行了很好的心理疏导。首先对患者母女讲："这不是一个大病，只是一个自我的感觉障碍，吃药很快能好。"这一句疏导，已经让这对尝尽求医之苦的母女当场泪下。又告知患者"冷和热是一种自我的感觉，是自身对外界环境的一种反映。你现在是这种感觉出现了偏差，其实并没有那么冷。因为穿得厚，所以出汗就多，而出汗之后，更加怕冷，衣服就穿得更多，如此就成了一个恶性循环。你应该有意识地减少衣服"。在药物和心理疏导双重作用下，患者很快康复。